U0248599

生物材料科学与工程丛书

王迎军　总主编

生物医用仿生材料

计　剑　仇志烨　著

科学出版社

北　京

内 容 简 介

本书为"生物材料科学与工程丛书"之一。现代仿生学原理是生物医用材料设计的重要方向和原则，可以为改善材料物理支撑性能、生物相容性和原位再生功能提供重要启示。本书将结合仿生生物材料的研究进展，在介绍仿生生物材料设计的基本原则和通用规律基础上，介绍包括层层组装方式、细胞膜仿生组装和多尺度仿生构筑等多种仿生构筑方式，并分步论述其在软、硬再生修复材料和新型纳米载体中的设计原理、方法和应用。

本书涉及材料科学与生物医学领域的相关知识，可供从事材料科学、生物医学工程的研究人员及工程技术人员参考。

图书在版编目（CIP）数据

生物医用仿生材料 / 计剑，仇志烨著. —北京：科学出版社，2022.10
（生物材料科学与工程丛书/王迎军总主编）
国家出版基金项目
ISBN 978-7-03-072298-0

Ⅰ. ①生… Ⅱ. ①计… ②仇… Ⅲ. ①生物材料 Ⅳ. ①R318.08

中国版本图书馆 CIP 数据核字（2022）第 188917 号

丛书策划：翁靖一
责任编辑：翁靖一 高 微 / 责任校对：杜子昂
责任印制：师艳茹 / 封面设计：东方人华

科 学 出 版 社 出版
北京东黄城根北街 16 号
邮政编码：100717
http://www.sciencep.com
北京九天鸿程印刷有限责任公司 印刷
科学出版社发行 各地新华书店经销
*
2022 年 10 月第 一 版 开本：B5（720×1000）
2022 年 10 月第一次印刷 印张：15 3/4
字数：310 000
定价：168.00 元
（如有印装质量问题，我社负责调换）

◼◼ 总　序 ◼◼

　　生物材料科学与工程是与人类大健康息息相关的学科领域，随着社会发展和人们对健康水平要求的不断提高，作为整个医疗器械行业基础的生物材料，愈来愈受到各国政府、科学界、产业界的高度关注。

　　生物材料及其制品在临床上的应用不仅显著降低了心血管疾病、重大创伤等导致的死亡率，也大大改善了人类的健康状况和生活质量。因此，以医治疾病、增进健康、提高生命质量、造福人类为宗旨的生物材料也是各国竞争的热点领域之一。我国政府高度重视生物材料发展，制定了一系列生物材料发展战略规划。2017 年国家科技部印发的《"十三五"医疗器械科技创新专项规划》将生物材料领域列为国家前沿和颠覆性技术重点发展方向之一，并将骨科修复与植入材料及器械，口腔种植修复材料与系统，新型心脑血管植介入器械及神经修复与再生材料列为重大产品研发重点发展方向，要求重点开展生物材料的细胞组织相互作用机制、不同尺度特别是纳米尺度与不同物理因子的生物学效应等基础研究，加快发展生物医用材料表面改性、生物医用材料基因组学、植入材料及组织工程支架的个性化 3D 打印等新技术，促进生物材料的临床应用，并从国家政策层面和各种形式的经费投入为生物材料的大力发展保驾护航。

　　生物材料的发展经历了从二十世纪的传统生物材料到基于细胞和分子水平的新型生物材料，以及即将突破的如生物 3D 打印、材料基因组等关键技术的新一代生物材料，其科学内容、研究范围和应用效果都发生了很大的变化。在科技快速迭代的今天，生物材料领域现有的重要专著，已经很难满足我国生物材料科学与工程领域科研工作者、教师、医生、学生和企业家的最新需求。因此，对生物材料科学与工程这一国际重点关注领域的科学基础、研究进展、最新技术、行业发展以及未来展望等进行系统地、全面地梳理、总结和思考，形成完整的知识体系，对了解我国生物材料从基础到应用发展的全貌，推动我国生物材料研究与医疗器械行业发展，促进其在生命健康领域的应用，都具有重要的指导意义和社会价值。

　　为此，我接受科学出版社的邀请，组织活跃在科研第一线的生物材料领域刘昌胜、陈学思、顾宁等院士、教育部"长江学者"特聘教授，国家杰出青年科学基金获得者等近四十位优秀科学家撰写了这套"生物材料科学与工程丛书"。丛书内容涵盖了纳米生物材料、可降解医用高分子材料、自适应性生物材料、生物医用金属材料、生物医用高分子材料、生物材料三维打印技术及应用、生物材料表界面与表面改性、生物医用材料力学、生物医用仿生材料、生物活性玻璃、生物材料的生物相容性、基于生物材料的药物递送系统、海洋生物材料、细菌纤维素生物材料、生物医学材料评价方法与技术、生物材料的生物适配性、生物医用陶瓷、生物医用心血管材料与器械等生物材料科学与工程的主要发展方向。

　　本套丛书具有原创性强、涵盖面广、实用性突出等特点，希望不仅能全面、新颖地反映出该领域研究的主流和发展趋势，还能为生物科学、材料科学、医学、生物医学工程等多学科交叉领域的广大科技工作者、教育工作者、学生、企业家及政府部门提供权威、宝贵的参考资料，引领对此领域感兴趣的广大读者对生物材料发展前沿进行深入学习和研究，实现科技成果的推广与普及，也为推动学科发展、促进产学研融合发挥桥梁作用。

　　在本套丛书付梓之际，我衷心感谢参与本套丛书撰写、编审工作的各位科学家和行业专家。感谢参与丛书组织联系的工作人员，并诚挚感谢科学出版社各级领导和编辑为这套丛书的策划和出版所做出的一切努力。

中国工程院院士

亚太材料科学院院士

华南理工大学教授

◆◆ 前　言 ◆◆

　　随着材料科学、生命科学和医学的交叉融合，对生物体进行诊断、治疗、修复或替换其病损组织、器官或增进其功能的生物医用材料（biomedical materials），已成为现代医学的重要工具。现有临床采用的生物材料在较多地通过材料物理机械性能来实现其功能的同时，也反映出在生物相容性和生物功能性方面的不足，如何多尺度地模拟生命体中从蛋白质分子层面到宏观组织层面的结构与功能，提供类似生命体的微环境，无疑是破解生物医用材料生物相容性和生物功能性难题的有效途径。

　　仿生学是古老又新兴的学科，是人们研究生物体的结构与功能工作的原理，并根据这些原理研制出新的材料、设备和技术的科学，形成了包括结构仿生、功能仿生和过程仿生的系列理论。通过学习生物体结构功能，提炼出指导应用于生命体的生物医用材料设计的原理，组成了生物医用仿生材料研究的主线，也是指导生物医用材料发展的主要创新途径之一。这其中既包含以理解生物体多尺度结构功能关系为目的的基础研究，也包含在这些基础规律指导下，结合材料制备和加工技术，获得各种功能的关键技术研究。为了体现仿生学方法在生物医用材料研究和应用中的这些特点，"生物材料科学与工程丛书"编委会邀请我们撰写了《生物医用仿生材料》一书。

　　本书将结合国外和国内在该领域的最新研究进展，第 1 章论述生物医用仿生材料设计的基本原则和通用规律；第 2 章～第 4 章通过人体硬组织和软组织论述两大类植入材料的结构与功能仿生研究进展；第 5 章和第 6 章阐述材料仿生学思想和研究方法在指导生物材料研究中的重要作用。本书未穷尽生物医用仿生材料的所有例子，希望通过这些典型性研究介绍生物医用仿生材料的主体创新思想和基本设计原理及方法，帮助高年级本科生和研究生认识该创新领域的巨大潜力，也为从事生物医用材料的研究者提供借鉴和指导。

本书由浙江大学的计剑教授（第 1、4、5、6 章）和奥精医疗科技股份有限公司的仇志烨研究员（第 2、3 章）共同组织、撰写和统稿，感谢浙江大学和清华大学多位老师（王幽香、任科峰等）和研究生（方钰、高强、邓永岩、钱泓霖、黄炎、张鹏等），以及奥精医疗科技股份有限公司研发和市场人员（宋天喜、王子瑞、任常维、崔云、丁琦等）的支持。本书出版过程中还得到了包括清华大学崔福斋教授、浙江大学沈家骢院士、四川大学张兴栋院士和华南理工大学王迎军院士的精心指导，其中第 5 章也得到了美国华盛顿大学蒋绍毅教授和日本东京大学石原一彦教授的指导，在此对他们表示衷心的感谢！

计 剑

2022 年 5 月

目　　录

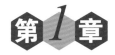

第1章

>>

生物医用仿生材料概述

生物医用材料的应用和挑战

以医用诊断和治疗为目的的生物医用材料的广泛使用，极大地丰富了现代医疗的手段，生物医用材料已成为现代医疗的物质基础，是关乎人民健康、符合国家重大战略需求的关键领域。据世界卫生组织的统计，由于各类生物医用材料和器械的使用，每年可多挽救约 500 万人的生命，提高约 5000 万人的生活质量，并形成了约 3000 亿美元的生物医用材料产业，其是世界范围内公认的朝阳产业。然而，各种植介入医用器械在使用中依然存在感染、凝血、组织粘连及增生等一系列问题[1]。

当多数合成材料和生命体接触时，首先发生的是材料表面和体液或血液中蛋白质的非特异性吸附。蛋白质相互竞争形成蛋白质复合体共同占据蛋白质层，而每一种蛋白质都有各种不同的非特异性变性结构，能够进一步诱导细胞和其他生物分子的行为。与此相反，生命体系是一个通过自然选择形成的高特异性、高选择性系统，蛋白质、多糖和其他生物分子间通过特异性识别作用形成的精确组装结构是正常生理功能的物质基础。材料-生物界面的非特异性作用和生命体特异性作用的矛盾导致目前使用的多数生物材料还不能理想地实现和生命系统的高度相容[2]。

生命体的基本基元，包括蛋白质和细胞，为我们设计具有出色生物相容性和生物功能性的各类新型生物医用材料提供了丰富的创新灵感。一方面要求我们"由简入繁"，通过分子和超分子设计与组装，模拟生命体基元的复杂精巧结构，理解生命体基元靶向传递和再生修复等功能的本质；另一方面，又要求我们"化繁为简"，针对临床应用的具体问题，将基础研究的创新原理和方法，通过可工业实现的技术，实现临床治疗功能设计和应用。通过仿生学原理，深入理解生物医用材料生物相容性和生物功能性的本质，并积极探索可实现工业化的仿生学制造技术，提升现有生物医用材料和器械的性能，既是生物医用材料研究的重要挑战，也为生物医用材料研究的发展提供了广泛的机遇。

1.2 天然组织对生物医用材料设计的仿生学启示

在生命体系中，细胞和细胞的特异性相互作用首先是从细胞表面开始的。在微观上，细胞表面存在蛋白质、糖蛋白、蛋白多糖和糖脂，它们镶嵌在脂质双分子层间形成一种"流动镶嵌结构"。构成细胞膜的脂类有磷脂、糖脂和胆固醇等。这些两亲分子可自发形成双分子层，具有自组装性、自封闭性及流动性。这些两亲分子的亲水部分与膜蛋白的亲水氨基酸侧基结合，而膜脂的疏水部分与膜蛋白的疏水氨基酸侧基结合，大量分子间有序的亲水键、疏水键协同作用，形成了稳定的细胞膜流动镶嵌结构。从作用机理上讲，细胞表面糖复合物（糖蛋白、蛋白多糖及糖脂）紧密排列，形成细胞膜最外层厚度约为100Å的带电复合物，即"糖被"（glycocalyx）结构。其紧密排列的高亲水性糖链可通过熵排斥作用有效阻抗细胞表面的非特异性作用，而细胞表面糖蛋白受体-配体间则通过基于特定三维结构的静电吸引力抵消熵排斥作用，实现特异性识别和黏附。细胞膜表面这些独特的自组装结构为材料的生物相容性和生物功能化表面设计提供了巨大的启示。

Marchant 等合成了侧基偶合寡糖和不同长度烷基的接枝聚合物，该聚合物在高温裂解石墨表面通过原子力显微镜显示，不同长度的烷基链可吸附在石墨的六边形晶格中。这种高取向度的组装结构，模拟了细胞表面的"糖被"结构，被用来研究细胞和各种功能基的作用[3]。

基于细胞膜表面"糖被"阻抗非特异性作用和糖蛋白受体-配体特异性识别协同作用的生物学启示，我们以末端生物功能化的梳状聚乙二醇（PEO）分子修饰材料表面（图 1.1），通过 PEO 分子的非特异性阻抗和功能基末端的特异性诱导协同作用，实现了多种在复杂体系中获得选择性作用的生物相容性表面，从蛋白质层次和细胞层次均实现了基于原位复合模式的仿生修饰，有效提高了材料的血液相容性和组织再生功能[4-6]。

磷脂分子本身的化学组成也为材料仿生提供了诸多启示，利用其双亲分子的自组装特性在材料表面构建基材支撑的磷脂或磷脂功能基自组装层已成为细胞膜仿生生物材料研究的重要手段。利用磷脂囊泡涂覆、LB（Langmuir-Blodgett）膜

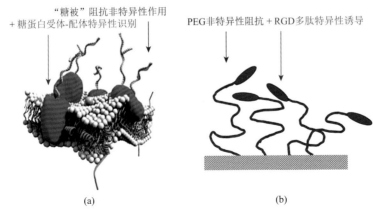

"糖被"阻抗非特异性作用
+ 糖蛋白受体-配体特异性识别

PEG非特异性阻抗 + RGD多肽特异性诱导

(a)

(b)

图 1.1 （a）细胞膜表面的"糖被"结构；（b）通过 PEG 桥连 RGD 多肽实现非特异性阻抗和特异性诱导的协同仿生作用

和稀溶液分子自组装技术，可获得以下三种类型基材支撑的磷脂自组装超薄膜：①在亲水基材上通过囊泡涂覆或 LB 膜技术制备的磷脂双分子膜；②通过采用磷脂分子衍生物的自组装单分子层（SAM）组装获得共价键合的磷脂自组装超薄膜；③非对称或复合的双分子磷脂超薄膜，即含有一个 SAM 的内层结构和磷脂分子外层结构的复合超薄膜。磷脂分子自组装超薄膜同时可通过混合自组装和表面功能化负载具有各种生物活性的配体，形成模拟细胞膜镶嵌结构的功能表面。磷脂分子自组装超薄膜功能表面不仅可提供一种高取向、温和地负载蛋白质的方式，而且可在阻抗非特异性作用的磷脂分子基底表面负载各种生物配体。另外，将磷脂双分子层通过一层"软物质过渡层"自组装吸附在基底材料表面，还可以获得模拟细胞膜磷脂分子流动性的表面，这种过渡层可以是水、蛋白质或具有水溶胀性能的亲水性聚合物或聚电解质，Smith 等将聚电解质作为过渡层，采用多种方式制备了磷脂分子自组装超薄膜。中子反射实验的结果显示，通过对过渡层结构的调整，可以获得预期的流动性表面。磷脂分子自组装超薄膜这种高流动、高规则、阻抗非特异性作用的表面提供了一个人工模拟细胞表面环境的平台，在磷脂分子自组装超薄膜表面负载各种生物配体，不仅可以有效研究生物配体和细胞间的相互作用，而且可以设计各种功能基材。该组装表面和各种分析技术结合，在各种生物传感器的设计应用中显示了巨大的潜力。

与细胞膜仿生相对应，细胞外基质微环境也为生物材料，尤其是组织再生材料的设计提供了无穷的启示。例如，介导血管原位再生的血管基质基底膜是由多种生物大分子自组装形成的具有高度穿插结构的微纳复合层状膜。它可在有效支撑血管细胞的同时，实现对生物分子的识别与传递，并通过信号（如细胞生长因子、金属蛋白酶）介导的组装与解组装，调整细胞外基质基底膜的组成、物理机械性能和物理拓扑结构，从而影响血管细胞的分化和传导，诱导血管组织再生（图 1.2）。我们通过对血管基质基底膜的仿生分析，采用层层组装的方式，构建了具有模拟细胞外基质基底膜结构和功能的系列仿生界面，实现了通过生物分子负载与传递、原位基因转染和自适应硬度调控对血管原位再生功能的调控[7-12]（图 1.3），并结

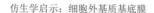

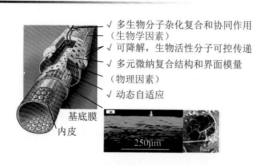

图 1.2 细胞外基质基底膜的仿生学启示

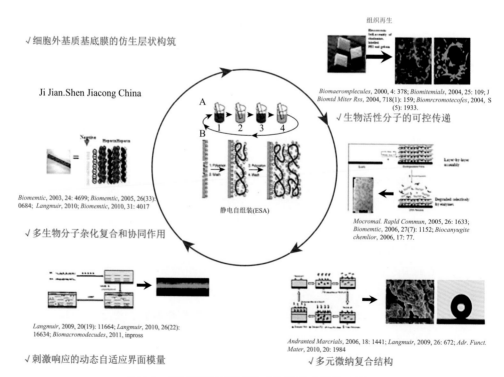

图 1.3 层层组装构建细胞外基质基底膜仿生界面

合可实现工业化的涂层技术，依据多层膜中生物聚电解质高流动性的特点，发现并强化了分子流动性调控在设计新型血管原位再生涂层材料的重要作用，构筑了具有自愈合特点的多孔海绵聚电解质涂层技术[13, 14]和聚电解质生物分子复合物的高速喷涂技术，为原位组织再生涂层设计和应用提供了崭新的途径。

在高于细胞的尺度上，组织的多元和多尺度结构也是影响组织再生过程和组织功能的关键因素。通过对骨、软骨及多种器官血管网络的模拟，人们从组织再生材料结构、功能和制造过程获得了仿生学启示，为突破生物材料的关键挑战提供了重要思路。

1.3　仿生学和材料仿生的基本原理

仿生学是一门既古老又年轻的学科。自然界生命体是通过亿万年的"物竞天择"进化的结果，其在结构和性能上具有完美性，吸引着人们学习自然，是人类科学和创新的基本源泉。鱼儿在水中有自由来去的本领，人们就模仿鱼类的形体造船，以木桨仿鳍；鸟儿展翅可在空中自由飞翔，人们就模拟鸟类翅膀，制造人造飞行器。

作为一门独立的学科，仿生学正式诞生于 20 世纪 60 年代。仿生学（bioinspired）一词是 1960 年由美国斯蒂尔根据拉丁文 "bios"（生命方式的意思）和字尾 "nlc"（"具有……的性质"的意思）提出的，其后，进一步演化出 biomemtic 和 bioinpired，反映出人们对仿生从简单模仿到基于仿生学原理创造的过程。仿生学的基本目标是在工程上实现并有效地应用生物功能。

仿生材料学是仿生学的一个重要分支，是化学、材料、生物、物理等学科的交叉。受生物启发或者模仿生物各种特性而开发的材料称为仿生材料。作为最终应用于生命体的生物医用材料，采用源于生命体的仿生设计，探索仿生结构和功能的内在联系，获得可实现工业化的仿生制造技术，制备具有合理仿生功能的材料，是生物材料研究中重要的创新方式之一。

传统的仿生学主要研究包括三个阶段：首先对生物原型进行研究，根据生产实际提出的具体课题，将研究所得的生物资料予以简化，吸收对技术要求有益的内容，去除与生产技术要求无关的因素，得到一个生物模型；其次对生物模型提供的资料进行数学分析，并使其内在的联系抽象化，用数学的语言把生物模型"翻译"成具有一定意义的数学模型；最后根据数学模型制造出可在工程技术上进行实验的实物模型。随着生命科学、物质科学和计算科学的发展，这一模式被不断外延和拓展。仿生学的研究方法也成为基于实验范式、理论范式、计算范式和数据驱动范式等多种研究模式的综合性研究。

1.4 ▶ 仿生生物材料的种类及特点

仿生生物材料设计依据各自特点可大致分为结构和功能仿生、生物过程仿生两类。

结构和功能仿生是指从生命体基元不同尺度的组成结构形态和功能获得启示，进而对材料组成结构和功能进行仿生模拟的研究。这也是目前仿生生物材料中应用最多的研究之一。针对材料的抗凝血和抗蛋白质吸附能力，日本东京大学石原（Ishihare）教授[15]依据血红细胞膜外层的磷酸胆碱两性离子结构特征和抗凝血功能，通过有机合成成功获得了一端为甲基丙烯酸基，一端为磷酸胆碱两性离子的可聚合单体。这种单体可通过自由基聚合模式和多种单体发生共聚制备具有抗凝血功能的多种生物医用涂层材料，有效改善生物医用材料的抗凝血性和抗蛋白质吸附功能。更深入的研究显示，通过这种仿生工程模式获得的磷酸胆碱表面具有和血红细胞膜外层类似的结构，在水环境下可获得类似的水合层。该仿生水合层既阻抗蛋白质吸附和抗凝血，还可延伸出生物润滑的特殊功能，因此通过界面辐射聚合在骨关键植入物表面修饰后，还可获得高润滑性，骨关节在 50 万次转动后，依然具有低磨损和高润滑的性能。该系列研究系统体现了生物医用仿生材料以生命体组成结构为启示，通过工程学技术（有机合成、聚合物技术、涂层技术）制备材料，以基础研究探索本质（两性离子水合层结构）拓展到新的仿生应用（生物润滑）的特点。在此基础上，针对两性离子界面的共性，华盛顿大学蒋绍毅教授发现[16]，不止磷酸胆碱两性离子，任何具有两性离子特点的有机分子（包括羧酸甜菜碱、磺酸甜菜碱等）均具有出色的阻抗蛋白质吸附和抗凝血功能。同时，这一原理还能进一步拓展到具有平衡混合电荷的聚合物体系中，也进一步揭示出蛋白质氨基酸序列中混合电荷和平衡电荷的重要性，显示对蛋白质混合电荷仿生的巨大潜力。结合这两项研究，我们将蛋白质混合电荷仿生拓展到纳米微粒和载体领域，发现并证明了两性离子纳米界面的纳米效应[17]。

生物过程仿生是指针对生物体制备过程的特点，通过化学、材料学和工程学原理，实现材料制备过程模拟的研究。与通常的材料加工模式不同，生命体基于能量最低原理和形体互补原则建立了一套在水环境常温制造精确多尺度结构材料的特有模式。例如，目前人工陶瓷材料都是在高温烧结形成的，而自然界从贝壳到骨和牙齿，都是通过有机模板诱导的生物矿化模式获得的，因此学习生命体的生物矿化模式，为通过生物过程仿生模式创新材料制造工艺提供了崭新的途径。

1.5　生物医用材料的仿生制备和构建方法

生物材料的仿生制备具有众多的构建方法，这在后续章节中会陆续展开，本节中将首先论述通过分子尺度的超分子组装构建仿生材料的基本方法，然后拓展到更宏观尺度，介绍采用 3D 打印技术制备仿生生物材料的方法。

1.5.1　生物医用材料的自组装

自组装行为是一种普遍存在于生命体系中的基本行为，不同的生物分子依据能量最低原理和形体互补原则，自发地形成复杂但精确的组装体系，实现各种生物功能。例如，磷脂分子、蛋白质和糖脂通过自组装形成了具有"流动镶嵌结构"的细胞膜；蛋白质分子自组装形成了具有各类生物功能的酶、细胞传感器；DNA 分子自组装形成的双螺旋结构提供了生命现象的基础功能——复制。以这种生命基本现象为启示，人们发现通过对合成分子的设计，同样可以获得具有"自组装行为"的组装体系，这是制备精细纳米结构材料、复杂功能复合材料和精确生物功能材料的有效手段。因此，采用生物过程仿生的自组装行为制备具有结构和功能仿生的新型生物材料成为现代生物医用材料研究的基本趋势之一。在本节中，我们仅以基于多肽的超分子组装为例，论述其在生物医用材料制备中的特点。

蛋白质特定的氨基酸序列、多肽结构可通过非共价键相互作用（如氢键、π-π 堆积、疏水、静电或范德华相互作用）自组装成纳米纤维并进一步获得类细胞外基质的水凝胶。2003 年，麻省理工学院 Zhang 教授首次报道了通过这种生物多肽自组装获得仿生纳米纤维和仿生水凝胶，其可作为理想的支架，实现了比常规合成材料支架更好的组织再生功能[18]。这些弱的非共价键相互作用不仅使超分子水凝胶易于降解，而且使网络的孔隙大小能够响应细胞通过基质迁移时施加的机械力。凝胶合成的可定制性实现了生物活动行为的可调性，也确保了这些水凝胶可三维（3D）培养各种细胞系。

超分子凝胶因子自组装成水凝胶主要是由非共价键相互作用驱动的，非共价键相互作用通常比共价键相互作用弱，使其能够对外界刺激做出智能反应。氨基酸和肽类衍生物是一类超分子凝胶剂，酰胺键（—CONH—）间的分子间氢键是其凝胶化的主要驱动力。这些强而高方向性的酰胺氢键有利于水凝胶在水溶液中的有效自组装。在凝胶结构中除了酰胺键外，还可以引入其他官能团，提供多个氢键，增强凝胶化能力（表 1.1）。氨基酸和肽基超分子水凝胶的形成主要是由物理相互作用驱动的，因此可以在外界刺激下调节三维自支撑基质，以可控的方式将细胞原位包封到三维基质中。一旦水凝胶在刺激下可逆地转换成溶胶，它也可以从诱导的溶液状态中获得增殖的细胞。虽然某些刺激物（如 pH 和光）可能对细胞活力有影响，但通过控制暴露于这些刺激物时的凝胶化时间，可以将不利影响降到最低。

表 1.1　构建氨基酸和多肽类水凝胶过程中的典型物理相互作用

物理相互作用	基团
氢键	酰胺基、羧基、羟基、吡啶基、尿素基、吡啶酮基
π-π 堆积	芴基、萘基、芘基、苯基
疏水相互作用	长链烷基、环己基、苯基
静电（离子）相互作用	谷氨酸和赖氨酸、天冬氨酸和精氨酸、天冬氨酸和赖氨酸、赖氨酸和磷酸根
生物识别：结构域 + 配体	肽 + 配体

含羧基（—COOH）或氨基（—NH_2）的氨基酸和肽类衍生物的水凝胶是一类 pH 响应性凝胶。这种 pH 响应行为主要归因于—NH_2/—COOH 基团的质子化/去质子化，导致水凝胶和溶液相之间的转换[19]。基于这些特性，人们设计并制备了各种能在生理条件（pH 7.4）下形成水凝胶的肽类和氨基酸类凝胶因子，用于三维细胞培养。Hartley 等报道了一种疏水性三肽在生理条件下的凝胶化[20]。疏水性三肽在磷酸钠溶液中（pH 11.8）稳定溶解，随后在 pH 达到 7.4 时，可触发凝胶化。在凝胶上培养的细胞可以逐渐注入凝胶中，并表现出三维细胞生长行为。虽然与水凝胶中直接接种细胞相比，细胞迁移的深度非常有限，但这种方法更方便，为构建三维细胞培养环境提供了新的视角。此外，通过共组装将可溶性抗生素环丙沙星纳入这些水凝胶中，在创伤敷料和新型抗菌剂中也有重要应用。

酶在生物环境中普遍存在，利用酶同样可以调控超分子凝胶。在生物系统中，酶控制着无数的生物化学反应，包括许多纳米尺度的过程（如蛋白质的表达、细胞黏着斑的形成、生化信号分子的传导）以及宏观尺度的过程（如细胞的运动、肌肉的收缩）。同样地，酶响应性水凝胶是酶诱导的物化性质可发生微观和宏观变化的材料。最常用酶的类型包括蛋白酶、激酶、磷酸酶和核酸内切酶等，蛋白酶和核酸内切酶能够分别降解多肽序列和寡核苷酸，可用于制备硬度动态降低型（可降解型）水凝胶。通过将一个亲水片段与凝胶因子结合，可以制造出许多前驱体[21]。通过酶催化键断裂去除亲水链段，可将前驱体转化为水凝胶因子，进一步自组装成水凝胶 [图 1.4（a）]。Xu 等基于氨基酸衍生的前驱体建立了一类酶触发的自组装[22]。将酪氨酸磷酸酶偶联到 β-氨基酸衍生物的 C-末端，得到前驱体，经磷酸酶处理后可水解成水凝胶 [图 1.4（b）]。将前驱体和磷酸酶混合物注射到小鼠体内，并对其体内凝胶化能力进行了评价 [图 1.4（c）和（d）]。优异的生物稳定性使水凝胶成为生物医学应用的良好选择。虽然没有直接使用这种水凝胶进行三维细胞培养，但是将前驱体、磷酸酶和细胞混合在一起可以预测被包裹成水凝胶的细胞行为，这为体内三维细胞培养提供了机会。

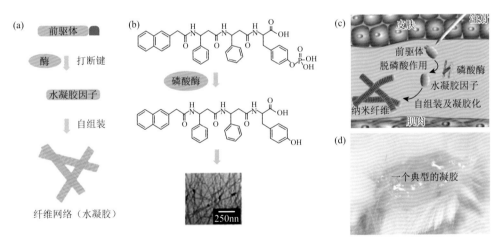

图 1.4 （a）酶调控自组装通过键断裂形成超分子水凝胶示意图；（b）前驱体及其相应凝胶剂的分子结构，以及自组装纳米颗粒的透射电子显微镜（TEM）图像；（c，d）在小鼠注射部位形成水凝胶

1.5.2 3D 打印

3D 打印作为组织工程领域的一个强大的工具，可以模拟人体组织的多尺度仿生结构，将生物相容性材料打印成各种各样的 3D 形状，且精确度在毫米级到纳米级。制备仿生的 3D 生物打印支架就是要制造与组织或器官的细胞和细胞外成

分相同的复制品，可以通过复制组织的特定细胞功能组件来实现，如模仿血管树的分支模式或制造生理上准确的生物材料类型和梯度。为了使这种方法成功，可以对目标组织进行断层扫描，获得组织的多尺度仿生结构，然后通过仿生模拟设计、材料选择、细胞选择和生物打印技术，实现在微观尺度上生物组织的仿生复制（图 1.5）[23]。

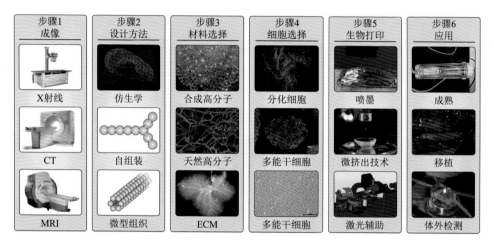

图 1.5　受损组织及其环境的成像可被用来设计生物打印器官[23]

CT：计算机断层扫描；MRI：磁共振成像；ECM：细胞外基质

D'Lima 等[24]将双链修饰的聚环氧乙烷（PEGMDA）和软骨细胞混合制备成生物墨水，使用喷墨打印机在软骨缺陷部位直接打印内部包埋有软骨细胞的 3D 支架，这样制备的支架能够直接黏附在创伤表面，不会脱落，且最大限度地保证了软骨细胞的活性。体内实验发现，这种支架能够促进软骨的恢复。在打印过程中，细胞膜表面会暂时性地出现一些微孔，这些微孔有助于外源性 DNA 在细胞内的转染，同样有助于对缺陷软骨的治疗。Atala 等[25]则用 3D 生物打印制备了骨骼肌再生支架，材料内部含有包含聚己内酯（polycaprolactone，PCL）的仿肌纤维束结构，纤维束的周围是打印出来的细胞。培养 3 天后，细胞开始沿着纤维束取向生长，7 天后逐渐形成了具有取向的肌管的肌肉样结构。

3D 打印还可以直接打印出外观与目标组织完全相同的结构，在体外或异体进行组织再生。Atala 等[25]将含有软骨细胞的水凝胶、PCL、Pluronic F127 混合制备成生物墨水，打印成人耳软骨的形状。在培养基中放置 5 周后，在支架内已经形成了新的软骨基质，且新形成的组织中的细胞表现出与天然耳软骨相似的形态学特征，其细胞位于典型的软骨细胞腔内，被软骨基质包围。他们又将支架植入无胸腺小鼠的背部皮下空间，并在植入后 2 个月取出，发现支架形状保持良好，且形成了大量软骨。Butcher 等[26]将含有猪主动脉瓣间质细胞和平滑肌细胞的明胶水凝胶作为生物墨水，打印出仿人心脏瓣膜的结构，在培养基中培养 7 天后，它仍保持了心脏瓣膜的形状，且有血管组织生成，具有治疗心脏瓣膜缺损的潜力。

3D 打印技术作为一种精确加工技术，还无法完全复制人体组织的微结构和功能。然而，通过对人体组织结构的仿生分析，实现细胞和细胞外环境材料的精确仿生定位，无疑为更精确的组织再生模式提供了崭新的途径。

进一步关联这种宏观尺度的仿生结构、分子尺度的超分子自组装行为和细胞组织再生规律，将是逐步实现更为精确的仿生生物材料设计和组织再生构建的理想途径。

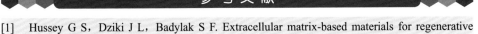

参 考 文 献

[1] Hussey G S, Dziki J L, Badylak S F. Extracellular matrix-based materials for regenerative medicine. Nature Reviews Materials，2018，3：159-173.

[2] Ratner B D. The engineering of biomaterials exhibiting recognition and specificity. Journal of Molecular Recognition，1996，9：617-625.

[3] Holland N B，Qiu Y，Ruegsegger M，et al. Biomimetic engineering of non-adhesive glycocalyx-like surfaces using oligosaccharide surfactant polymers. Nature，1998，392：799-781.

[4] Li X，Ji J，Pu M，et al. Surface tailoring of poly（ethylene terephthalate）via ligand-tethered comb-like PEG to enhance endothelialization. Journal of Materials Science-Materials in Medicine，2008，19（1）：291-299.

[5] Wei Y，Zhang J，Ji Y，et al. REDV/Rapamycin-loaded polymer combinations as a coordinated strategy to enhance endothelial cells selectivity for a stent system. Colloids and Surface B：Biointerfaces，2015，136：1166-1173.

[6] Wei Y，Ji Y，Xiao L，et al. Surface engineering of cardiovascular stent with endothelial cell selectivity for in vivo re-endothelialisation. Biomaterials，2013，34：2588-2599.

[7] Zhang H，Ren K，Chang H，et al. Surface-mediated transfection of a pDNA vector encoding short hairpin RNA to downregulate TGF-β1 expression for the prevention of in-stent restenosis. Biomaterials，2017，116：95-105.

[8] Hu M，Chang H，Zhang H，et al. Mechanical adaptability of the MMP-responsive film improves the functionality of endothelial cell monolayer. Advanced Healthcare Materials，2017，6（14）：1601410.

[9] Chang H，Hu M，Zhang H，et al. Improved endothelial function of endothelial cell monolayer on the soft polyelectrolyte multilayer film with matrix-bound vascular endothelial growth factor. ACS Applied Materials & Interfaces，2016，8：14357-14366.

[10] Chang H，Liu X，Hu M，et al. Substrate stiffness combined with hepatocyte growth factor

modulates endothelial cell behavior. Biomacromolecules，2016，17：2767-2776.

[11] Zhang H，Chang H，Wang L，et al. Effect of polyelectrolyte film stiffness on endothelial cells during endothelial-to-mesenchymal transition. Biomacromolecules，2015，16：3584-3593.

[12] Chang H，Zhang H，Hu M，et al. Surface modulation of complex stiffness via layer-by-layer assembly as a facile strategy for selective cell adhesion. Biomaterials Science，2015，3：352-360.

[13] Chen X，Ren K，Zhang J，et al. Humidity-triggered self-healing of microporous polyelectrolyte multilayer coatings for hydrophobic drug delivery. Advanced Functional Materials，2015，25：7470-7477.

[14] Chen X，Ren K，Lei W，et al. Self-healing spongy coating for drug "cocktail" delivery. ACS Applied Materials & Interfaces，2016，8：4309-4313.

[15] Ishihara K. Blood compatible surfaces with phosphorylcholine-based polymers for cardiovascular medical devices. Langmuir，2019，35：1778-1787.

[16] Shao Q，Jiang S. Molecular understanding and design of zwitterionic materials. Advanced Materials，2015，27：15-26.

[17] Liu X，Li H，Jin Q，et al. Surface tailoring of nanoparticles via mixed-charge monolayers and their biomedical applications. Small，2014，10：4230-4242.

[18] Zhang S. Fabrication of biomaterials via molecular self-assembly. Nature Biotechnology，2003，21：1171-1178.

[19] Zhao Y，Yokoi H，Tanaka M，et al. Self-assembled pH-responsive hydrogels composed of the RATEA16 peptide. Biomacromolecules，2008，9：1511-1518.

[20] Marchesan S，Qu Y，Waddington L，et al. Self-assembly of ciprofloxacin and a tripeptide into an antimicrobial nanostructured hydrogel. Biomaterials，2013，34：3678-3687.

[21] Carriere V，Garnier T，Wagner D，et al. Bioactive seed layer for surface-confined self-assembly of peptides. Angewandte Chemie International Edition，2015，54：10198-10201.

[22] Yang Z，Liang G，Wang L，et al. Using a kinase/phosphatase switch to regulate a supramolecular hydrogel and forming the supramolecular hydrogel in vivo. Journal of the American Chemical Society，2006，128：3038-3043.

[23] Murphy S V，Atala A. 3D bioprinting of tissues and organs. Nature Biotechnology，2014，32：773-785.

[24] Cui X，Breitenkamp K，Finn M G，et al. Direct human cartilage repair using three-dimensional bioprinting technology. Tissue Engineering Part A，2012，18：1304-1312.

[25] Kang H W，Lee S J，Ko I K，et al. A 3D bioprinting system to produce human-scale tissue constructs with structural integrity. Nature Biotechnology，2016，34：312-319.

[26] Duan B，Hockaday L A，Kang K H，et al. 3D bioprinting of heterogeneous aortic valve conduits with alginate/gelatin hydrogels. Journal of Biomedical Materials Research Part A，2013，101A：1255-1264.

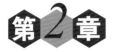

第2章

>>

天然硬组织的分级结构

骨的组成和分级结构

2.1.1 骨的物质组成

骨骼主要有松质骨和密质骨两种。图 2.1 是长骨的结构示意图,两端称为骨骺,由松质骨构成,中间称为骨干,由密质骨构成。密质骨的主要结构单位是哈弗斯系统,图 2.1 右侧所示为其横截面。纵截面为矿化胶原纤维的取向排列。松质骨的结构为三维的骨小梁框架。骨是最复杂的生物矿化系统之一,其无机成分主要是羟基磷灰石和碳酸磷灰石等,约占总质量的 65%;有机成分主要是 I 型胶原蛋白,还有少量的非胶原蛋白、多糖、脂类等,约占总质量的 34%;其余为水[1]。

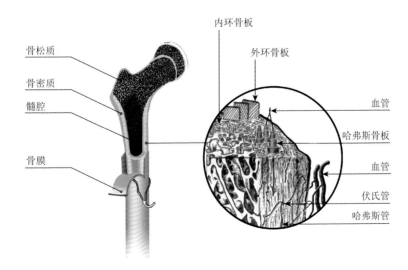

图 2.1 长骨的结构示意图

1. 无机矿物

骨具有最复杂的无机体系——磷酸钙系统，磷酸钙盐的主要结晶形式有羟基磷灰石（hydroxyapatite，HA）：$Ca_{10}(PO_4)_6(OH)_2$，六方结构；磷酸八钙（octacalcium phosphate，OCP）：$Ca_8H_2(PO_4)_6\cdot5H_2O$，三斜结构；二水磷酸氢钙（dicalcium phosphate dihydrate，DCPD）：$CaHPO_4\cdot2H_2O$，单斜结构；磷酸三钙（tricalcium phosphate，TCP），$Ca_3(PO_4)_2$，单斜结构等。骨骼中磷酸钙系统的复杂性主要体现在：①骨中无机相具有多型性。骨中最主要的无机相是 HA，但含有 CO_3^{2-}、Cl^-、F^-、Na^+、Mg^{2+} 等杂质离子，CO_3^{2-} 可以取代 OH^- 或 PO_4^{3-} 的位置而形成 α 型或 β 型碳酸磷灰石（CHA）。此外，骨中还存在无定形磷酸钙（amorphous calcium phosphate，ACP）、OCP、DCPD 等多种矿物相，它们被认为是作为磷灰石的前体相而存在，有关的演变机制包括[2-4]：先形成 ACP，然后转化为 OCP，最后变成 HA；先形成 DCPD，然后转化成 HA；先形成结晶不好的 HA，再逐渐成熟。②磷酸钙系统各个相之间具有非常接近的晶体衍射峰，为相的鉴别带来困难。

2. 有机基质

骨中最主要的有机成分是胶原蛋白，其中以Ⅰ型胶原蛋白含量最为丰富，占人体总蛋白的 85%~90%[5, 6]。除此之外，骨中还有多种非胶原蛋白[6-8]。这些非胶原蛋白含量虽少，但种类很多，目前已报道的超过 200 种[9]。表 2.1 为骨有机基质中主要的几种蛋白质。

表 2.1 骨有机基质中主要的几种蛋白质

骨细胞外基质成分	性质与功能
Ⅰ型胶原蛋白	骨中最主要的有机成分；提供骨骼结构和骨基质矿化的框架[10-12]
骨粘连蛋白	结合钙离子和Ⅰ型胶原蛋白；促进羟基磷灰石核的形成；调控细胞外基质蛋白的交联[13]
骨钙素	成骨后期的标志表型，标志成骨细胞成熟；维持骨的正常矿化，抑制非正常羟基磷灰石形成，抑制生长软骨矿化[14]
纤连蛋白	介导成骨细胞的黏附；发生细胞信号传导[15]
骨桥蛋白	介导成骨细胞、破骨细胞等与骨基质间的桥接；参与骨矿化和骨重塑的过程[16-18]
骨涎蛋白	参与破骨细胞、成骨细胞、纤维原细胞的附着和分化；参与调节骨矿化过程；是骨微环境的调控因子[19, 20]

1）胶原蛋白

骨组织的主要有机成分为Ⅰ型胶原蛋白，Ⅰ型胶原蛋白具有胶原蛋白家族中所有原胶原蛋白的典型特征。Ⅰ型胶原蛋白属于成纤维胶原，含量最丰富，存在于多种结缔组织中。成纤维胶原中基本结构单元是三股螺旋的原胶原。原胶原由两条 α1 及一条 α2 链构成，其一级结构的共同特点为：每间隔两个氨基酸存在一个甘氨酸，(Gly-X-Y)$_n$ 序列中，X 及 Y 位置常分别为脯氨酸及羟脯氨酸，以限制多肽链旋转。三螺旋结构常有 4-羟脯氨酸，产生氢键及氧桥，使结构相对牢固，通常还有球状序列插入，使胶原分子更有弹性[21, 22]。

Ⅰ型胶原蛋白的基本单元长约 300nm，直径约为 15nm，其中三条肽链都具有螺旋构象，即由两条 α1 及一条 α2 链交互缠绕所形成。三股螺旋互相缠绕形成的原胶原纤维具有很高的抗拉强度。5 根原胶原纤维轴向平行地聚集在一起形成直径约为 4nm 的微纤维，其中每两根原胶原纤维间都有 1/4.5 分子长度的错位。这种排列方式通常称为 1/4 错位。轴向相连接的微纤维之间有约 30nm 的空隙。微纤维进一步组装成直径为 10～30nm 的胶原纤维。二价交联再形成三价交联，进而连接微纤维构成纤维网状结构。

骨和牙的本质是具有高度复杂分级结构的矿化胶原材料[23, 24]，其基本有机框架由Ⅰ型胶原蛋白分子组成。胶原蛋白分子自身先经过自组装形成一套严格的分级有序结构。胶原蛋白的逐级分级结构为原胶原蛋白分子→胶原微纤维→胶原纤维→矿化基质的三维网状结构[24]。胶原微纤维是由若干原胶原蛋白分子平行排列而组装形成的，原胶原蛋白分子以相互 1/4 错位的阵列规则排列形成胶原微纤维，并形成间隙区与重叠区相互交替的周期性结构，周期大约为 67nm，平行排列的原胶原蛋白分子通过分子 N 端与相邻分子 C 端的赖氨酸或羟赖氨酸间形成共价键加以稳定。这种胶原纤维为矿物沉积提供了模板，矿物在间隙区择优形核。结合在胶原蛋白纤维间隙区的非胶原蛋白为矿物形核提供了位点并规范矿物的取向，还可起到桥接矿物与胶原的作用。胶原微纤维进一步组装形成基质的三维网状结构作为矿化的模板。胶原蛋白的糖羟基和 Ca^{2+} 配位结合引起胶原蛋白构象变化以及胶原微纤维间的交联，这种作用使胶原蛋白在水中不发生溶解。

2）非胶原蛋白

骨的矿化过程还受到多种非胶原蛋白的调控，如骨涎蛋白（bone sialoprotein，BSP）、骨桥蛋白（osteopontin，OP）、骨钙素（osteocalcin，OC）、骨粘连蛋白（osteonectin，ON）、骨形态发生蛋白（bone morphogenetic protein，BMP）、蛋白多糖（proteoglycan）、骨酸性糖蛋白（bone acidic glycoprotein，BAG）、凝血栓蛋白（thrombospondin）、纤连蛋白（fibronectin）、碱性磷酸酶（alkaline phosphatase，ALP）等。这些非胶原蛋白在骨矿化过程中也起到了非常重要的作用[25]。

骨涎蛋白：骨涎蛋白是一种翻译后被高度修饰的蛋白质，在人骨组织中，骨涎蛋白占非胶原蛋白的 15%左右。骨涎蛋白通常在成骨细胞分化后期以及矿化早期表达，在破骨细胞、肥大软骨细胞和软骨细胞中也有很低的表达。骨涎蛋白中含有连续的谷氨酸序列，具有很强的钙吸附能力。其 C 端含有能促进细胞黏附的 RGD 序列[26]。骨涎蛋白对胶原纤维也有较强的吸附作用，主要吸附在 I 型胶原 α2 链的空隙区，进而调节空隙区的矿化和细胞与胶原基质的结合。

骨桥蛋白：骨桥蛋白是骨组织中大量存在的一种分泌型糖基化磷蛋白，同时是重要的破骨细胞调节剂。骨桥蛋白与细胞具有黏附作用，也能与 HA 晶体结合，在细胞黏附、信号转导、肿瘤转移、免疫调节等过程中都发挥着重要作用。骨桥蛋白中含有一系列聚天冬氨酸片段和 RGD 序列[27]，其磷酸化程度直接决定了对 HA 形核的抑制或促进作用[28]。部分磷酸化的骨桥蛋白能够与形核晶粒结合，阻止矿物生长，但是全部磷酸化的骨桥蛋白在低浓度下即能促进矿物形核。

骨粘连蛋白：骨粘连蛋白是典型的富含半胱氨酸的酸性分泌蛋白，在骨组织中表达量很高[29]。骨粘连蛋白部分磷酸化，能够促进[30]或抑制[31]HA 的形成。在体内，骨粘连蛋白与 I 型胶原蛋白结合并调控胶原基质的矿化，继而影响骨的形成和改建。

骨形态发生蛋白：骨形态发生蛋白是转化生长因子（transforming growth factor）超家族的成员，最早因具有诱导骨和软骨形成的能力而被发现，在调控骨骼的形成、维持、修复中具有关键作用。骨形态发生蛋白经自分泌或旁分泌，通过与细胞表面受体结合而发挥作用。骨形态发生蛋白在转录水平或更高水平上直接或间接引导细胞因子和生长因子的表达，并进一步影响骨祖细胞的分化和成骨特性上调[32]。

骨钙素：骨钙素是骨中最丰富的非胶原蛋白，只能由成骨细胞合成分泌。在骨、牙齿和其他类型的矿化组织中都有分布。在骨形成过程中，骨钙素不直接影响 HA 矿化，但能够调节细胞外基质蛋白的形成并影响骨组织的矿化过程。例如，骨钙素可以与骨桥蛋白结合，促进骨的吸收[33]，抑制骨的形成[34]。

3. 骨细胞

骨的生长发育主要涉及的细胞包括：骨祖细胞（osteogenitor cell）、成骨细胞（osteoblast）、骨细胞（osteocyte）和破骨细胞（osteoclast），图 2.2 是骨中细胞类型及分布示意图，这些细胞各自行使自己的功能，并对健康骨组织的平衡起着重要的作用，如表 2.2 所示，骨的生长、保持和吸收都是这四种细胞的协同作用。

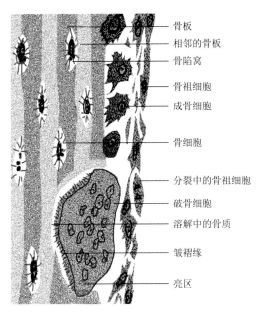

骨板
相邻的骨板
骨陷窝
骨祖细胞
成骨细胞
骨细胞
分裂中的骨祖细胞
破骨细胞
溶解中的骨质
皱褶缘
亮区

图 2.2　骨中细胞类型及分布示意图

表 2.2　骨细胞类型及其功能

细胞类型	形态学特征	位置	功能
骨祖细胞	梭形，较小	内骨膜、骨皮质、外骨膜及骨表面	是骨组织中的干细胞，可增殖分化为成骨细胞
成骨细胞	立方或矮柱状，有突起	一般呈单行排列，覆盖于新生骨表面	分泌类骨质，释放基质小泡，促进类骨质钙化
骨细胞	细胞小、扁椭圆形，多突起	分散于骨板内或骨板间	有一定的溶骨和成骨作用，参与调节钙、磷平衡
破骨细胞	细胞体积大，极化细胞，为多核细胞	骨组织边缘	释放多种水解酶和有机酸，溶解骨质；吞噬分解的骨质成分

1）骨祖细胞

骨祖细胞又称前骨母细胞，是骨组织中的干细胞，主要存在于内骨膜、骨皮质、外骨膜及骨表面，其细胞层厚度随年龄与所在骨的表面不同而有所不同。骨膜中的骨祖细胞来源于骨膜内具有多向分化潜能的间充质细胞。现有研究证明，骨膜血管周围的周细胞也具有和骨细胞一样分化为成骨细胞的能力。骨髓基质中也有大量的骨祖细胞，骨髓中的骨祖细胞由骨髓内具有多向分化潜能的基质干细胞分化而来。由骨膜及骨髓来源的骨祖细胞分化后可不需要其他诱导物直接通过膜化成骨的方式成骨。具有这样性质的骨祖细胞称为定向骨祖细胞（determined osteoprogenitor cell，DOPC）。与之相反，病理性状态下（如骨折修复、异位骨化等）体内还有一类骨祖细胞出现，其来源于全身各处组织内的未分化间充质细胞。这类骨祖细胞经过骨诱导因子如 BMP 的作用，才可以分化为成骨细胞，其成骨方式也不同于定向骨祖细胞，它是通过软骨骨化的方式成骨，所以我们称这类骨祖细胞为诱导性骨祖细胞（inducible osteoprogenitor cell，IOPC）。骨祖细胞有分裂增生和进一步分化成专一功能细胞、成骨细胞的能力。光镜观察的结果显示，骨祖细胞和内皮细胞以及成纤维细胞形态相近似，均表现为细胞呈细长形，细胞核呈卵圆形或长形，核与胞质染色较浅。电镜下，骨祖细胞有一些内质网和不发达的高尔基体，较多的线粒体以及游离核糖体。此外，有研究结果认为骨祖细胞也可能转化为破骨细胞。

2）成骨细胞

成骨细胞又称骨母细胞，是骨形成的主要功能细胞。成骨细胞能合成、分泌和矿化，骨不断地进行着重建，调节发育中骨的钙离子、磷酸根离子平衡。成骨细胞来源于骨祖细胞，由骨祖细胞分化而来。影响骨祖细胞转化的因素很多，如各种激素以及骨折后局部释放的生物活性物质等。当受到这些因素影响时，骨祖细胞可以大量进行增殖，并开始分化为成骨细胞，发挥造骨功能。成骨细胞属于功能细胞，因此很少进行分裂增殖。

成骨细胞形态多样，一般呈立方形、圆形或扁平状、柱状，直径为 20～50μm。处于功能旺盛期的成骨细胞形态丰满，细胞质为碱性，这可能与成骨细胞的胞浆含有大量核蛋白体和粗面内质网有关。胞浆内有一个圆形或者椭圆形，体积较大，但染色较淡的细胞核，核内一般有 1～3 个核仁。成骨细胞的细胞核通常位于远离新生骨一侧。

成骨细胞通常存在于新生骨的表面，呈单层排列。成骨细胞表面可见很多短茸毛突起与相邻细胞相连，穿透周围骨样组织，从而形成网状结构。当骨样组织完全埋没成骨细胞时，它就逐渐转变为骨细胞，胞突位于骨小管内。细胞微结构研究表明，成骨细胞的细胞质内细胞器很丰富，胞浆内充满发育良好的粗面内质网，同时还存在大量附着于粗面内质网的核蛋白体和游离的核蛋白体。成骨细胞的高尔基体增大并形成空泡，位于细胞中部。成骨细胞的线粒体为圆形，此外还有溶酶体、空泡和糖原颗粒。

3）骨细胞

骨细胞由骨母细胞转化而来，骨细胞为扁椭圆形多突起的细胞，核也呈扁椭圆形、染色深，其胞质弱嗜碱性。电镜下，胞质内有少量溶酶体、线粒体和粗面内质网，高尔基复合体也不发达。骨细胞夹在相邻两层骨板间或分散排列于骨板内。相邻骨细胞的突起之间有缝隙连接。在骨基质中，骨细胞胞体所占据的椭圆形小腔，称为骨陷窝（bone lacuna），其突起所在的空间称为骨小管（bone canaliculi）。相邻的骨陷窝借骨小管彼此通连。骨陷窝和骨小管内均含有组织液，骨细胞从中获得养分。

4）破骨细胞

破骨细胞由多核巨细胞组成，直径为 100μm，含有 2~50 个核，胞质随着细胞的老化由嗜碱性渐变为嗜酸性。其数量远远少于骨细胞，多位于骨组织被吸收部位所形成的陷窝内。胞浆内还含有许多可被酸性磷酸酶染色的小泡。电镜下，破骨细胞靠近骨组织一面有许多不规则的微绒毛，形成皱褶缘（ruffled border），其基部的胞质内含有大量的溶酶体和吞饮小泡，泡内含有小的钙盐结晶及溶解的有机成分。在皱褶缘区的周围有一环形的胞质区，含很多微丝，其他细胞器很少，称为亮区（clear zone）。亮区的细胞膜平整并紧贴于骨组织表面，恰似一道以胞质构成的围墙包围在皱褶缘周围，使其所包围的皱褶缘处形成一个微环境。破骨细胞可向局部释放多种蛋白酶、碳酸酐酶和乳酸等，溶解骨组织。目前认为，破骨细胞是由多个单核细胞融合而成的。

2.1.2　骨的分级结构

任何结构的骨无论以何种方式结合，其构造均优于含饱和纤维的矿物质，原因在于骨具有复杂的分级结构。骨骼的机械性能源于其结构，羟基磷灰石（通常是含碳的磷灰石）在胶原纤维、蛋白多糖和许多其他蛋白质基体上形成。矿化的初始位置在胶原蛋白分子的间隙，这种片状晶体的晶体学取向与有机质取向有关。近年的观察表明，这种晶体往往沿着胶原纤维呈平行排列，组织形式和邻近的胶原纤维方向一致，达到长程有序结构，使得骨骼具有不寻常的断裂性能。哺乳动物的骨结构明显影响其骨的机械性能。矿化纤维的密度和排列控制应变的方向和大小，以及应变在骨中的传播方式。人类肩胛骨的中子衍射研究表明，羟基磷灰石的 c 轴优先位于沿着所结合在一起的肌肉的拉伸方向。在某些区域，两块肌肉作用于不同的方向，发现晶体的位向分成两组，分别相应于两块肌肉的拉伸方向。

材料的成分和结构决定了材料的性能，骨组织作为一种天然生物矿化材料也不例外。骨的主要功能是为机体提供结构支撑，通常认为骨宏观结构的力学特征依赖其形状与大小，与材料的属性和材料在空间的排列方式也有关。骨具有多级的分级结构，每一级结构都由更微观有序的下一级结构组成，如图2.3所示。

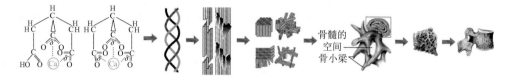

图2.3　人类密质骨的分级结构示意图

（1）骨在微米尺度上的结构单位为哈弗斯骨单位，典型的骨单位的直径为150～250μm，一个骨单位由4～20层呈同心圆分布的3～7μm厚的层状骨板排列在哈弗斯管周围构成。这个层次的骨中交错贯通着骨陷窝、骨小管及伏氏管，它们直接与骨髓相连，来运输骨中的代谢物质。

（2）层状骨板进一步由胶原纤维构成，每层骨板中的胶原纤维相互平行排列，相邻骨板中的胶原纤维取向则互成一定的角度。对于皮质骨的哈弗斯系统，Weiner认为，这种骨板还具有更精细的结构，它由厚薄两层相叠而成。厚层中胶原纤维取向与骨的长轴方向成一定角度，相邻骨板中厚层胶原纤维的取向互成一定角度，而所有薄层中胶原纤维及矿物晶体 c 轴均垂直于骨的长轴方向[35-37]。

（3）胶原纤维包含胶原微纤维和羟基磷灰石。在骨中，胶原纤维规则排列形成了约 67nm 的间隙区-重叠区相互交替的周期性结构，它提供了矿物沉积的模板，矿物在间隙区择优形核；骨矿晶体呈片状，厚度为2～5nm，宽度为20nm，长度通常为40～60nm。由于晶体可由孔区生长至重叠区，其长度可达到170nm[38]；骨矿的磷灰石晶体具有择优取向，其晶体学 c 轴相互同时平行于胶原纤维的轴向[39]，这些特征一起构成了骨的基本结构单元——矿化的胶原纤维。

（4）三股螺旋结构的原胶原分子，经平行排列组装成胶原微纤维。骨的哈弗斯系统来源于骨的重构和再造过程[40]，所形成的骨单位又称二次骨单位。在一个代表性的骨形成过程中，骨的形成首先开始于细胞分泌胶原蛋白分子及胶原模板在细胞外组装，接着是矿物在胶原模板上沉积。与其他矿物组织不同的是，骨还存在一个二次重构的过程，包括在已形成的骨中形成血管通道，并再次矿化形成哈弗斯结构。此外，骨还不断地通过破骨吸收和成骨再造，以适应外界的应力变化。因此，骨的矿化是一个连续不断的过程，最终的成熟骨是由各个时间形成的骨构成的，它们具有不同的组成、矿物密度和机械性能。这一特点为骨的矿化研究带来了困难。

　　三股螺旋结构的原胶原分子（第一级）与羟基磷灰石晶体自组装成胶原纤维（第二级），再依次组装成片层结构（第三级）。在各相邻片层的骨细胞装配片层，共同堆叠成平行阵列（层状骨）或者同心排布的圆筒结构，即骨单位（第四级）。骨单位的每一层都有交替方向排列的纤维。在一个比较长的尺度上，骨单位分组形成哈弗斯系统，作为多种骨显微结构的基本构成基元（第五级）。这些结构包括多孔的框架结构（松质骨）和比较紧密的结构（皮质骨）。每种结构都具有相似的组成基元，但是根据整个骨中特定的结构/功能而具有不同的空间组织方式。最后，在宏观级别，每块骨都有特定的形貌和结构（第六级），因此骨骼才可以作为一个整体发挥功能[41]。

　　不同类型骨的宏观外形是由胚胎形成期的细胞分化决定的。例如，下肢的长骨在矿化之前的外形就是一种含有大量水的柔软可降解的未矿化软骨基体。细胞首先沉积在软骨基体上，然后在其周围组装并分化为成骨细胞，成骨细胞分泌胶原。骨的矿化发生在胶原中，在软骨的周围形成矿化环。有趣的是，骨环并不给软骨基体中的细胞提供生长养分，结果使其退化形成一个包含了骨髓的空腔。然后，新形成的骨被重塑成不同的结构[42]。骨具有从分子尺度到宏观尺度的多级分级结构。细胞和矿化的胶原片层是各种显微结构的基本构成组元。整个的宏观外形在胚胎期就已经由可降解的软骨模型决定了。

2.2　骨矿化的机理和过程

　　生物矿化广泛存在于生物界，从细菌中的磁性体到牡蛎、珊瑚、象牙、骨和牙齿，即从纳米尺寸到宏观世界，生物体中包含了一种新型化学机理，它将硬物质与软物质，无机与有机材料组合在一起。最近，Ehrlic 对于生物矿化产物的数量和品种进行了综述，目前已经发现了大约 128000 种软体动物，大约 800 种珊瑚；5000 多种海绵，其中包括 525 种玻璃海绵；700 多种含钙的绿藻、红藻、褐藻；300 多种深海多孔虫类；还有 200000 多种硅藻。这种在生命过程中构建以无机物为基础的结构过程称为生物矿化。

　　生物矿化材料是指由生命系统参与合成的天然的生物陶瓷和生物高分子复合材料，如骨骼、牙齿、珍珠、贝壳和鹿角等。虽然组成生物矿化材料的主要无机成分广泛地存在于自然界中，甚至有的矿物质（如方解石、羟基磷灰石）从组成和结晶的方式来看与岩石圈中相应的矿物都是相同的，但是一旦受控于这种特殊的生命过程，便具有常规陶瓷不可比拟的优点，如高强度、高断裂韧性、优异的减震性能、较好的表面光洁度以及许多其他特殊的功能。这些不同寻常的性能来源于在特定的生物条件下，材料的巧妙组装过程及其所具有的精细微观结构。

生物矿物提供的不仅是结构支撑和力学强度，而且是一种器官。生物作为天然建筑师，所构建的生物矿物包含了许多重要的生物学功能，如保护、运动、咬切和磨碎、给予浮力、光学、磁性、重力传感、储存等。大量事实证明，这种高级功能来源于特殊组织的进化，而且这种结构必须在体内作为整个机体的一部分才能充分发挥作用。

生物矿化的奇特之处在于其过程是一个天然存在的高度控制过程，受生物机体内在机制调制，可以实现从分子水平到微观水平上对晶体形状、大小、结构、位向和排列的精确控制与组装，从而形成复杂的分级结构，使其具有特殊的光、磁和力学性能。

包括骨骼在内的众多生物矿化组织都是通过细胞控制过程而合成的生物陶瓷和生物高分子复合材料，这种过程涉及在分子水平对矿物晶体形核与长大的精细调节以及有机与无机组分的微组装。生命系统利用自然界广泛存在的原料（如碳酸钙、磷酸钙、氧化硅、氧化铁等），在水溶液环境中组装而成的生物矿化材料具有独特的结构和常规材料不可比拟的性能。理解生物矿化过程的基本规律，并应用和实施材料的仿生合成策略，使人们能够在分子水平设计与合成具有特定结构和功能的先进材料，包括生物材料、先进陶瓷、半导体及具有优异光、电、磁性能的纳米材料，受到材料科学、物理、化学、生物、医学乃至电子工业等众多领域的关注。尽管很多细节还有待进一步研究，但人们已经认识到生物矿化过程的若干基本原理：

（1）生物矿化发生在特定的亚单元隔室或微环境中，晶体只能在特定的功能位点上形核、长大；隔室尺度由细胞分泌的有机基质的空间分布决定，通常这些有机基质自组装成为择优取向的纤维或板层的规则阵列作为矿化生长的模板，其中包含控制晶体形成的功能畴结构；在发生矿化的活性隔室外部，矿化被一系列分子过程所抑制；隔室内的过饱和度受若干粒子输运机制或离子泵的控制，包括基质囊泡、聚电解质、磷蛋白或其他 Ca^{2+} 结合蛋白、磷脂及酶等；这些生物矿化材料密度的增加是通过清除有机模板并随后由矿化填充所产生的空间来实现的。

（2）不同的生物矿物具有特定的晶粒尺寸和晶体学取向，这是由有机质的预构造及其化学性质决定的；大多数晶体在基质结构内部生长；有些基质分子则可整合在矿物晶体的晶格中；某些情况下，矿物可通过细胞调控的过程被吸收和重塑。

（3）宏观上的生长是通过大量生长单元的组装堆置而实现的，由此形成了复合材料并提供了生物组织进一步生长和修复所需的条件。

生物矿化过程的基本特征是有机基质调控晶体生长，有机大分子基质规则的预构造不仅为矿化沉积提供了结构框架，而且为与界面处无机离子相互作用提供了各种官能团及适宜的环境，直接控制矿物的形核和生长，这种有机-无机界面处的相互作用称为"分子识别"，主要表现在晶格几何特征的匹配、静电势相互作用、极性、立体化学因素、空间对称性和表面形貌等方面。从鲍鱼壳的研究可以发现在生物矿化过程中有两类主要的控制物质。一类是基质蛋白、多糖基质等，它们首先通过自身的自组装或交联过程形成复杂的有序结构，进而指导晶体的定向装配。另一类是可溶性功能蛋白，特别是其聚阴离子基团，它们对抑制或促发形核、晶相结构、晶面取向、形貌形成和晶体生长等具有广泛的调节作用。

2.2.1　骨矿化的界面控制

近二十年来生物矿化研究重要的进展就是认识到有机模板对无机晶体的调制作用，即有机-无机界面的分子识别在晶体形核、生长以及微结构的有序组装方面起着关键作用。最具代表性的就是 Mann 的有机-无机界面分子识别理论。

基于生物矿化中有机模板指导的定向形核现象，Mann 等[43,44]采用 Langmuir 单层膜的分子有序组合体作生长基，模拟 $CaCO_3$ 矿化体系，在拟定的溶液环境下探讨成分、溶液 pH 及官能团、有序体的结构、形态、膜表面极性头部的荷电状况及脂双层内外凹凸曲面的化学势差异对晶体形成与生长的影响，以研究膜上矿化的分子识别过程与控制。研究认为，有机大分子模板对发生形核的无机离子的选择涉及表面上的分子反应及蛋白质在界面上吸附的过程，是一个界面过程。有机-无机界面间的分子识别被认为是由结构、立体化学、动力学关系产生的尺寸、电荷和分子形状匹配决定的，是分子间弱相互作用力、空间几何结构和立体化学匹配协同作用的结果。有机-无机界面分子识别规律的阐述为，①晶格几何匹配：要求有机大分子上形核部位的原子排列与所形成的 56FA 相晶格匹配。②静电势相互作用：聚阴离子通过提供负电荷表面与正离子的静电作用来协助形核；聚阳离子在模板上的分布也提供了吸收阴离子层的立体化学模板，因而控制着形核和位相。③立体化学因素：界面上有机大分子与无机晶体的空间结构尺寸的匹配与晶格尺寸因素相互影响制约。④基质形貌和极性、空间对称性：有机基质形貌通过对空间电荷分布的影响作用于矿化过程，有机基质表面的极性及空间对称性均影响矿化过程。

随后，纽约大学化学系的 Nancollas 小组也通过一系列模板研究了磷酸钙矿化体系的异相形核情况[45, 46]，证明羟基磷灰石在表面上的异相形核不仅取决于析出相的相对浓度，还取决于基板的表面属性，且形核的关键因素并不是晶胚在润湿固态表面上的接触角，而是表面功。

有研究者制备出复杂的三维结构，特别是半导体、电子器件的自组装[47-49]。

由于实验手段的限制，人们目前所有观察到的形核事实都是基于相当大的晶体尺寸，尚缺乏理想的有机-无机界面上操作的分子力的描述，以及涉及离子键的初始反应和大规模形核事件的临界结构（周期性的、非晶的）、尺寸与成分的知识。

2.2.2　骨矿化的有机分子调控过程

自然骨是矿化胶原由一系列的自组装和分子重排及后续加工修饰而形成的，因此自然骨的形成与生物矿化息息相关。生物矿化是骨形成的基础，生物矿化过程形成的自组装矿化胶原纤维是构成骨骼网状支架结构的基本原料[50-54]，胶原的自组装性能也是骨骼基本微观结构的基础。生物矿化可以看作骨形成过程的起始阶段，并且一直伴随着骨形成的整个过程，骨形成的过程就是生物体内连续不断的生物矿化和相关调控过程[55-61]，生物矿化产生的矿化胶原和矿化胶原束通过自组装和排列重组等方式相互连接、结合形成骨的不同分级结构，不同分级结构又通过复杂的组合和修饰形成骨组织[62]。总而言之，生物矿化是骨形成的理论基础和骨形成的基本方式，也是骨形成的主要过程。Liu 等[63]通过对矿化胶原多级自组装的研究发现，自然骨组织的特殊力学和生理学性能在很大程度上取决于胶原纤维和相应的磷灰石晶体的纳米尺寸及分子级别的多级自组装结构和复合结构的重排。磷灰石晶体在胶原矿化早期就已经与胶原分子产生界面的识别和结合效应，并且对后续的生物矿化和组织形成产物的结构与特性产生决定性的影响，指明生物矿化和骨形成的调控作用在生物矿化早期就已经开始并且产生深远影响。此外，实验结果还证明纳米级矿化胶原分子自组装会有其周期性的间隔结构，是胶原分子自组装形成高度有序矿化胶原矩阵结构的基础，也是决定最终矿化产物机械性能和生物活性的关键，为未来的骨修复和骨再生材料的研究提供了理论基础。

Uskoković 等[64]在观察磷灰石晶体形核和生长过程中发现，在基质蛋白存在的条件下，磷灰石与胶原纤维的结合和生长会有独特的结构选择和取向生长，说明构建骨组织结构框架是从胶原分子的自组装和生物矿化晶体产物的结合开始的，也证实骨组织多样性源于生物矿化过程中不同晶相和不同形态的矿化晶体产物。另外，实验结果也指出生物矿化不仅是骨形成的基础，而且是骨组织保持稳定的生物功能的基础，也是促进骨形成和骨组织稳定的根本，因为生物体内的骨组织处于一个稳定的动态平衡，每天都有老化的骨组织被代谢，新生成的骨组织形成来代替损失的部分，而新生骨的成分就来源于生物矿化的产物。

牙釉质是通过一个典型的分级发育过程形成的。这一过程是在成釉细胞及其分泌的细胞外基质的严格调控下完成的。首先，在纳米尺度下，基因调控细胞表达了一些蛋白质（主要是釉原蛋白），这些蛋白质自组装成纳米球。由蛋白质形成的纳米球继而与羟基磷灰石微晶的特定晶面相互作用，从而调控了晶体的生长。晶体长大并融合成微纤维。成釉细胞控制羟基磷灰石晶体的取向，从而构成了牙釉质的典型结构——釉柱。羟基磷灰石晶体在釉柱的中间部分沿着釉柱的长轴方向相互平行排列。随着远离釉柱中央，羟基磷灰石晶体的取向开始转为指向釉柱边缘，排列的有序性开始降低。釉柱间的部分称为釉质鞘，在这些区域，羟基磷灰石晶体的取向变得更为杂乱，并且有机基质的含量明显升高。釉柱是长圆柱形，观察横截面时，有类似"锁孔"的形状。在宏观尺度下，釉柱在牙釉质不同区域以不同方式相互紧密排列。这些排列的形成与牙釉质发育过程中的一些特殊蛋白质和细胞活动有关。

分级结构广泛存在于多种天然的或人工合成的生物材料中。Weiner 等基于天然骨骼扫描电子显微镜（scanning electron microscope，SEM）和透射电子显微镜（transmission electron microscope，TEM）的结果分析，提出了人骨的七级分级结构，并得到了科学界的广泛认同[65]。类似的分级结构也存在于斑马鱼骨结构中[66]。一些主要由碳酸钙矿化形成的材料也存在严格有序的分级结构，其中最典型的例子就是秋石。不仅如此，一些通过自组装方法人工合成的材料也具有分级结构。为了研究生物自组装，清华大学生物材料研究团队合成了矿化胶原纳米纤维，并且报道了其多级组装结构的特点[67, 68]。

2.2.3 骨矿化的晶体生产过程

骨的分级结构是基于生物组织的漫长进化过程中，多细胞生物体中有机基质调控矿化的结果。大分子框架和细胞都涉及构建比单个细胞大许多倍的结构的问题。另外一种可能就是预先形成的矿物结构单元的原位自组装。生物矿化中囊泡和其他相关的矿化物必须融入细胞过程，以增加结构尺寸和复杂度。此外，因为与细胞特点（支架、微观等）相关的囊泡可用于形成不连续的复杂形状，如弯曲的针和盘，那么预制的矿物结构单元就形成了特定的外形和尺寸。

一般来说，小囊泡内沉积的矿物可以向细胞周边的特定区域移动，或者通过细胞膜被释放到细胞外位点，然后组织成高度有序的结构。因此，基于囊泡的生物矿物构造过程中的一个基本概念就包括预制的矿物结构单元的迁移。有的情况下，含矿物的囊泡仅被用作生物运送器，包装、运输矿物到细胞外的构建点后再释放，而不是直接将它们组装成有序结构。例如，编织骨的形成和火鸡肌腱的最初矿化，就和包在双层磷脂囊泡，即基质囊泡中的针状羟基磷灰石晶体相关。囊泡在离矿化点一定距离的细胞外空间组装，在接近胶原基体时很快填满羟基磷灰石。在矿化前沿，它们破裂并向胶原基体释放内部包含物。接下来发生的将是一个极具争议的话题：被释放的晶体是否会进入胶原纤维的孔隙中，或者它们被溶解，增加了局部的过饱和度并开始在胶原纤维的间隙区形核生成晶体，关于这个问题研究者们一直存在争论[69]。

总之，含有预制生物矿物的囊泡可以被迁移到细胞内或细胞外，形成更大的结构。

2.3　牙釉质的物质组成和分级结构

2.3.1　牙釉质的物质组成

人类牙齿的牙冠由牙釉质、牙本质、牙髓组成（图2.4）。牙釉质位于牙冠表面，是一层坚硬、白色透明的组织，它保护着牙齿内部的牙本质和牙髓组织。成熟的牙釉质为高度钙化的白色半透明的坚硬组织，主要成分中，95%～97%由无机物组成，主要为羟基磷灰石，其他为水及有机物。成年人硬化完全的牙釉质仅含1%的有机物，含水2%～4%[70]，其他一些离子，如锶离子、镁离子、铅离子和氟离子等，也可能进入羟基磷灰石晶体中。羟基磷灰石由细长的六棱柱状的釉柱规则排列，故非常致密。釉柱从牙釉质与牙本质的交界处向周围呈放射状走行，许多釉柱彼此扭曲成束，以致在磨牙面上呈现出许多明暗相间的粗纹，即所谓施雷格线。牙釉质中的几乎所有空间均被密集排列的羟基磷灰石晶体占据，在晶体间存在一些少量有机物形成的网络。这些有机物包括与羟基磷灰石晶体紧密连接的酪氨酸丰富釉原蛋白肽（TRAP）和一些非胶原蛋白。

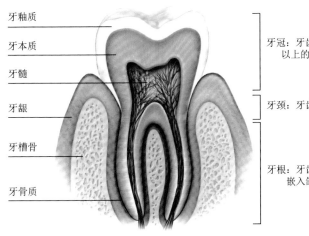

牙釉质

牙本质

牙髓

牙龈

牙槽骨

牙骨质

牙冠：牙齿中牙龈以上的部分

牙颈：牙齿的中央部分

牙根：牙齿的基部，嵌入颌骨中

图 2.4　牙齿组成结构示意图

牙釉质的性能与其主要成分羟基磷灰石晶体的分级组装结构息息相关。羟基磷灰石纳米纤维是牙釉质分级结构的基础，其经过多级组装形成了微纤维以及纤维束等高级组装结构。纤维的取向和致密程度的变化形成了釉柱和釉质鞘。釉柱在釉质层的不同区域有不同的排列方式。釉柱与釉质鞘的纳米硬度和弹性模量存在显著差异，证明了牙釉质的纳米力学性能存在与其微结构一一对应的分级特性。

组成牙釉质的羟基磷灰石晶体的最显著特点是这些晶体都是极细长的纳米纤维，长径比非常大，长达 1000nm，而截面直径仅为 20～40nm。

牙釉质基质的主要蛋白质[71, 72]为成釉蛋白[73]、鞘蛋白[74-77]、釉原蛋白以及蛋白酶[78, 79]。

2.3.2　牙釉质的分级结构

对牙釉质从微观到宏观不同尺度的微结构进行观察，结果表明牙釉质是通过精确的分级组装方式形成的。

牙釉质存在多级结构，如图 2.5 所示。下面对各级结构分别进行说明。

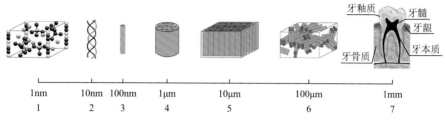

图 2.5 牙釉质的分级结构示意图

第七分级，牙釉质层（dental enamel layer）：牙釉质层是覆盖牙齿最外层的结构，其厚度可达 2～2.5mm。

第六分级，釉柱阵列（prism array）：牙釉质是由不同结构的釉柱阵列组成的。如图 2.6（a）所示，在牙釉质的 1/3 表层中，牙釉质呈放射状结构，其釉柱取向垂直于咬合面，图中标注 DEJ 和 OS 的箭头分别表示牙本质釉质界（dentine-enamel junction，DEJ）和咬合面（occlusal surface，OS）两个方向。此外，图中可见典型的 Retzius 线（黑色箭头所示）和釉柱周期性结构（黑色三角所示）。而在牙釉质的内层 2/3 区域中，如果牙釉质被纵向切开观察，则可见如图 2.6（b）所示典型的 Hunter-Schreger 带（Hunter-Schreger bands，HSB），其上取向不同的釉柱层（分别标记为 X、Y）交替排列，在 X 层中的釉柱垂直于切面，而在 Y 层中的釉柱平行于切面。如果沿图 2.6（b）中的虚线切开，内层牙釉质被横向切开观察，则可见如图 2.6（c）所示的釉柱呈波浪状弯曲排列。如果沿图 2.6（c）中的虚线切开，则观察到的就是图 2.6（b）所示的 HSB 结构[80]。

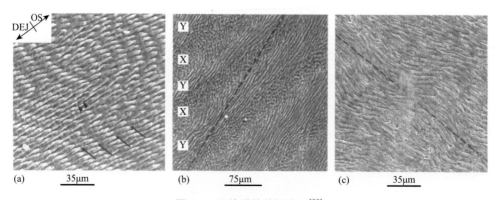

图 2.6 牙釉质的釉柱阵列[80]

（a）在釉质表层，釉柱平行呈放射状排列。黑色箭头所示为 Retzius 线，黑色三角所示为由于釉柱间质的纤维转向而造成的周期性釉柱节，插入的示意图表示釉质牙本质界和咬合面的方向。（b）在釉质内层的 HSB 结构。如果将样品沿虚线切开，则切面出现图（c）所示图形。（c）在釉质内层的波浪状结构

第五分级，釉柱/釉柱间质连续体（enamel prism/interprism continuum）：在图 2.6 中，每个釉柱的直径为 6~8μm，是釉柱阵列的基本组成单位，它们相互紧密排列并被中间的有机釉质鞘隔开。

第四分级，羟基磷灰石晶体纤维（hydroxyapatite crystal fiber）：釉柱是由羟基磷灰石粗纤维组成的，这些纤维结构被定义为牙釉质的第四分级结构，也是组成釉柱的第一个分级结构。纤维的直径为 600~1000nm。粗纤维结构是由一些紧密排列的细纤维及牙釉质第三分级结构组成的。

第三分级，羟基磷灰石晶体原纤维（hydroxyapatite crystal fibril）：它们被认为是由牙釉质的基本组成单元羟基磷灰石微纤维紧密排列形成的，这样的纤维结构目前被定义为牙釉质的第三分级结构。纤维的直径为 90~130nm，纤维的横截面形状不规则。

第二分级，羟基磷灰石晶体纳米纤维（hydroxyapatite crystal nano-fibril）：牙釉质的基本组成结构被普遍认为是纳米级的羟基磷灰石晶体微纤维，即牙釉质的第二分级结构。微纤维的直径为 20~40nm。微纤维沿釉柱长轴平行紧密排列，组成第三分级结构。

第一分级，羟基磷灰石晶体（hydroxyapatite crystal）：羟基磷灰石晶体是构成牙釉质的最主要成分，羟基磷灰石晶体的高度有序排列组成了第二分级结构的微纤维。在牙釉质中，羟基磷灰石的含量高达 96%。

作为牙釉质中最低一级的羟基磷灰石晶体具有 c 轴平行于纤维长轴的择优取向。羟基磷灰石晶体首先形成了矿化的纳米级纤维。如图 2.7 所示，纳米纤维的平均直径为（30.6±4.7）nm，这是牙釉质的第二分级结构。纳米纤维相互平行排列，每 10~20 根纳米纤维聚集组成直径为（101±12）nm 的微纤维，形成第三分级结构。因为由长轴方向互相平行的纳米纤维组成，所以微纤维也是沿长轴相互

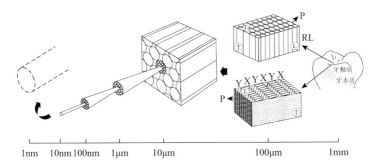

图 2.7 牙釉质分级结构示意图（P：牙釉柱；RL：Retzius 线；L：纵切面；T：横切面；Ta：平行于牙釉质表面的切平面）[80]

平行排列,并进一步组装成更粗的纤维束,平均直径为(8 ± 1.5)$\times10^2$nm。在显微范围内,纤维束也是沿纤维长轴方向平行排列的。这是牙釉质的第四分级结构。牙釉质的第五分级结构是釉柱和釉柱间质,这是牙釉质的主要承力结构。釉柱和釉柱间质是由纤维束沿两种不同的取向通过平行排列组装而成。在牙釉质表面1/3层内,釉柱以放射状方式排列,在内层2/3区域则以交叉方式排列。釉柱的这些排列方式就是第六分级结构。釉柱以不同排列方式最终构成的覆盖在整个牙冠表面的牙釉质层是第七分级结构。

2.3.3　牙釉质的矿化机理和过程

1. 牙釉质的矿化机理

牙釉质的形成过程是生物矿化过程,是在基因调控下基因控制蛋白质表达、组装、控制矿化等的过程。牙釉质的发育过程中,基因还控制蛋白质的降解过程,基因在牙釉质矿化过程中起到了关键的调控作用。成釉细胞控制羟基磷灰石晶体的取向,从而构成牙釉质的典型结构,最终形成牙釉质非同寻常的成分及结构特点。

牙釉质是通过一个典型的分级发育过程形成的。这一过程是在成釉细胞及其分泌的细胞外基质的严格控制下完成的,采取了有机分子调控无机相生长的策略,这就意味着从基因、蛋白质分子和细胞调控的水平上去理解釉柱的发生和矿化过程是当前的关键。蛋白质形成了一个有机基质"框架",这些框架完成所起作用后大部分降解消失,从而形成以无机物为主的高度有序结构。

牙釉质的矿化来源于已经矿化的牙本质的晶体生长。生成的晶体的形状和尺寸由基质中的釉质蛋白决定。

羟基磷灰石微晶一旦开始形成,生长非常快,在很短的几分钟甚至更短的时间发生。随后的慢速生长使晶体超出其最初尺寸10~20倍。这种生长在生物矿化,尤其是牙釉质矿化中起到很重要的作用。很多因素都可能影响晶体的生长和成分,其中最重要的就是晶体生长所处的环境。例如,基质蛋白能够选择性地吸附在晶体的不同表面上,阻止该晶面的继续生长,从而达到控制晶体形状的目的。矿化组织的矿化过程中还可能发生二次形核而生成一些额外矿物。这些晶体主要来源于早先异相形核形成的晶核通过团聚生成的矿物相颗粒。

2. 牙釉质的矿化过程

矿物进入牙釉质有机基质的方式与其他硬组织完全不同。在其他一些硬组织中，基质囊泡在预先形成的有机基质中为早期矿物的形成提供了封闭的环境。然而在釉质蛋白的早期矿化中并没有发现基质囊泡的存在。同时还能观察到在新分泌的釉质蛋白中晶体的迅速形成，所以也不存在类似于牙本质和牙骨质的组织。因为釉质蛋白直接沉积在矿化的牙本质上，在有机基质中快速沿长度方向生长。

牙釉质的矿化发育过程是从牙本质釉质界开始向外扩展进行的。其羟基磷灰石矿化是在成釉蛋白调控下的细胞外矿化过程。牙釉质的矿化过程大致按如下步骤进行（图 2.8）[81]：

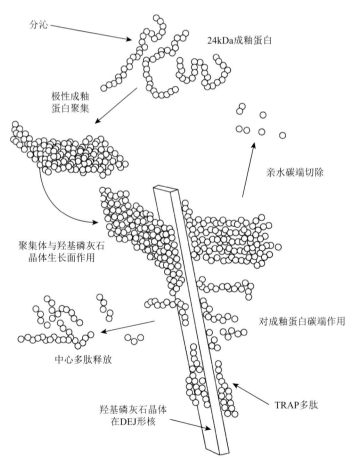

图 2.8　成釉蛋白调控下的釉质晶体发育示意图[81]

（1）处于分泌活动期的成釉细胞和牙本质釉质界形成牙釉质矿化空间。

（2）在基因控制下，成釉蛋白在成釉细胞中合成，并在细胞外基质中分泌。

（3）大约 100 个成釉蛋白单体自组装成 20mm 左右的纳米球结构，成釉蛋白负电性的亲水碳端朝外。

（4）无机离子被成釉细胞输运到细胞外基质，并形成过饱和溶液环境。

（5）羟基磷灰石晶体开始在已存在的牙本质基质或在其他非成釉蛋白基质分子作用下形核，出现微晶。

（6）负电性的纳米球与矿化初期形成的羟基磷灰石微晶平行于 c 轴的 a, b 晶面发生静电相互作用，从而阻断在这些晶面发生晶体-晶体间的融合。随后，在基因的控制下，EMSP-1 开始与釉原蛋白暴露在外的碳端发生作用，减弱它们的负电特性，使原本亲水的蛋白纳米球逐渐疏水化。沉积在 a, b 晶面的疏水纳米球阻断了钙离子和磷酸根离子与这些晶面的接触，从而抑制晶体沿该晶面生长，使矿化只在暴露于离子环境中的面发生，羟基磷灰石晶体沿着 c 轴方向迅速择优生长。有研究表明，釉原蛋白肽链 1、42、157 和 173 位置的氨基酸残基在晶体择优生长方面发挥非常重要的作用。

（7）基因控制的信号因子启动成釉细胞开始分泌 EMSP-1。EMSP-1 将疏水的成釉蛋白纳米球降解成小片段和其他一些未鉴定产物。这些蛋白质片段最终被成釉细胞吸收。

（8）随着成釉蛋白纳米球的降解产物被细胞吸收或以其他方式清除，羟基磷灰石晶体开始沿着 a, b 轴方向适量生长变厚，并最终融合形成成熟的牙釉质晶体。调控蛋白在矿化末期降解吸收，无机晶体进一步生长融合并硬化是牙釉质矿化的独特之处，从而最终形成了高矿化度、高力学性能的矿化组织。

3. 牙釉质矿化过程中的基因调控作用

基于对牙釉质矿化的研究结果，在牙釉质中，蛋白质形成一个有机基质"框架"，这些框架完成所起功能后大部分降解消失，从而形成以无机物为主的高度有序结构。有机基质通过相对低能量机制进行自组装，这样的组装以成釉蛋白分子间的疏水相互作用为主，而没有类似于骨中胶原发生的蛋白质-蛋白质共价交联反应。此外，这样的自组装方式能形成热力学和动力学均稳定的结构（如球状结构），事实上球状结构就是牙釉质细胞外基质框架的基本组成单元。正是成釉蛋白分子的结构使基质组装能以简单而有趣的方式发生。由牙釉质的矿化过程可见，基因在牙釉质矿化过程中起到了关键的调控作用。基因严格且准确地管理着矿化中从成釉蛋白表达并分泌形成牙釉质细胞外基质，到矿化后期降解吸收所有的蛋白质活动。这一调控过程是通过"基因-信号因子-细胞-蛋白质"这一典型的通道实现的。

　　4. 牙釉质矿化过程中的细胞调控作用

　　在牙釉质矿化中，生物矿化的基质不是预成型的，而是持续由成釉细胞分泌并进行自组装。在矿化过程中，成釉细胞起到了蛋白质合成、分泌、离子输运和最后吸收蛋白基质等诸多作用。

　　牙釉质结构的复杂性在于其羟基磷灰石晶体的三维排列方式，而这些晶体并不是随机排列。哺乳动物的牙釉质的晶体组成结构包含两个元素：釉柱和釉柱间质。晶体空间排列的结果是与这些长长的圆柱状釉质生产细胞、成釉细胞的分泌末端形貌相关的。对于哺乳动物来说，成釉细胞分泌末端的形貌很复杂，每个成釉细胞都首先产生一种细胞外基质，即釉质细胞突（Tomes' Process）。釉质细胞突并不包括成釉细胞的整个远极面，但在初始的远极面处留下一个边缘。成釉细胞构成了一个连续的细胞层，该层与发育中的牙釉质表面紧密接触。因而，发育中的牙釉质表面形貌实际上是成釉细胞的远极面形貌的反模。每个釉质细胞突占据发育中的牙釉质表面上的一个坑，而釉质细胞突的底座边缘在牙釉质表面相互恰当地连接起来。牙釉质基质从而能够在一个成釉细胞的两个不同位点处生成，在边缘处形成了釉柱间质生长区，而在平坦的釉质细胞突处形成了釉柱生长区。每个釉柱生长区域都是不连续的，彼此被连续的釉柱间质生长区域隔开。属于釉柱生长区域的坑底部通常是倾斜的，但与坑颈部的牙釉质表面的釉柱间质生长区处连续。同时，因为在两个生长区域的牙釉质基质分泌速度相同，所以牙釉质在发育过程中一直保持着这样的坑结构。

2.4　其他典型生物矿物的分级结构

2.4.1　贝壳

　　贝壳珍珠层的矿化是比较慢的矿化过程，与骨的矿化过程相比，贝壳珍珠层的矿化相对简单一些。首先由细胞分泌的有机基质自组装成层状隔室，每一层有机质上有纳米级小孔，导致上下两层隔室相通。然后，在有机/无机间的分子识别作用下，文石晶体从最下面一层有机质上开始定向成核，并往外生长。由于每一层隔室相通，下一层隔室长满后可穿过小孔继续往上一层隔室中生长，而小孔可以保证生长所需要的离子的运输。因此上一层的晶体填充不需要重新成核，从而既保证了珍珠层中每一层的文石晶体取向一致，又保证了文石层和有机层交替堆叠，使珍珠层具有优异的力学性能。

2.4.2 鱼耳石

鱼耳石是一种十分典型的天然生物矿化产物，它是位于鱼类内耳囊中以矿物质沉积为主的功能性结构体，由约 96%碳酸钙、3%蛋白质和约 1%微量元素组成，硬骨鱼内耳中存在微耳石、矢耳石和星耳石各一对。鱼耳石发育有明显的生长轮，由宽而透明的碳酸钙环带和窄而不透明的有机基质环带交互生长构成。

2.4.3 蛋壳

蛋壳的矿化是较快的生物矿化过程。首先上皮细胞分泌有机基质自组装形成壳膜，碳酸根离子扩散穿过壳膜与钙离子反应，在壳膜表面形成 $CaCO_3$ 基层；然后方解石在该基片上成核生长形成栅栏区；最后羟基磷灰石沉积在栅栏区形成蛋壳的最外层。在整个栅栏区形成过程中，细胞不断分泌有机质到矿化区以控制方解石的成核和生长，方解石沿径向辐射状生长，得到片状晶体，而在片状晶体之间分布着有机基质。在蛋壳的矿化中，输卵管内表皮细胞和壳膜外表面之间的空间就是矿化的有机隔室，壳膜形成了无机物成核的有机框架，因此在整个蛋壳形成过程中，不断形成的蛋壳始终暴露在分泌有机基质的细胞之下。细胞不是蛋壳的组成部分，这是蛋壳矿化不同于珍珠层矿化的显著特点。

2.4.4 棘皮动物

最富有魅力的陶瓷是由棘皮动物制造的。它们的骨架主要由含镁的方解石构成，其中含有低于 1%的有机质，当以 X 射线衍射或偏振光检测单独的组元时，其表现如晶体；但是当它们断裂时，则有如下表现形式：棘皮动物刺的湿试样被加载断裂，如立即断裂，断裂表面是光滑的和贝壳状的，属典型的脆性断裂材料。

但假如试样在断裂前保持负载一段时间，断裂表面是粗糙的，有大量的小针竖起，达到距表面约 0.36μm，小针的排列好像它们代表同轴的层片的断裂端，据此可以推论，这些小针被黏弹性材料所包围。这些黏弹性材料在应力松弛期间变形，形成弱的界面。

2.4.5 病理结石

钙化现象在人体中广泛存在，其中，骨、牙齿之外的非骨性组织发生钙化，伴有或不伴有组织坏死或损伤，均称为异常钙化。

最为熟知的人体内异常钙化的例子就是结石，特别是泌尿系结石，在我国属于常见的疾病。泌尿系结石是指在泌尿管道内产生一种固体物质，俗称尿结石或尿石。尿石包括肾结石、输尿管结石和膀胱结石等。泌尿系结石由无机晶体和有机基质两部分组成，其中晶体物质占结石干重的 97%～98%，其主要成分为一水合草酸钙、二水合草酸钙和尿酸，也含有一定比例的三水合草酸钙、羟基磷灰石、磷酸三钙、磷酸八钙、磷酸镁铵、尿酸钙和 L-胱氨酸等。这些晶体物质因晶体形态、物相和微观结构的不同，又以不同的物质形式出现，因而结石的种类共计 20 种以上。根据尿石的化学性质，尿石可分为酸性结石、碱性结石和中性结石。此外，不同尿石的硬度也不同。

牙石是无机物和有机物在牙面上逐渐沉积而成，其中无机物占 70%～90%，主要为羟基磷灰石、碳酸钙等。人体内还有一些异常矿化产物，如胆结石、胰腺结石、支气管结石、前列腺结石、肠胃结石等。

参 考 文 献

[1] 崔福斋，王秀梅，李恒德. 矿化胶原的组装机理. 中国材料进展，2009, 28 (4): 34-39.

[2] Termine J D, Posner A S. Infrared analysis of rat bone: age dependency of amorphous and crystalline mineral fractions. Science, 1966, 153 (3743): 1523-1525.

[3] Murshed M. Mechanism of bone mineralization. Cold Spring Harbor Perspectives in Medicine, 2018, 8 (12): a031229.

[4] Rey C, Combes C, Drouet C, et al. Bone mineral: update on chemical composition and structure. Osteoporosis International, 2009, 20 (6): 1013-1021.

[5] Gehron R P. The biochemistry of bone. Endocrinology and Metabolism Clinics of North America, 1989, 18 (4): 858.

[6] Xu X, Chen X, Li J. Natural protein bioinspired materials for regeneration of hard tissues. Journal of Materials Chemistry B, 2020, 8 (11): 2199-2215.

[7] Termine J D. Non-collagen proteins in bone. Ciba Foundation Symposium，1988，136：178-202.

[8] Taye N，Karoulias S Z，Hubmacher D. The "other" 15%～40%: the role of non-collagenous extracellular matrix proteins and minor collagens in tendon. Journal of Orthopaedic Research，2020，38（1）：23-35.

[9] Licini C，Vitale-Brovarone C，Mattioli-Belmonte M. Collagen and non-collagenous proteins molecular crosstalk in the pathophysiology of osteoporosis. Cytokine & Growth Factor Reviews，2019，49：59-69.

[10] 郑波，顾新华. 硬组织矿化中Ⅰ型胶原蛋白作用的研究进展. 口腔医学，2017，37（8）：751-754.

[11] Yao S，Xu Y，Shao C，et al. A biomimetic model for mineralization of type-Ⅰ collagen fibrils. Methods in Molecular Biology（Clifton，NJ），2019，1944：39-54.

[12] Marini J C，Forlino A，Bachinger H P，et al. Osteogenesis imperfecta. Nature Reviews Disease Primers，2017，3：17052.

[13] Rosset E M，Bradshaw A D. SPARC/osteonectin in mineralized tissue. Matrix Biology：Journal of the International Society for Matrix Biology，2016，52-54：78-87.

[14] 江莎，侯加法. 骨钙素临床应用研究进展. 中国骨质疏松杂志，2010，16（5）：360-364.

[15] 李秀兰，高承志. 纤维粘连蛋白影响成骨细胞增殖和Ⅰ型胶原表达的研究. 现代口腔医学杂志，2008，22（4）：392-394.

[16] 赵嘉睿，邓卓越，穆莉莉. 骨桥蛋白的生物学功能及研究现状. 国际免疫学杂志，2018，41（4）：448-451.

[17] Singh A，Gill G，Kaur H，et al. Role of osteopontin in bone remodeling and orthodontic tooth movement: a review. Progress in Orthodontics，2018，19（1）：18.

[18] Depalle B，McGilvery C M，Nobakhti S，et al. Osteopontin regulates type Ⅰ collagen fibril formation in bone tissue. Acta Biomaterialia，2021，120：194-202.

[19] Kruger T E，Miller A H，Godwin A K，et al. Bone sialoprotein and osteopontin in bone metastasis of osteotropic cancers. Critical Reviews in Oncology/Hematology，2014，89（2）：330-341.

[20] Bouleftour W，Juignet L，Bouet G，et al. The role of the SIBLING，Bone Sialoprotein in skeletal biology—Contribution of mouse experimental genetics. Matrix Biology：Journal of the International Society for Matrix Biology，2016，52-54：60-77.

[21] Bailey A J，Wotton S F，Sims T J，et al. Biochemical changes in the collagen of human osteoporotic bone matrix. Connective Tissue Research，1993，29（2）：119-132.

[22] Engel J，Prockop D J. The zipper-like folding of collagen triple helices and the effects of mutations that disrupt the zipper. Annual Review of Biophysics and Biophysical Chemistry，1991，20：137-152.

[23] And S W，Wagner H D. The material bone: structure-mechanical function relations. Annual Review of Materials Research，1998，28（1）：271-298.

[24] Lakes R. Materials with structural hierarchy. Nature，1993，361（6412）：511-515.

[25] Morgan S，Poundarik A A，Vashishth D. Do non-collagenous proteins affect skeletal mechanical properties？Calcified Tissue International，2015，97（3）：281-291.

[26] Sodek J，Ganss B，McKee M D. Osteopontin. Critical Reviews in Oral Biology and Medicine，2000，11（3）：279-303.

[27] Gericke A，Qin C，Spevak L，et al. Importance of phosphorylation for osteopontin regulation of biomineralization. Calcified Tissue International，2005，77（1）：45-54.

[28] Xie J，Baumann M J，McCabe L R. Osteoblasts respond to hydroxyapatite surfaces with immediate changes in gene expression. Journal of Biomedical Materials Research Part A，2004，71（1）：108-117.

[29] Hunter G K，Hauschka P V，Poole A R，et al. Nucleation and inhibition of hydroxyapatite formation by mineralized tissue proteins. Biochemical Journal，1996，317（Pt 1）：59-64.

[30] Termine J D，Belcourt A B，Conn K M，et al. Mineral and collagen-binding proteins of fetal calf bone. Journal of Biological Chemistry，1981，256（20）：10403-10408.

[31] Romberg R W，Werness P G，Riggs B L，et al. Inhibition of hydroxyapatite crystal growth by bone-specific and other calcium-binding proteins. Biochemistry，1986，25（5）：1176-1180.

[32] Sykaras N，Opperman L A. Bone morphogenetic proteins（BMPs）：How do they function and what can they offer the clinician? Journal of Oral Science，2003，45（2）：57-73.

[33] Carpenter P C. Diagnostic evaluation of Cushing's syndrome. Endocrinology and Metabolism Clinics of North America，1988，17（3）：445-472.

[34] Ducy P，Desbois C，Boyce B，et al. Increased bone formation in osteocalcin-deficient mice. Nature，1996，382（6590）：448-452.

[35] Weiner S，Zaslansky P. Structure-mechanical function relations in bones and teeth. Nato Science，2004，171：3-13.

[36] Weiner S，Arad T，Traub W. Crystal organization in rat bone lamellae. FEBS Letters，1991，285（1）：49-54.

[37] Weiner S，Traub W，Wagner H D. Lamellar bone：structure-function relations. Journal of Structural Biology，1999，126（3）：241-255.

[38] Landis W J，Song M J，Leith A，et al. Mineral and organic matrix interaction in normally calcifying tendon visualized in three dimensions by high-voltage electron microscopic tomography and graphic image reconstruction. Journal of Structural Biology，1993，110（1）：39-54.

[39] Matsushima N，Akiyama M，Terayama Y. Quantitative analysis of the orientation of mineral in bone from small-angle X-ray scattering patterns. Japanese Journal of Applied Physics，1982，21（1）：186-189.

[40] Currey J D. The Mechanical Adaptations of Bones. Princeton：Princeton University Press，1984：85.

[41] 廖素三. 矿化胶原基组织工程骨材料的研究. 北京：清华大学，2003.

[42] Carter J G. Microstructure and Mineralization of Vertebrate Skeletal Tissues. Washington：American Geophysical Union，1989.

[43] Mann S. Molecular recognition in biomineralization. Nature，1988，332（6160）：119-124.

[44] Rodan G A，Martin T J. Therapeutic approaches to bone diseases. Science，2000，289（5484）：1508-1514.

[45] Liu Y，Sethuraman G，Wu W，et al. The crystallization of fluorapatite in the presence of

hydroxyapatite seeds and of hydroxyapatite in the presence of fluorapatite seeds. Journal of colloid and Interface Science，1997，186（1）: 102-109.

[46] Wu W J，Nancollas G H. Interfacial free energies and crystallization in aqueous media. Journal of Colloid and Interface Science，1996，182（2）: 365-373.

[47] Alivisatos A P. Biomineralization. Naturally aligned nanocrystals. Science，2000，289（5480）: 736-737.

[48] Banfield J F，Welch S A，Zhang H，et al. Aggregation-based crystal growth and microstructure development in natural iron oxyhydroxide biomineralization products. Science，2000，289（5480）: 751-754.

[49] Shenton W，Pum D，Sleytr U B，et al. Synthesis of cadmium sulphide superlattices using self-assembled bacterial S-layers. Nature，1997，389（6651）: 585-587.

[50] Arsenault A L. A comparative electron microscopic study of apatite crystals in collagen fibrils of rat bone，dentin and calcified turkey leg tendons. Bone and Mineral，1989，6（2）: 165-177.

[51] Landis W J，Hodgens K J，Arena J，et al. Structural relations between collagen and mineral in bone as determined by high voltage electron microscopic tomography. Microscopy Research and Technique，1996，33（2）: 192.

[52] Siperko L M，Landis W J. Aspects of mineral structure in normally calcifying avian tendon. Journal of Structural Biology，2001，135（3）: 313-320.

[53] Katz E P，Li S T. Structure and function of bone collagen fibrils. Journal of Molecular Biology，1973，80（1）: 1-15.

[54] Olszta M J，Cheng X，Sang S J，et al. Bone structure and formation: a new perspective. Materials Science and Engineering R: Reports，2007，58（3-5）: 77-116.

[55] Su X，Sun K，Cui F Z，et al. Organization of apatite crystals in human woven bone. Bone，2003，32（2）: 150-162.

[56] McNally E A，Schwarcz H P，Botton G A，et al. A model for the ultrastructure of bone based on electron microscopy of ion-milled sections. PLoS One，2012，7（1）: e29258.

[57] Liu G，Zhao D，Tomsia A P，et al. Three-dimensional biomimetic mineralization of dense hydrogel templates. Journal of the American Chemical Society，2009，131（29）: 9937-9939.

[58] Bradt J H，Mertig M，Angelika Teresiak A，et al. Biomimetic mineralization of collagen by combined fibril assembly and calcium phosphate formation. Chemistry of Materials，1999，11（10）: 2694-2701.

[59] Zhang W，Liao S S，Cui F Z. Hierarchical self-assembly of nano-fibrils in mineralized collagen. Chemistry of Materials，2003，15（16）: 3221-3226.

[60] Thula T T，Svedlund F，Rodriguez D E，et al. Mimicking the nanostructure of bone: comparison of polymeric process-directing agents. Polymers，2010，3（1）: 10-35.

[61] Bellows C G，Aubin J E，Heersche J N M，et al. Mineralized bone nodules formed *in vitro* from enzymatically released rat calvaria cell populations. Calcified Tissue International，1986，38（3）: 143-154.

[62] Jon N B P D，Graves S E，Smoothy C A. Formation of mineralized nodules by bone derived cells *in vitro*: a model of bone formation? American Journal of Medical Genetics，1993，45（2）:

163-178.

[63] Liu Y，Luo D，Kou X X，et al. Hierarchical intrafibrillar nanocarbonated apatite assembly improves the nanomechanics and cytocompatibility of mineralized collagen. Advanced Functional Materials，2013，23（11）：1404-1411.

[64] Uskoković V，Li W，Habelitz S. Amelogenin as a promoter of nucleation and crystal growth of apatite. Journal of Crystal Growth，2011，316（1）：106-117.

[65] And S W，Wagner H D. The material bone：structure-mechanical function relations. Annual Review of Materials Science，1998，28（1）：271-298.

[66] Wang X M，Cui F Z，Ge J，et al. Hierarchical structural comparisons of bones from wild-type and *liliput^dtc232* gene-mutated Zebrafish. Journal of Structural Biology，2004，145（3）：236-245.

[67] Cui F Z，Li Y，Ge J. Self-assembly of mineralized collagen composites. Materials Science and Engineering R：Reports，2007，57（1-6）：1-27.

[68] Qiu Z Y，Cui Y，Tao C S，et al. Mineralized collagen：rationale，current status，and clinical applications. Materials（Basel），2015，8（8）：4733-4750.

[69] Palmer L C，Newcomb C J，Kaltz S R，et al. Biomimetic system for hydroxyapatite mineralization inspired by bone and enamel. Chemical Reviews，2008，108（11）：4754-4783.

[70] Black J，Hastings G. Handbook of Biomaterial Properties. Bonton：Springer，1998：439.

[71] Losee F L，Hess W C. The chemical nature of the proteins from human enamel. Journal of Dental Research，1949，28（5）：512-517.

[72] Eastoe J E. The amino acid composition of proteins from the oral tissues. Ⅱ：the matrix proteins in dentine and enamel from developing human deciduous teeth. Archives of Oral Biology，1963，8（5）：633-652.

[73] Snead M L，Lau E C，Zeichner-David M，et al. DNA sequence for cloned cDNA for murine amelogenin reveal the amino acid sequence for enamel-specific protein. Biochemical and Biophysical Research Communications，1985，129（3）：812-818.

[74] Fukae M，Tanabe T. ^{45}Ca-labeled proteins found in porcine developing dental enamel at an early stage of development. Advances in Dental Research，1987，1（2）：261-266.

[75] Fukae M，Tanabe T. Nonamelogenin components of porcine enamel in the protein fraction free from the enamel crystals. Calcified Tissue International，1987，40（5）：286-293.

[76] Krebsbach P H，Lee S K，Matsuki Y，et al. Full-length sequence，localization，and chromosomal mapping of ameloblastin. A novel tooth-specific gene. Journal of Biological Chemistry，1996，271（8）：4431-4435.

[77] MacDougall M，DuPont B R，Simmons D，et al. Ameloblastin gene（AMBN）maps within the critical region for autosomal dominant amelogenesis imperfecta at chromosome 4q21. Genomics，1997，41（1）：115-118.

[78] Moradian-Oldak J，Simmer J，Sarte P，et al. Specific cleavage of a recombinant murine amelogenin at the carboxy-terminal region by a proteinase fraction isolated from developing bovine tooth enamel. Archives of Oral Biology，1994，39（8）：647-656.

[79] Robinson C，Briggs H D，Kirkham J，et al. Changes in the protein components of rat incisor enamel during tooth development. Archives of Oral Biology，1983，28（11）：993-1000.

[80] 葛俊，崔福斋，吉宁，等. 人牙釉质分级结构的观察. 牙体牙髓牙周病学杂志，2006，16（2）：61-66.

[81] Fincham A G，Moradian-Oldak J，Simmer J P. The structural biology of the developing dental enamel matrix. Journal of Structural Biology，1999，126（3）：270-299.

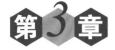

硬组织仿生材料

3.1 ▶ 骨填充和替代材料

骨缺损（bone defect）指骨结构的完整性被破坏，是临床常见的一类症状。导致骨缺损的主要原因包括创伤、骨肿瘤、退行性病变、感染、骨髓炎，以及各种先天性疾病和手术因素等。据 Evaluate MedTech 的报道，骨科医疗器械约占全球医疗器械市场总规模的 9%，是医疗器械的主要细分领域之一[1]。2017 年，骨科医疗器械的全球市场规模已高达约 720 亿美元，并在 2017~2022 年以约 6.7% 的年均增长率持续增长[2]。其中，用于骨科、口腔科、神经外科等领域骨缺损填充和修复的骨移植替代物（bone graft substitutes）在我国 2018 年市场规模已达到 39.1 亿元，2018~2022 年的年均增长率高达 15.4%[3]。

针对骨缺损的治疗需要，人们开发出多种骨植入材料和产品。按照所使用材料的来源，骨植入材料可以分为自体骨、异体骨（同种异体骨、异种骨）和人造材料。其中，人造材料按照其物质组成可分为金属材料、聚合物材料、生物陶瓷材料，以及它们的复合材料[4]。根据其临床作用，骨植入材料还可以分为填充骨缺损或替代某部分骨骼功能的骨填充/替代材料（bone filling/substitute materials），以及具有引导骨组织再生、重建骨形态和功能的骨修复材料（bone repair materials）。

3.1.1 生物陶瓷类骨材料

生物医用陶瓷包括金属氧化物（氧化铝、氧化锆等）陶瓷、二氧化硅陶瓷、磷酸钙陶瓷，以及具有极佳耐磨性能的碳化硅陶瓷、氮化硅陶瓷等，主要用于骨骼和牙齿的替代和修复。

随着生物陶瓷技术的发展，这类材料在骨缺损修复中的应用日益增加。以人工关节为例，人们利用陶瓷材料出色的耐磨损性、极高的硬度和良好的生物相容性，对人工关节进行改进，研发出以氧化铝材料为主的陶瓷-陶瓷界面的人工关节，很大程度上减少了过去人工关节使用中超高分子量聚乙烯（ultra-high molecular weight polyethylene，UHMWPE）产生的磨屑所导致的无菌炎症乃至假体松动[5, 6]。磷酸钙陶瓷具有与人体骨组织无机成分类似的物质组成，生物相容性良好，目前已经有多种磷酸钙陶瓷人工骨产品被用于临床骨缺损的填充。其中多孔磷酸钙陶瓷材料因具有与人体松质骨类似的孔隙结构，有利于骨细胞的爬行长入，从而提高植入体的骨整合能力，获得了较好的临床效果。然而，这类磷酸钙陶瓷材料是高温烧结成型的，降解性能较差[7, 8]；陶瓷的脆性较高，在体内有破碎、断裂的风险[9]；多孔陶瓷的力学强度有限，仅能用于人体非承重部位骨缺损的填充[10]。

3.1.2　磷酸钙骨水泥、硫酸钙骨水泥

在临床应用中，磷酸钙骨水泥、硫酸钙骨水泥由于机械性能的限制，多用于人体非承重部位骨缺损的填充和修复，以及术中载抗生素类药物，用于感染性骨缺损的填充和药物缓释。

磷酸钙骨水泥主要由多种磷酸钙盐组成，在低浓度磷酸、磷酸盐溶液、水的调制下发生化学反应，生成羟基磷灰石并固化；具有可术中塑性、放热量少、生物相容性高等传统聚甲基丙烯酸甲酯（polymethyl methacrylate，PMMA）骨水泥不具备的优点，得到了一定的临床应用[11-13]。然而，磷酸钙骨水泥的固化时间长，且固化体的机械性能不足，难以有效满足临床人体负重部位骨缺损修复（如椎体成形术、人工关节固定术等）的需求，尚需进一步研究和改进[14]。磷酸钙骨水泥降解速率非常缓慢，甚至影响和阻碍了新骨再生[15-17]。有临床观察表明其植入人体后 1 年以上才开始降解[18]。为了改善其降解速率，研究者们向磷酸钙骨水泥中添加可降解聚酯［如聚乳酸-羟基乙酸共聚物（poly（lactic-*co*-glycolic acid），PLGA）］、壳聚糖、葡萄糖微球等材料组分构建磷酸钙基复合骨水泥，在一定程度上加快了材料的降解速率；同时 PLGA、壳聚糖等组分也能起到造孔剂的作用，增强了材料的骨传导性[15, 19-21]。但目前上述改性的磷酸钙基复合骨水泥尚未得到临床使用。

硫酸钙骨水泥的主要成分是半水硫酸钙，使用时与水混合并搅拌，水分子在半水硫酸钙表面钙离子羟基化作用下物理吸附于其表面，而后在内部孔道的毛细吸力下逐渐进入内部，半水硫酸钙达到面团状。之后，水分子与半水硫酸钙化合形成二

水硫酸钙并固化[22]。与磷酸钙骨水泥类似，硫酸钙骨水泥固化体的机械强度较传统丙烯酸树脂骨水泥偏低，同样难以满足人体负重部位骨缺损修复的需求。硫酸钙微溶于水，植入人体后在体液、血液的作用下会被很快溶解，通常 4～5 周能够被完全降解吸收[23]。如此快的材料降解速率与骨愈合的时间不匹配，难以起到良好的骨传导作用，容易导致手术失败[24]。近年来，利用硫酸钙骨水泥可载药的特点，将其用于感染性骨缺损的治疗，取得了一定的临床效果[25-28]。但也有研究表明，抗生素类药物的负载也会影响硫酸钙骨水泥的理化性能，需要在临床使用中多加注意[29]。

　　鉴于磷酸钙骨水泥降解速率过慢，而硫酸钙骨水泥的体内降解速率过快，将这两种材料按照一定比例混合，则可以构建一种复合无机骨水泥材料[30]。在植入体内后，该复合骨水泥中的硫酸钙组分先被机体降解吸收，在植入材料上形成的孔隙结构将有利于骨长入，复合骨水泥的骨传导性也将优于磷酸钙或硫酸钙单一成分的骨水泥材料。目前，这种复合骨水泥已经实现产业化和临床转化，已有商品上市并在临床使用。

3.1.3　生物玻璃

　　生物玻璃的种类有很多，通常含有钙、硅、磷、氧，以及钠、硼、铝、氟、镁等元素，根据成分不同可分为硅酸盐生物玻璃、磷酸盐生物玻璃、硼酸盐生物玻璃，其中硅酸盐生物玻璃较为常见[31, 32]。生物玻璃的主要制备方法有熔融法和溶胶-凝胶法。生物玻璃的生物相容性良好，生物活性主要表现为植入体内后能够在表面形成磷酸钙层，并与宿主骨形成骨整合，具有促进骨缺损再生修复的作用[32]。磷酸钙层主要是由生物玻璃与体液接触的表面释放出的钠离子、钙离子、磷酸根离子等，吸附在材料表面沉积形成的[33]。生物玻璃的溶出物能够促进成骨细胞分化成熟[34]；材料中的硅元素还有利于成骨细胞分泌Ⅰ型胶原蛋白，促进骨基质的形成，以及骨细胞的增殖和分化[35]。除了被用作骨修复材料，生物玻璃还在软组织修复、抗菌、创面护理等方面表现出良好作用[36-39]。生物玻璃的主要缺点表现在材料的力学强度不足、脆性较大、降解速率与新骨再生不匹配等，一定程度上限制了其临床应用[31]。

3.1.4　不可降解聚合物材料

　　进入 20 世纪以来，高分子科学迅速发展，具有各种特性的新型聚合物不断出现，为生物医用材料提供了大量选择。例如，发明于 1936 年的 PMMA，在 20 世纪 40 年代就被成功用于颅骨、关节和股骨的修复[40]，而以聚醚醚酮（polyetheretherketone，PEEK）为代表的聚芳醚酮（polyaryletherketones，PAEK）类高性能热塑性聚合物则具有更接近人体天然皮质骨的力学性能，在骨植入器械领域得到越来越多的青睐[41-44]。

目前临床常用的聚合物材料包括不可降解的 UHMWPE、PEEK、PMMA 等，以及这些高分子材料的衍生物等[45, 46]。聚合物材料的机械性能易于调节，机械加工性能良好，方便制成各种骨植入材料，如临床常见的 PEEK 椎间融合器、UHMWPE 髋臼、PMMA 骨水泥等。

医用聚合物材料经过几十年的发展已经获得了广泛的临床应用，然而这类材料还存在各方面不足。例如，UHMWPE 髋臼与金属股骨头摩擦产生磨屑，导致无菌炎症，引起植入物松动[33]；椎体成形 PMMA 骨水泥弹性模量相对于骨质疏松症患者的椎体骨过高，是椎体成形术后造成相邻椎体再骨折的主要因素之一[47]；PEEK 材料生物相容性和生物活性不足[48]；等等。因此，人们也在不断地通过各种方法对聚合物材料进行改性，以期其能够更好地为人类骨缺损的治疗服务[49-51]。

3.1.5 可降解聚合物材料

20 世纪 60～70 年代，具有一定强度的聚乳酸（polylactic acid，PLA）成功合成并应用于临床，为人类带来了具备降解特性的医用高分子材料，并极大推动了生物医用材料概念的飞跃。可降解聚合物具有可被人体代谢吸收，无需二次手术取出的优点，从而被用于制造骨钉、接骨板等骨植入物[52, 53]。

目前临床常用的聚合物材料包括可降解的 PLA、PLGA、PCL、聚羟基脂肪酸酯（polyhydroxyalkanoates，PHA）等，以及这些高分子材料的衍生物和复合材料等[54-56]。

经过几十年的发展，这些材料已经在骨科、口腔颌面外科、整形外科，以及心内科、普外科等领域获得了广泛的临床应用，然而这类材料还存在各方面不足。例如，PLA、PGA 的酸性降解产物不利于新骨生成，从而较少被用于骨缺损的填充和再生修复[57]；PLA 材料的内固定产品植入体内后因异物反应而导致植入物失效[58-60]；医用可降解聚合物材料的降解速率与新骨再生速率不匹配[61]；等等。同样，人们也在通过各种技术手段对可降解聚合物材料进行改性，以满足临床对骨修复材料越来越高的需求[54, 62]。

3.1.6 医用复合材料

根据各种材料的特点和临床骨缺损修复的需求，人们将不同材料进行复合，开发出多种医用复合材料。例如，将 PLA 与 HA 进行复合制备骨修复材料，通过改变两种成分的比例可以调节复合材料的降解速率，HA 有助于减轻 PLA 降解产物的酸性，同时 HA 作为动物骨组织的主要无机成分，有利于促进骨愈合[63-65]。

有研究和产品将 HA 与不可降解聚合物进行复合，以提高材料的机械性能，并改善复合材料表面的生物相容性。例如，将 HA 与 PEEK 进行复合，获得接近人体皮质骨的机械性能，并提高材料表面的生物相容性[66]；将 HA 与聚酰胺（polyamide，PA）进行复合以改善材料的生物相容性和体内组织结合能力[67]；将碳纤维添加到 PEEK 中，以增强材料的生物力学性能和耐磨性能[49]。

制备仿生复合材料一直是骨植入材料研究和产品开发的热点，也是一大难点。人体内生理环境复杂，骨骼的发育和生长是在众多因素共同作用的条件下进行的，包括酸碱度、温度、离子浓度、模板分子等[68, 69]，并有成骨细胞、破骨细胞及其他多种细胞的直接和间接参与。因此，对天然骨的仿生构建必将是一个漫长并分阶段逐渐推进的研发过程。通过将 HA 和胶原（collagen，Col）进行混合，人们制备出在成分上与天然骨相似的 HA/Col 复合材料[70-72]。该材料在体内可被降解吸收，并参与骨缺损愈合和重建的生理过程，具有较好的骨修复效果[70]。然而，物理共混的 HA/Col 复合材料在临床使用时存在力学强度差、遇血易溃散等不足，有待改善。

3.2 仿生矿化胶原骨修复材料

3.2.1 仿生矿化胶原骨修复材料的制备

通过仿生矿化制备的矿化胶原纤维，是国际上多家实验室长期企求的骨移植材料，因为其组成、结构和性能与天然骨相似，有很好的生物活性和生物降解性。对胶原/HA 的结构、性质、合成机制、应用等方面已有很多文献报道[73-76]，但尚未见报道体外做出人骨的矿化胶原纤维结构，因为其组装机制还不是很清楚。现在已经知道，胶原与 HA 之间并不是简单的机械混合，在胶原与 HA 之间存在—COO$\cdots$Ca 的配位作用[77]。Ca^{2+} 与胶原分子结合，使胶原分子变粗、变短，当

Ca^{2+}浓度达到 1.0mol/L 时，中性溶液中的胶原将不能组装成纤维。这说明在胶原/HA 的形成过程中，Ca^{2+}是有机相和无机相连接的作用位点。清华大学崔福斋教授课题组通过红外光谱研究表明，胶原上的羧基和羰基是 HA 生物矿化的两类成核位点[78]。两类基团上的氧原子与溶液中的 Ca^{2+}配位，成为异相成核的核心，然后晶体成核长大，全部或部分包裹了成核位点的羰基和羧基，从而导致酰胺Ⅰ、Ⅱ和Ⅲ带红外吸收峰强度降低，并使酰胺Ⅰ带发生红移。崔福斋教授课题组使用分子模拟的方法，结合传统晶体生长理论和生物矿化基础理论，对于胶原/钙磷盐共沉淀矿化体系进行了理论研究模型的构建，研究了胶原纤维在矿化过程中的成核位点和晶体生长的有机模板作用[79]。结果表明，在胶原矿化初期，胶原微纤维在溶液中会吸附钙离子诱导矿化，造成钙离子在胶原微纤维表面的富集，同时这些钙离子存在大量与 HA 类似的结构状态，其 HA 晶体 c 轴与胶原纤维长轴平行。这些结果证明了胶原纤维表面羧基的成核位点作用，以及胶原对于 HA 晶体生成和择优取向的调制作用。但随后的成核长大过程的细节尚不很清楚。如晶核尺寸多大时由非晶转为晶体，或直接长出磷灰石纳米晶。

生物矿化研究中，都把注意力放在有机分子对无机晶体的成核长大的调制作用上。事实上生物矿化是其两者相互作用。但很少有研究发现在生物矿化中无机晶体成核长大的同时有机大分子的构象发生变化。2008 年，崔福斋教授课题组用圆二色谱得出，矿化胶原中胶原 α 螺旋的螺距发生了显著的变化[80]。但目前的数据尚难以给出定量的描述。

3.2.2 仿生矿化胶原骨修复材料的表征

1. 透射电镜

2003 年，崔福斋教授课题组在体外合成人骨中矿化胶原纤维研究领域取得突破，找到了人骨中矿化胶原纤维自组装的条件，即提供合适的溶液 pH、温度、离子浓度环境，通过胶原磷酸钙自组装来制备人骨中矿化胶原纤维[81]。崔福斋教授课题组设计和制备了矿化胶原纳米纤维的分级自组装。图 3.1 是矿化胶原纤维分级自组装示意图。不同放大倍数的透射电镜（TEM）观察结果证实了复合物含有多个层次的分级结构。从图 3.2 TEM 照片可以看出，复合物是由长度超过 1μm 互相缠绕组装的胶原纤维组成的。每一根胶原纤维由一层羟基磷灰石纳米晶体所包围，羟基磷灰石纳米晶体生长在胶原纤维的表面。电子衍射分析表明，在所观察到的矿化胶原纤维样品中，羟基磷灰石的晶体学 c 轴择优排列，平行于胶原纤维的长轴。为了直接研究新形成的晶体与胶原纤维的关系，崔福斋教授课题组还做了在晶格点阵水平上的高分辨透射电镜（HR-TEM）分析。对平行排列的矿化胶原纤维的 HR-TEM 分析表明，不仅在胶原的两侧区域，而且在胶原纤维的中间区域都发现有晶体的晶格，在胶原纤维表面的电子密度比在中间区域的高。这些结果表明，羟基磷灰石晶体生长在胶原的表面，包围着纤维。羟基磷灰石晶粒的大小为 2～4nm。对在 HR-TEM 照片中分布在胶原表面的羟基磷灰石晶体的晶格进行测量和计算表明，晶面间距为 0.27nm 对应于磷灰石的（300）晶面，晶面间距为 0.26nm 对应于（202）晶面，测量得到它们之间的夹角为 49.8°，而在合成的羟基磷灰石晶体中，计算得到的夹角是 51.8°。羟基磷灰石晶体归于 [010] 带轴。因此，羟基磷灰石的 c 轴择优平行于胶原纤维方向排列。这些结果与电子衍射的结果一致。扫描电镜结果则表明，相邻的矿化胶原纤维以它们的长轴方向相互平行排列形成了矿化的胶原纤维束。

2. 扫描电镜

矿化胶原纤维的三维网状结构中羟基磷灰石晶体覆盖在胶原纤维的表面。图 3.3 是矿化胶原纤维的扫描电镜照片。矿化胶原纤维以它们的长轴方向相互平行排列，

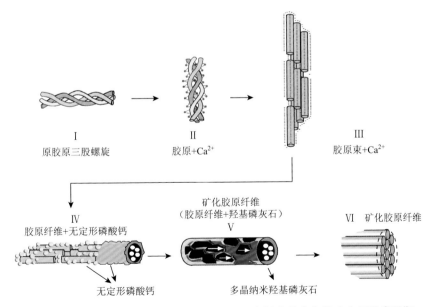

图 3.1 矿化胶原纤维分级自组装示意图（图中 V 中的白色箭头表示纳米晶羟基磷灰石 c 轴方向）

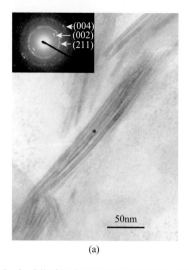
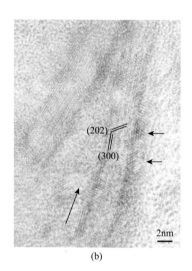

(a)

(b)

图 3.2 （a）矿化胶原纤维的透射电镜图，图中的星号是选区的中心，衍射区域的直径大约是 **200nm**，插图是对矿化胶原纤维作选区电子衍射；（b）矿化胶原纤维的高分辨透射电镜图，长箭头指出胶原纤维的长轴方向，两个短箭头指向两个羟基磷灰石纳米晶体[81]

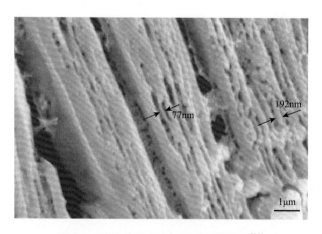

图 3.3 矿化胶原纤维的扫描电镜照片[82]

直径范围是 77～192nm。羟基磷灰石晶体在胶原纤维的表面聚集，所观察到的实验现象与透射电镜的结果一致。

3. 晶体学结构

对磷酸钙的晶体学结构分别做了红外光谱与 X 射线衍射研究。图 3.4 是矿化胶原纤维的 X 射线衍射谱图与商业购买的具有良好结晶度的羟基磷灰石粉末的 X

射线衍射谱图。由图中可以判断出矿化胶原纤维的无机相是羟基磷灰石，并且没有观察到其他磷酸钙晶体的衍射峰。X 射线衍射的结果与前面提到的电子衍射的结果是一致的。各个衍射峰的强度与纯羟基磷灰石的衍射峰强度对应成比例。这表明在 X 射线衍射的实验中所使用的矿化胶原纤维粉末样品中的矿物是随机取向的，没有织构。

矿化胶原纤维、在与胶原矿化相同的实验条件下没有胶原的情况下沉积的磷酸钙晶体，以及重构胶原纤维三个样品的红外光谱如图 3.5 所示。矿化胶原纤维的红外光谱是由胶原纤维与磷酸钙晶体红外光谱叠加而成的。矿化胶原纤维与磷酸钙晶体都具有羟基磷灰石晶体中典型的磷酸根离子振动峰。磷酸根离子振动峰的位置统计在表 3.1 中。从表中可以看到，在矿化胶原纤维中的磷酸根离子的峰位置与磷酸钙晶体几乎相同，但是与纯羟基磷灰石有一些差别。在磷酸钙晶体和矿化胶原纤维的红外光谱上都发现 $1417cm^{-1}$ 和 $870cm^{-1}$ 处碳酸根离子的弱峰。矿化胶原纤维中的晶体含有碳酸根离子是合理的[83]，因为在矿物沉积的过程中，空气中的二氧化碳有可能结合到溶液中。

在重构胶原纤维中，于 $1657cm^{-1}$ 处观察到的酰胺 I 带主要归属于 C=O 的伸缩振动。在矿化胶原纤维的谱图上，酰胺 I 带移动到 $1651cm^{-1}$ 处。酰胺 I 带峰的红移表明，在肽链中 C=O 键的强度被削弱了，因为钙离子与 C=O 键之间形成

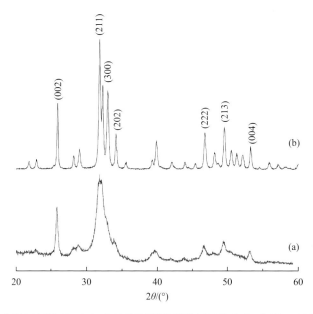

图 3.4　矿化胶原纤维（a）与商业购买的羟基磷灰石粉末（b）的 X 射线衍射谱图

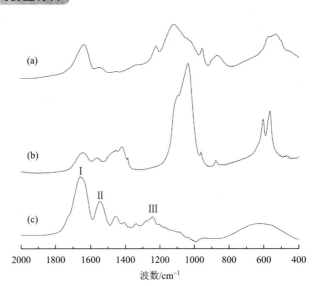

图 3.5　矿化胶原纤维（a）、磷酸钙晶体（b）与重构胶原纤维（c）红外光谱[81]

表 3.1　磷酸钙晶体、矿化胶原纤维的红外光谱中磷酸根离子峰位与
文献中羟基磷灰石比较（单位：cm^{-1}）

磷酸钙晶体	矿化胶原纤维	羟基磷灰石[84]	振动类型
562	568	571	v_4
601		602	v_4
		632	平移模式
961	950	962	v_1
1031	1029	1050	v_3
1089	1113	1089	v_3

注：v_1、v_3、v_4 表示不同细分种类的伸缩振动类型。

了新的配位键。这个结果表明，胶原分子表面的羧基是磷酸钙的成核位点。在矿化胶原纤维中，酰胺Ⅰ带、Ⅱ带和Ⅲ带峰的强度急剧减小，酰胺Ⅱ带和Ⅲ带峰几乎消失。磷酸钙晶体在胶原纤维的表面生长，完全或者部分包覆了这些成核位点的基团，这就导致酰胺Ⅰ带、Ⅱ带和Ⅲ带峰强度的降低。

3.2.3　仿生矿化胶原骨修复材料引导骨再生修复的动物实验评价

动物实验的目的，就是通过对动物本身生命现象的研究，进而推用到人类，探索人类的生命奥秘，控制人类的疾病和衰老，延长人类的寿命。随着医学生物科学的突飞猛进发展，认识到公害问题不仅已成为粮食短缺、人口剧增、老龄化等的重大社会问题，还涉及如产业公害、食品公害、药品毒性等，均直接影响人体健康，对这些问题的研究，最终必然要通过动物实验（包括动物疾病模型的开发等）来解决。因此，实验动物科学，特别是实验动物的重要性越来越被人们所认识，它已被认为是人类追求幸福生活的支柱，故实验动物科学又被称为生命科学。先进国家对实验动物科学的发展均给予高度的重视，其投入的经济物资和技术力量，几乎可同发展原子能科学相提并论，其重要意义可想而知。在成功构建出仿生矿化胶原人工骨材料的基础上，崔福斋教授团队对这一材料的成骨活性和骨修复效果展开了广泛深入的研究。

1. 兔桡骨节段性骨缺损修复[82]

1) 实验目的和方法

本研究旨在探索矿化胶原材料修复节段性骨缺损的愈合效果。

实验将新西兰兔 12 只（体重 2.5～3kg），在桡骨上制造 15mm 骨与骨膜节段性缺损。将实验动物随机分为 2 组，实验组植入矿化胶原材料（体积：15mm×5mm×5mm），对照组不植入任何材料。分别于术后 4 周、8 周、12 周处死动物取材。

3%戊巴比妥钠肌肉注射麻醉，常规脱毛、固定、消毒、铺单，取右侧前肢前外侧切口，依次切开皮肤、皮下、深筋膜，沿肌间隙分离并显露桡骨。于桡骨中上段 1/3 处用手持牙科打磨机截断，造成 15mm 骨与骨膜节段性缺损，逐层缝合不进行固定，置于相同条件下饲养。

效果观察：

（1）大体观察：观察术后动物饮食、活动及伤口愈合情况。取材后观察缺损部位的变化，脱钙后纵向剖开观察内部结构改变。

（2）影像学检查：术后 4 周、8 周、12 周在麻醉下拍摄前肢正位片，条件为 55kV、50mA、0.2s，观察各组动物骨修复情况。

（3）组织切片及苏木精-伊红染色（H&E），观察新骨的形成。

2) 实验结果

所有动物伤口愈合良好，无一例感染或积液。空白对照组 12 周内骨缺损未修复，纵剖面可见材料形态较为完整，与骨折端分界清晰，组织切片可见大量纤维结缔组织填充孔隙；而矿化胶原组植入 4 周双侧骨皮质达到连接，纵剖面见材料形态保持，12周后材料内部有较多的新骨形成，材料轮廓逐渐崩散，组织切片显示植入 4 周后材料边缘既有初步的骨连接，材料内部新生骨小梁随着时间的推移而增加。

图 3.6 是植入材料后 12 周的 X 线片结果，可见实验组和空白对照组骨愈合的差别对比明显，实验组的桡骨节段性缺损基本得到重建，而空白对照组的骨缺损几乎没有愈合的迹象。

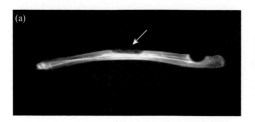 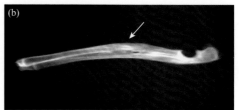

图 3.6　植入材料后 12 周 X 线片观察[82]

（a）空白对照组；（b）实验组

图 3.7 是兔桡骨缺损修复实验中矿化胶原材料参与骨缺损重建的组织切片观察。图 3.7（a）中可以看见新生的骨小梁进入材料中间，而多孔材料中细胞聚集，在骨小梁的表面有连续的成骨细胞；从图 3.7（b）可知 12 周时骨组织已经基本代替了材料，髓腔已通，有更多的新生骨小梁对材料进行分割和取代。

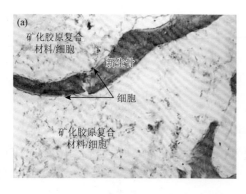 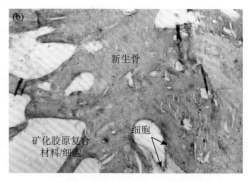

图 3.7　兔桡骨缺损修复实验中矿化胶原材料参与骨缺损重建的组织切片观察图[82]

（a）植入 8 周；（b）植入 12 周

3）讨论

据观察，根据植入部位的不同，材料在动物体内的降解时间为 3～6 个月，与新骨生长并实现骨愈合的时间吻合，矿化胶原人工骨能够有效引导骨组织再生，很好地修复大段骨缺损。兔桡骨缺损修复实验中矿化胶原材料在骨缺损部位降解并被爬行替代，以及骨组织再生的过程，材料始终与骨小梁接触，逐步实现自体化。该组织切片结果表明，矿化胶原材料在体内的降解过程是被破骨细胞吞噬、成骨细胞爬行替代的被动降解，参与到骨的重塑过程中[85]。

4）结论

矿化胶原材料的降解过程是被新生骨组织爬行替代的过程，具有骨传导性、骨诱导性，可修复节段性骨缺损，且修复效果良好。

2. 羊颅骨缺损修复[86]

1）实验目的和方法

本研究旨在通过大动物实验，考察矿化胶原材料对发育期动物颅骨大面积缺损修复的效果。

在一个月大羊颅骨的人字缝位置建立直径 30mm 缺损，分别采用矿化胶原材料和钛网进行修复，空白组不植入任何材料，通过肉眼观察、组织切片等对比评价材料的颅骨再生修复能力。实验按植入材料的不同分为钛网组、矿化胶原组和空白对照组。

在全身麻醉下注射 3%的戊巴比妥钠（30mg/kg），将绵羊颅顶部羊毛剃光，并将其切开，将骨膜部分切除，露出颅骨。由骨钻和龙骨钳钻孔，制造 30mm 直径的圆形缺损，保持硬脑膜完整。经各组植入后，伤口缝合。手术后，每天给绵羊注射 160 万 IU 盘尼西林，为期 5 天。植入材料情况和羊术后愈合情况如图 3.8 所示。

实验观察：

（1）大体观察：观察动物植入材料后身体状况及精神状况。

（2）影像学观察：术后 3 个月进行动物三维重建。

（3）组织学观察：术后 3 个月采集植入物和原始颅骨标本进行组织学评价。

2）实验结果

A. 大体观察

术后羊一直保持好的身体和精神状态，快速生长，如图 3.8 所示。

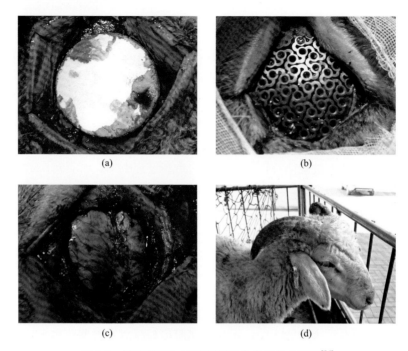

(a)　　　　　　　　　　　(b)

(c)　　　　　　　　　　　(d)

图 3.8　羊颅骨植入材料情况和羊术后愈合情况[86]

（a）矿化胶原组；（b）钛网组；（c）空白对照组；（d）羊术后 3 个月恢复情况

B. 影像学观察

术后 3 个月，CT 影像显示，所有实验羊的颅骨周长显著增加，表明羊的快速生长。如图 3.9 所示，从 CT 影像及其三维重建结果可以明显观察到，空白对照组骨缺损没有任何愈合，矿化胶原组生成大量新骨，相比之下，钛网组骨缺损明显，并有明显的致畸，如图 3.10 所示。

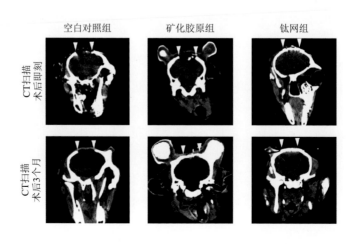

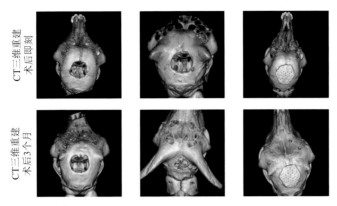

图 3.9　术后 3 个月 CT 影像和 CT 三维重建结果[87]

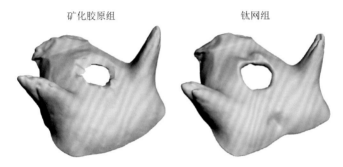

矿化胶原组　　　　　　　　钛网组

图 3.10　术后 3 个月 CT 三维重建结果显示钛网相对于矿化胶原材料对颅骨有明显的致畸作用[86]

C. 组织学观察

术后 3 个月对矿化胶原组的颅骨标本进行了组织学观察，Masson 三色和 H&E 染色组织学图像证实了 CT 影像中观察到的缺陷部位的骨修复。如图 3.11 所示，

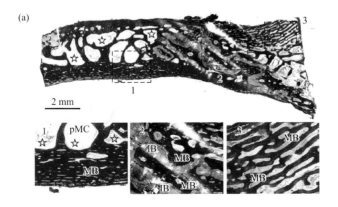

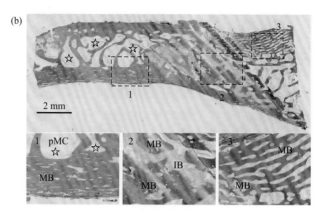

图 3.11　组织学观察结果[86]

(a) Masson 三色染色；（b）H&E 染色
pMC：多孔矿化胶原；MB：成熟骨；IB：未成熟的新生骨

新骨渗透到矿化胶原中，使矿化胶原在其生物降解过程中分解成碎片。染红的组织显示成熟骨（MB），而组织染蓝色代表未成熟的新生骨（IB）。

3）讨论

颅骨重建对婴儿和儿童来说仍然是一个巨大的挑战，他们的颅骨正在快速生长。由于目前的颅骨成形术将限制颅面骨骼的生长发育，从而导致颅骨变形的风险，对于正在发展中的颅骨的手术时机仍然存在广泛的争议。在我们的研究中，一个月大的绵羊首次被应用于生长的颅骨模型。CT 图像清晰地显示羊头骨在六个月内的快速生长钛网组颅骨上有两个明显的突起，因为钛网的力学性能比头骨要高得多，造成了畸变。相反，矿化胶原材料并没有引起任何变形，且修复效果良好。

4）结论

矿化胶原材料能够很好地引导颅骨再生，修复颅骨缺损效果明显；同时避免了钛网等金属材料可能导致的颅骨畸形风险。

3. 矿化胶原膜诱导早期膜下成骨的小型猪实验研究[88]

1）实验目的和方法

探讨新型复合矿化胶原膜作为 GBR（引导骨再生）屏障膜在动物体内植入后，诱导早期膜下成骨的能力。

选取小型巴马猪双侧下颌骨，分别于下颌骨骨体处用牙科裂钻制备 8mm×

8mm 全层骨缺损 3 个，分别应用矿化胶原膜覆盖、Bio-Gide 覆盖、无覆盖膜骨缺损区。术后 1 个月处死动物，在处死前 1、2 周分别肌肉注射四环素溶液与二甲酚橙溶液。固定样本后，制备硬组织切片。分别在荧光显微镜及光学显微镜下（甲苯胺蓝、亚甲基蓝-酸性品红染色）观测膜的降解程度及膜下新骨生成能力，评价材料膜下骨形成量和骨成熟程度。实验分为 3 组，实验动物 3 只，分别为植入矿化胶原膜、Bio-Gide 及未植入任何材料的空白对照组。

在小型巴马猪双侧下颌骨外侧沿咬肌前缘、下颌下缘上 5mm，平行下颌骨下缘切开皮肤，深达皮下，长度 5～6mm，钝性分离肌肉和骨膜至骨面，去除骨膜，充分暴露术野。0.9%生理盐水冷却下用裂钻制备 3 个并列排列的 8mm×8mm 全层骨缺损模型，注意保护周围血管、神经和肌肉。将骨填充材料与血液混合后植入骨缺损区。前 2 个骨缺损区分别用矿化胶原膜、Bio-Gide 覆盖，钛膜钉固位；最后 1 个骨缺损区无膜覆盖。分层缝合关闭切口。

实验观察：

（1）大体观察：观察植入材料部位是否发生感染红肿现象，动物身体及精神状况，材料降解情况。

（2）组织学观察：①荧光分析；②甲苯胺蓝染色；③亚甲基蓝-酸性品红染色。

2）实验结果

A. 大体观察

术后 4 周大体观察，无感染，矿化胶原膜组与 Bio-Gide 组均无降解，局部无炎症反应。

B. 组织学观察

（1）荧光分析：图 3.12 为 GBR 手术后 4 周时硬组织切片的荧光图像。图中橙色条带为二甲酚橙受激发后形成，表示在动物处死前 2 周骨的位置；绿色条带为四环素受激发形成，表示在动物处死前 1 周的骨位置，两条带之间为处死前 2 周与处死前 1 周之间形成的新生骨。图中在矿化胶原膜组与 Bio-Gide 组中均出现明显的膜下成骨，而无膜覆盖组可见新生骨组织杂乱无章、骨小梁结构杂乱、有明显的纤维结缔组织长入。矿化胶原膜组荧光强度强于 Bio-Gide 组及无膜覆盖组；无膜覆盖组橙色荧光弱，在 100 倍下几乎不可见，说明在处死前 2 周时无膜覆盖组成骨能力非常弱。另外，尽管 Bio-Gide 组荧光强度明显弱于矿化胶原膜组，但新骨形成厚度明显大于矿化胶原膜组，呈明显的骨小梁网状结构。

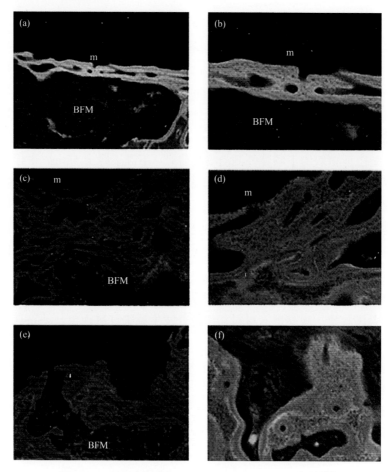

图 3.12 GBR 手术后 4 周时硬组织切片的荧光图像[88]

（a，b）矿化胶原膜组；（c，d）Bio-Gide 组；（e，f）无膜覆盖组；（a，c，e）×40；（b，d，f）×100
（m：屏障膜；BFM：骨填充材料）

（2）甲苯胺蓝染色：甲苯胺蓝染色是非常适合观察骨组织的染色方式，尤其在观察骨矿化程度、区分新骨和旧骨方面十分明显。图 3.13 为 GBR 手术后 4 周时硬组织切片的甲苯胺蓝染色图像。在矿化胶原膜组与 Bio-Gide 组中均可见明显的屏障材料膜下成骨。图 3.13（a）、（c）中清楚可见旧骨（宿主骨、灰色）及新生骨（深蓝色），新生骨在屏障膜下、从缺损区边缘向骨缺损区内生长；骨填充材料填充在缺损区内，新生骨未完全填充骨缺损区；Bio-Gide 组新生骨的量及厚度明显多于矿化胶原膜组的新生骨量，但两组新生骨的矿化程度接近。图 3.13（b）和（d）可见清晰的骨小梁结构、成骨细胞及原始的血管结构，在骨小梁中可见尚未完全吸收的骨填充材料。无膜覆盖组可见新生骨组织杂乱无章、骨小梁结构杂乱、有明显的纤维结缔组织长入［图 3.13（e）和（f）］，无矿化胶原膜组与 Bio-Gide 组的膜下成骨。新生骨矿化程度良好，但新生骨内无类似血管结构，成骨细胞杂乱无章。

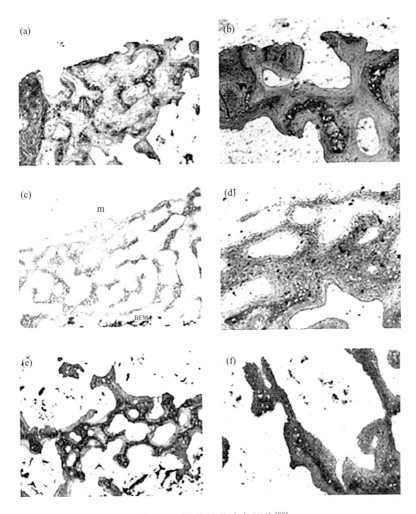

图 3.13　甲苯胺蓝染色图像[88]

（a，b）矿化胶原膜组；（c，d）Bio-Gide 组；（e，f）无膜覆盖组；（a，c，e）×40；（b，d，f）×100
（m：屏障膜；BFM：骨填充材料）

（3）亚甲基蓝-酸性品红染色：亚甲基蓝-酸性品红染色对成骨细胞及细胞核、类骨质显示清晰，成骨细胞为深蓝色，显示较清晰；类骨质为蓝绿色；骨组织为紫色；胶原、肌肉为蓝色；骨组织不同矿化阶段对比不明显。图 3.14 为 GBR 手术后 4 周时硬组织切片的亚甲基蓝-酸性品红染色。图中显示在矿化胶原膜组与 Bio-Gide 组中均可见明显的屏障材料膜下成骨。图 3.14（a）、（c）中可见旧骨（宿主骨、深紫色）及新生骨（紫色），新生骨在屏障膜下、从缺损区边缘向骨缺损区内生长；骨填充材料填充在缺损区内，新生骨未完全填充骨缺损；Bio-Gide 组新生骨的量及厚度明显多于矿化胶原膜组的新生骨量；未见明显的类骨质。图 3.14（d）可见清晰的骨小梁结构、深蓝色成骨细胞沿骨小梁成排排列及原始的血管结构（图中箭头显示）；在骨小梁中可见尚未完全吸收的骨填充材料。无膜覆盖组清

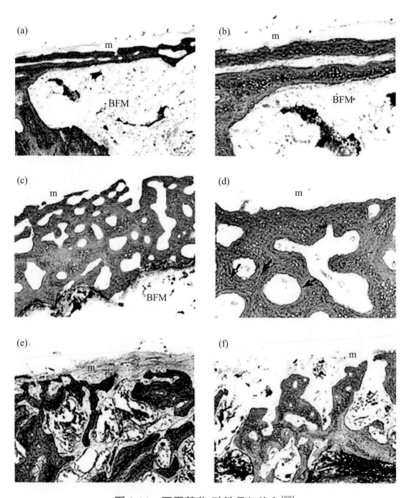

图 3.14　亚甲基蓝-酸性品红染色[88]

（a，b）矿化胶原膜组；（c，d）Bio-Gide 组；（e，f）无膜覆盖组；（a，c，e）×40；
（b，d，f）×100（m：屏障膜；BFM：骨填充材料）

楚可见纤维结缔组织长入骨缺损腔，分离新生骨组织；新生骨杂乱无章、骨小梁结构杂乱［图 3.14（e）和（f）］。无矿化胶原膜组与 Bio-Gide 组的膜下成骨。新生骨内无类似血管结构，成骨细胞排列杂乱无章。

3）讨论

本实验采用的矿化胶原膜由 I 型胶原和矿化 I 型胶原（I 型胶原∶矿化 I 型胶原 = 9∶1，质量比）组成。其中 I 型胶原由自提取胶原溶解获得，矿化 I 型胶原由羟基磷灰石和 I 型胶原组成，与自体骨成分相一致。通过调控矿化的过程，羟基磷灰石在 I 型胶原上有序排列，从而制备出矿化胶原颗粒材料。将 I 型胶原和羟基磷灰石有效结合，既保留了胶原膜优良的生物相容性，又可以获得羟基磷灰石良好的成骨诱导能力，并可以增强膜的机械强度［湿态（生理盐水润湿）抗缝线拉张强度≥10N］，具备良好的保持空隙空间的能力，降低膜的降解速率；通过技术调整，可制备成面向骨缺损侧的多孔状模拟松质骨的结构；通过控制膜的孔隙率，制备有利于新骨长入的孔隙大小。本实验以 Bio-Gide 作为对照组，将矿化胶原膜植入动物体内，应用钛钉进行坚固固位，通过大体观察、荧光检测及染色检测评估矿化胶原膜的膜下成骨能力。

荧光、甲苯胺蓝染色和亚甲基蓝-酸性品红染色的实验结果显示：在矿化胶原膜组与 Bio-Gide 组中均可见明显的屏障膜膜下成骨，新生骨未完全填充骨缺损区；矿化胶原膜的新生骨量少于 Bio-Gide 组，而无膜覆盖组可见新生骨组织杂乱无章、骨小梁结构杂乱、有明显的纤维结缔组织长入。

4）结论

综合以上实验结果表明矿化胶原膜在体内植入 4 周时无降解，具备良好的生物相容性、良好的骨传导及膜下成骨能力，但新生骨的骨诱导量不及 Bio-Gide 组，说明需要进一步改善矿化胶原膜的制作工艺以增强骨诱导作用，以获得更好的临床效果。

3.2.4　仿生矿化胶原骨修复材料产品及其临床应用

仿生矿化胶原的成分和微观结构都接近自体骨的人工骨材料，在基础研究和动物实验中展现出良好的骨传导能力，以及与新骨再生匹配的降解性能。近年来，以矿化胶原材料为主要成分的骨植入材料医疗器械也陆续获得中国国家药品监督管理局（National Medical Products Administration，NMPA）、美国食品药品监督管理局（Food and Drug Administration，FDA）等的批准，被用于骨科、口腔科、神经外科等领域骨缺损的填充和引导骨再生修复[89]。以下是应用矿化胶原人工骨修复材料的一些临床典型病例。

1. 矿化胶原在颈椎椎间植骨融合的应用[87]

北京中医药大学东直门医院对矿化胶原人工骨用于颈椎前路植骨融合的临床应用进行了临床研究和病例随访。研究表明颈椎前路减压融合术中应用矿化胶原人工骨临床效果接近自体骨移植，避免了取髂骨的各种并发症，缩短了手术时间，矿化胶原人工骨是一种较为理想的颈椎前路手术植骨材料。

典型病例：女性患者，42 岁，因颈肩部疼痛 4 年、渐进性四肢麻木无力 3 个月入院。入院诊断：颈椎病（脊髓型）。入院后行颈椎前路减压植骨融合、前路钉板内固定术。术中 C6/7 间隙填充矿化胶原植骨材料填充的融合器，C5/6 间隙单纯植入块状矿化胶原材料，辅以 C5-7 前路钛板。手术顺利。

术前及术后 14 周复查 X 线片结果如图 3.15 所示。从图 3.15 可见，术前 X 线片显示颈椎生理曲度消失，C5/6、C6/7 间隙高度降低 [图 3.15（a）]，MRI 显示 C5/6 和 C6/7 间盘突出压迫脊髓 [图 3.15（b）]。术后 1 周 X 线侧位片 [图 3.15（c）] 显示 C5/6 植入矿化胶原人工骨材料（低密度），C6/7 植入椎间融合器（融合器内填入仿生矿化胶原人工骨）。术后 14 周 X 线侧位片 [图 3.15（d）] 显示 C5/6 和 C6/7 已骨性融合[87]。

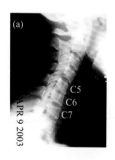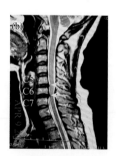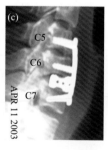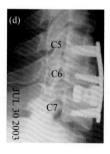

图 3.15　术前及术后 14 周复查影像结果[87]

（a）术前 X 线片；（b）术前 MRI；（c）术后 1 周 X 线片；（d）术后 14 周 X 线片
C5：颈 5 节段；C6：颈 6 节段；C7：颈 7 节段

2. 矿化胶原在横突间植骨融合的应用

腰椎横突间融合[90]

典型病例：女性患者，45 岁，因腰部疼痛伴双下肢放射性麻木疼痛 6 个月、加重 1 个月入院。诊断：腰椎管狭窄症（L4-S1），腰椎间盘突出症（L4-S1）。入院后行 L4-S1 椎板切除减压，髓核探查摘除，椎弓根钉内固定，L4-S1 横突间植骨融合术。术中右侧横突间植入自体骨颗粒及矿化胶原人工骨颗粒。

术后 X 线检查结果如图 3.16 所示。从图 3.16 结果可知，术后 6 个月时，右侧植骨部位已达骨性融合，左侧也接近骨性融合，患者症状完全消失，恢复正常的生活和工作[91]。

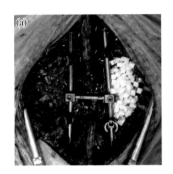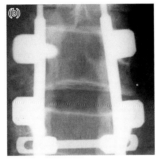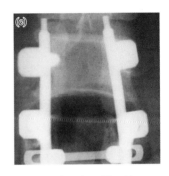

图 3.16　（a）在 L4-S1 横突间右侧和左侧分别植入自体骨颗粒和矿化胶原人工骨颗粒；
（b）术后 2 周 X 线片；（c）术后 6 个月 X 线片[91]

3. 矿化胶原在椎体爆裂性骨折骨缺损的应用[92]

典型病例：男性患者，49 岁，因下腰背疼痛伴坐立、行走困难一周入院。诊断：椎体肿瘤，椎体病理性骨折（L3）。入院后行腰 3 椎体病理性骨折后路病灶清理、后路钛合金钉棒系统内固定、经椎弓根漏斗植骨术。术中经 L3 椎弓根植入自体骨 1.5cm³ 和矿化胶原人工骨混合颗粒。

术前病变椎体 CT 检查如图 3.17 所示。可见 L3 椎体几乎完全被破坏，整个椎体形成"空洞样"改变，上下终板可见骨折线。

术后 3 个月 CT 检查如图 3.18 所示。可见 L2-L4 椎弓根钉棒内固定牢固，L3 椎体高度无明显丢失，植骨颗粒影模糊，无明显间隙，骨化影较明显。

术后 18 个月的随访结果如图 3.19 所示。可见 L3 椎体内空腔已被新生松质骨完全填充，皮质骨连续无嵌插；椎体及间隙高度无丢失，椎间孔无狭窄。患者临床治愈[92]。

4. 矿化胶原在四肢骨折骨缺损修复的应用

1）左肱骨粉碎性骨折[93]

上海华山医院静安分院于 2012～2015 年对矿化胶原人工骨材料在治疗老年

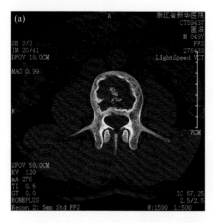
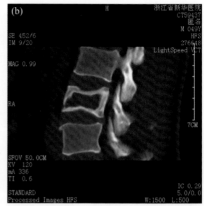

图 3.17　术前病变椎体 CT 检查[92]

（a）水平面 CT；（b）矢状面 CT

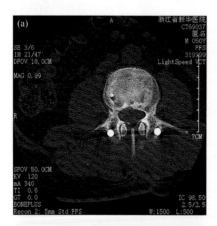
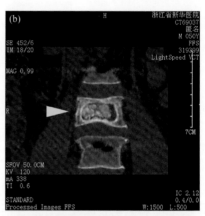
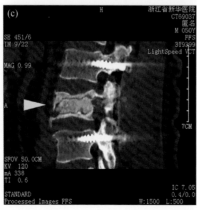
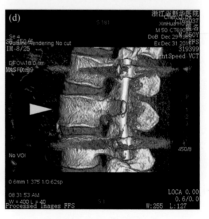

图 3.18　术后 3 个月 CT 检查[92]

（a）水平面 CT；（b）冠状面 CT；（c）矢状面 CT；（d）CT 三维重建

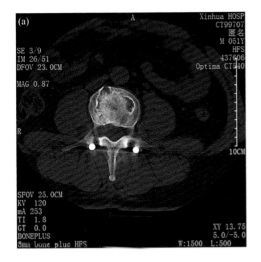
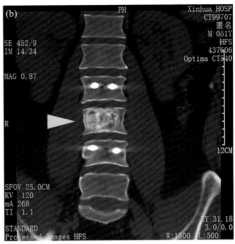
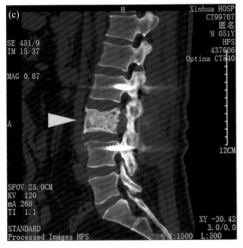
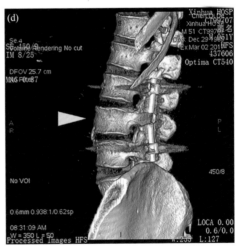

图 3.19　术后 18 个月 CT 检查[92]

（a）水平面 CT；（b）冠状面 CT；（c）矢状面 CT；（d）CT 三维重建

骨质疏松性肱骨近端骨折的临床应用方面进行了 80 例患者的分组临床观察和院外随访，结果表明，使用仿生矿化胶原人工骨作为植骨材料，结合锁定钢板等坚强内固定措施治疗老年性骨质疏松性肱骨近端骨折，术后通过 X 线片和临床表现进行观察，发现 40 例老年骨质疏松性肱骨近端骨折的愈合加速，骨移植材料在 12 周内被吸收。肩关节功能优于对照组，并发症发生率低于对照组[94]。

　　典型病例：女性患者，76 岁，因左肩部外伤后疼痛，肿胀，活动受限 1 天入院。查体：老年女性，神志清，被动体位。心肺及脊柱检查未见明显异常。左肩部明显肿胀，可见皮下青淤，左肩关节压痛明显，左肩关节各轴向活动受限，左桡动脉搏动有力，左手各指屈伸功能正常，无麻木及感觉障碍。X线显示：左肱骨粉碎性骨折（头下型）。入院诊断：左肱骨近端粉碎性骨折。入院后行左侧肱骨粉碎性骨折切开复位植骨内固定术。术中给予肱骨近端复位，在肱骨颈骨质缺损处注射矿化胶原人工骨泥3cm³填充，并在骨折表面覆盖矿化胶原人工骨膜。骨折近端尽可能多拧入松质骨螺钉，增加稳定性，远端拧入3枚锁定螺钉。

术前及术后随访期间X线片结果如图3.20所示。术前X线片可见肱骨外科颈粉碎性骨折。术后1周，骨折对位对线好，内固定位置满意。术后3个月X线可见骨折愈合良好，肱骨头无坏死[94]。

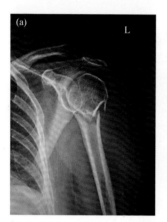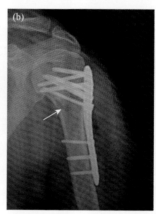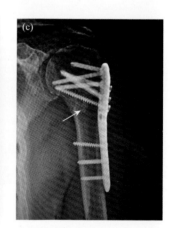

图3.20 术前、术后随访期间X线片结果[94]

（a）术前；（b）术后1周；（c）术后3个月

2）胫骨平台骨折

典型病例：女性患者，26岁，因右下肢外伤后疼痛、肿胀、活动受限1天入院。X线片显示：右胫骨平台粉碎性骨折。入院诊断：右胫骨平台粉碎性骨折。入院后行右胫骨平台粉碎性骨折切开复位植骨内固定术。术中植入矿化胶原人工骨中等强度骨块1cm³。

术前及术后随访期间X线片结果如图3.21所示。术后1天X线检查：右胫骨平台骨折块复位良好，力线正常。内固定牢固，植入骨块影模糊可见。术后10个月X线复查：右胫骨平台骨折线模糊，内固定牢固，植入骨块已被部分吸收并爬行替代，边缘因骨质吸收较之前略清晰。（病例来源：北京积水潭医院）

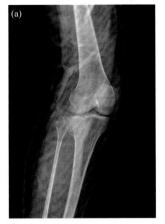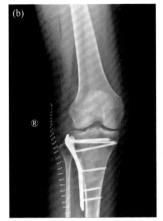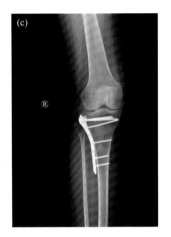

图 3.21　术前、术后随访期间的 X 线片结果

（a）术前；（b）术后 1 天；（c）术后 10 个月

3）跟骨骨折[90]

武汉协和医院和襄阳市中心医院联合对矿化胶原治疗跟骨骨折骨缺损进行了48 例临床观察和病例随访，结果表明，矿化胶原人工骨作为新型的骨移植替代材料，在跟骨骨折伴有关节内移位的情况下，其治疗愈合率与术后临床评分和自体骨移植的效果相当，说明在治疗该型骨折时，矿化胶原人工骨产品是一种很好的自体骨移植替代物[90]。

典型病例：女性患者，65 岁，右足跟部外伤后疼痛肿胀不敢站立 1 天入院。X 线片显示：右跟骨骨折。入院诊断：右跟骨骨折，骨质疏松症。入院后完善各项辅助检查，行右跟骨骨折复位、植骨内固定术，术中使用矿化胶原人工骨颗粒及人工骨泥共 3cm³ 混合植入跟骨骨折经撬拨复位后形成的空腔，并配合使用内固定。手术顺利。

术中照片如图 3.22 所示。术后 6 个月 X 线片结果如图 3.23 所示。

术后 6 个月跟骨 CT 三维重建显示跟骨骨折内固定牢固，跟骨骨质缺损处可见明显骨小梁结构，已被新生松质骨完全填充[90]。

4）外踝骨折

典型病例：美国女性患者，62 岁，因左外踝部外伤后疼痛肿胀不敢活动 1 天入院。查体：神志清，精神可，左小腿临时支具固定。心肺及脊柱检查未见明显异常。左小腿下段，左外踝部明显肿胀，压痛，可见大面积皮下青淤。左膝关节活动正常，左踝关节各轴向活动均受限，左足背动脉搏动有力，左各趾屈伸功能

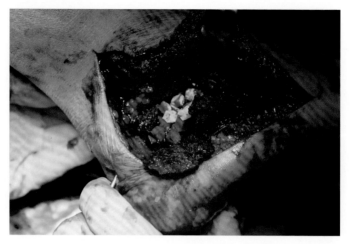

图 3.22　术中在跟骨骨折致骨缺损部位填充矿化胶原人工骨材料[90]

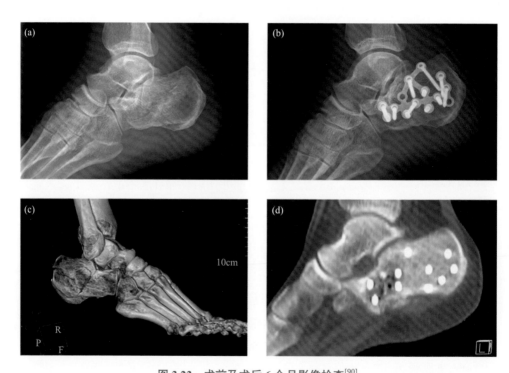

图 3.23　术前及术后 6 个月影像检查[90]

（a）术前 X 线片；（b）术后 6 个月 X 线片；（c）术前 CT 三维重建；（d）术后 6 个月 CT 检查

正常。余未见异常。X 线片显示：左腓骨远端粉碎性骨折，左胫骨远端可见撕脱骨块。入院诊断：左外踝骨折（旋后-外旋型）。入院后行左外踝骨折切开复位人工骨膜植骨钢板螺钉内固定术，在腓骨骨折外侧包绕矿化胶原人工骨膜并内固定。术后各项对症治疗。2 周后出院。

术中照片及术后 X 线复查结果如图 3.24 所示。术后 3 个月可见腓骨远端外侧内固定牢固，腓骨远端骨折线消失，已达骨性愈合。（病例来源：美国 Indiana Regional Medical Center）

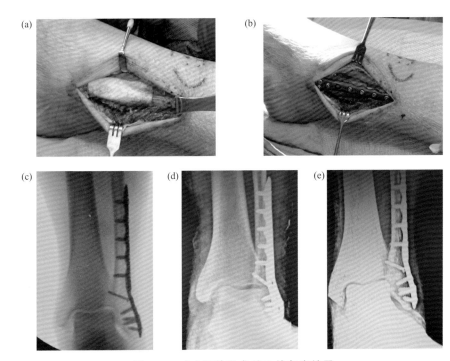

图 3.24　术中照片及术后 X 线复查结果

（a）术中在骨折断端放置矿化胶原人工骨膜；（b）放置内固定；（c）术后 1 周；（d）术后 1 个月；（e）术后 3 个月

5）扁平足

典型病例：美国男性患者，20 岁，因双足疼痛不适 6 年，加重伴行走及活动受限入院。入院诊断：扁平足（双）。入院后完善辅助检查，给予双侧扁平足足弓重建术，术中将足部多个小关节融合，在关节融合部位使用矿化胶原人工骨膜和矿化胶原人工骨泥配合关节融合器，骨泥填充并坚强内固定。手术顺利，术后给予 30 天外固定。

术前 X 线检查、术中照片及术后 X 线复查结果如图 3.25 所示。手术操作顺利，术后 6 个月 X 线片随访检查见关节融合效果明显。（病例来源：美国 Indiana Regional Medical Center）

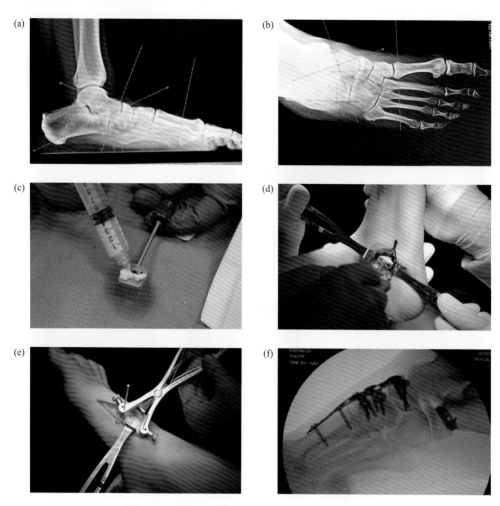

图 3.25　术前 X 检查、术中照片及术后 X 线复查

（a，b）术前 X 线检查见患者双侧足弓扁平，小关节狭窄；（c）术中制备小关节融合器配合矿化胶原人工骨泥；（d）植入小关节融合器；（e）局部覆盖人工骨膜；（f）术后 6 个月 X 线片随访

5. 矿化胶原在关节翻修中的植骨应用[95]

典型病例：女性患者，58 岁，因右髋关节置换术后 4 年，髋臼假体松动入院。X 线片显示：右侧骨性髋臼薄弱，髋臼骨折，可见骨折片突入盆腔。入院后完善各项辅助检查，给予右髋关节翻修、髋臼植骨术。术中右侧髋臼骨折部位打压植入矿化胶原人工骨颗粒补充髋臼丢失骨量，术后患者恢复顺利，4 周后出院。术后患者随访 3 年。

术前及随访期间 X 线检查结果如图 3.26 所示。结果表明，对于存在髋臼侧大量骨缺损的关节翻修病例，具有中等强度的矿化胶原人工骨材料由于其优良的性能，可以作为一种骨量填充解决方案应用于关节翻修手术[95]。

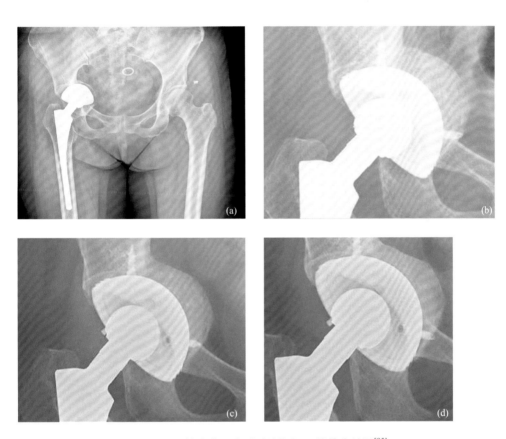

图 3.26　翻修术前及术后随访期间 X 线检查结果[95]

（a）术前 X 线片示髋臼处有骨缺损；（b）植入矿化胶原髋臼重建后 3 个月；（c）术后 6 个月随访 X 线片；
（d）术后 30 个月随访 X 线片示髋臼骨重塑

6. 矿化胶原在早期股骨头坏死中的应用

典型病例：男性患者，35 岁，左侧股骨头坏死（Steinberg Ⅰ 期），给予左侧股骨头坏死髓芯减压结合矿化胶原股骨头坏死重建棒复合同种异体骨植入术。

术前及术后随访期间 X 线检查结果如图 3.27 所示。术前见股骨头形态尚可，无塌陷，两侧髋关节无骨性关节炎表现 [图 3.27（a）]。术后 8 个月人工支撑架周围有骨痂形成 [图 3.27（b）]。术后 24 个月股骨头坏死区再骨化，股骨头坏死重建棒明显吸收、形态模糊 [图 3.27（c）] [93]。

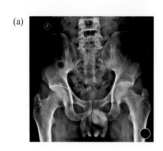
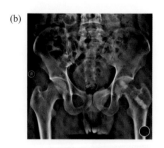
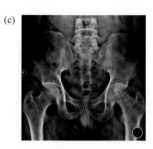

图 3.27　术前及术后随访期间 X 线检查结果[93]

（a）术前 X 线片；（b）术后 8 个月 X 线片；（c）术后 24 个月 X 线片

7. 矿化胶原在良性骨肿瘤刮除植骨治疗的应用

典型病例：男性患者，13 岁，因摔倒后右下肢疼痛 1 周入院。术前 X 线（图 3.28）显示右股骨远端前外侧可见 4cm×3cm 低密度扩张影，骨小梁结构紊乱，边缘可见明显皮质硬化带。入院诊断：右股骨非骨化性纤维瘤伴病理性骨折。入院后行右股骨非骨化性纤维瘤病灶清除、植骨内固定术。术中植入矿化胶原人工骨修复材料 6.5cm^3。

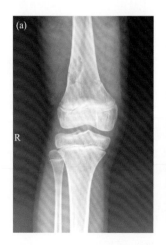
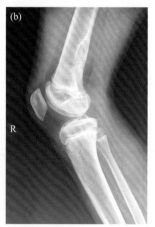

图 3.28　术前 X 线检查结果

（a）X 线正位片；（b）X 线侧位片

术后患者随访 1 年，在此期间 X 线检查结果如图 3.29 所示。术后即刻 X 线片显示：缺损处被人工骨材料完全填充 [图 3.29（a）和（b）]。术后 6 个月显示：骨肿瘤刮除后缺损处阴影明显减少，骨小梁再生良好，有连续皮质骨结构形成

[图 3.29（c）和（d）]。术后 9 个月显示：骨折已愈合，骨肿瘤刮除后缺损已被新生骨质填充，边缘模糊 [图 3.29（e）和（f）]。术后 12 个月显示：新生骨与正常骨无明显差异，内固定物造成的骨道也得到了良好愈合 [图 3.29（g）和（h）]。（来源：连云港市第二人民医院）

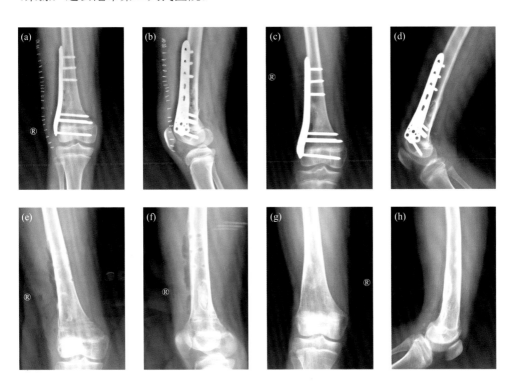

图 3.29　术后随访期间 X 线检查结果

（a）术后即刻 X 线正位片；（b）术后即刻 X 线侧位片；（c）术后 6 个月 X 线正位片；（d）术后 6 个月 X 线侧位片；
（e）术后 9 个月 X 线正位片；（f）术后 9 个月 X 线侧位片；（g）术后 12 个月 X 线正位片；
（h）术后 12 个月 X 线侧位片

8. 矿化胶原在椎体成形 PMMA 骨水泥改性中的应用

PMMA 骨水泥弹性模量相对于骨质疏松患者椎体骨组织太高，被认为是造成经皮椎体成形术（percutaneous vertebroplasty，PVP）和经皮椎体后凸成形术（percutaneous kyphoplasty，PKP）后相邻椎体二次骨折的主要原因之一[96, 97]。此外，PMMA 为生物惰性材料，无法与植入部位椎体骨组织形成骨整合，有造成骨水泥团块松动甚至滑脱的风险[98, 99]。因此，研究者们对 PMMA 骨水泥进行了大量改性研究，以期在保证其抗压强度的同时下调其弹性模量，并改善其生物相容性和骨整合能力[100-103]。然而，现有的诸多改性研究效果不佳，力学强度或可注射性往往未能达到设计要求[104-107]。经过大量研究，我们发现，一定粒径分布的矿化胶原颗粒按照特定比例与 PMMA 骨水泥进行混合，能够有效改善其弹性模量，并且在骨水泥表面分布大量矿化胶原，被宿主骨爬行替代并向骨水泥表面长入，赋予骨水泥材料良好的骨整合能力[47, 108]。

宁波大学医学院附属医院对矿化胶原改性 PMMA 骨水泥进行了长周期随访大样本量临床观察。临床研究结果表明，改性组（PMMA 骨水泥＋矿化胶原，48 例）和传统组（纯 PMMA 骨水泥，50 例）患者在手术时间、手术出血量、伤椎前缘高度改善、伤椎中柱高度改善、VAS（visual analogue scale）评分及 ODI（oswestry disability index）方面均无显著性差异，然而改性组的邻近椎体再骨折发生率仅为 2%，远低于传统组的 12%[109]。

典型病例：女，75 岁，L2 骨质疏松性椎体压缩骨折。术前 CT 矢状位重建显示 L2 骨质疏松性椎体压缩骨折，伤椎前缘、中部高度降低，前缘相对高度为 57.19%，中部相对高度为 54.60%［图 3.30（a）］，采用矿化胶原改性骨水泥 PVP 治疗。术后第 1 天 CT 矢状位重建显示椎体中团块状骨水泥，伤椎高度术后恢复均良好，前缘相对高度为 87.10%，中部相对高度为 65.21%［图 3.30（b）］。术后第 1 天 CT 显示椎体内骨水泥边缘呈现云雾状［图 3.30（c）］。术后 6 个月，侧位 X 线片显示骨水泥呈单个团块状分布，骨水泥较集中，椎体高度恢复良好［图 3.30（d）］。

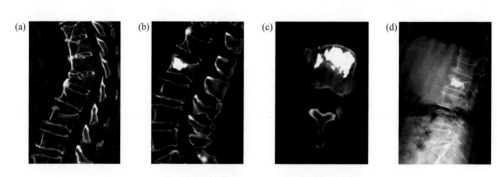

图 3.30　术前及术后 CT 和 X 线检查结果[109]

（a）术前矢状位 CT；（b）术后第 1 天矢状位 CT；（c）术后第 1 天 CT；（d）术后侧位 X 线片

9. 矿化胶原骨粉和 GTR 膜在牙根尖囊肿刮除后植骨中的应用

典型病例：男性患者，69 岁，上颌正中根尖囊肿，刮治术后植入矿化胶原牙科骨粉 7.5cm³ 并覆盖矿化胶原膜（GTR 膜），手术操作过程见图 3.31。

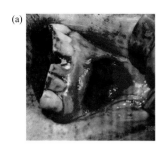
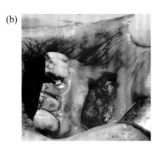
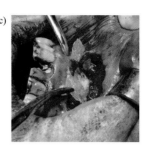

图 3.31　牙根尖囊肿刮除后植骨手术操作过程

（a）术中见上颌巨大囊肿；（b）植入牙科骨粉；（c）植入 GTR 膜

术前及术后复查 X 线片结果如图 3.32 所示。术前见上颌囊肿，硬化边缘清晰 [图 3.32（a）]；术后 3 个月，见囊肿区域内骨小梁结构，骨缺损修复效果良好 [图 3.32（b）]。（病例来源：中国医科大学附属口腔医院）

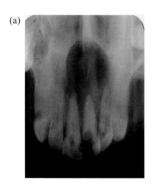
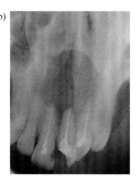

图 3.32　牙根尖囊肿刮除治疗前后的 X 线检查结果

（a）术前；（b）术后 3 个月

10. 矿化胶原在慢性根尖周炎刮除后植骨中的应用

典型病例：男性患者，45 岁，21 牙诊断为牙慢性根尖周炎，行根尖手术，骨腔约 8mm×8mm，填入矿化胶原人工骨颗粒，手术操作过程见图 3.33。

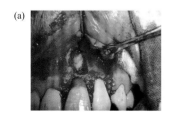
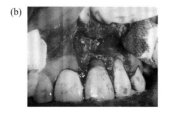
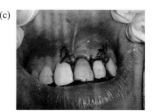

图 3.33　慢性根尖周炎刮除后植骨手术操作过程

（a）术中显露囊肿；（b）植入人工骨颗粒；（c）缝合黏膜

术前及术后 6 个月复查 X 线片结果如图 3.34 所示。病灶清除植骨术后 6 个月，X 线片可见根尖部囊肿位置缺损已较模糊，被骨小梁结构填充，骨腔密度显著增加，阴影基本消失。（病例来源：四川大学华西口腔医院）

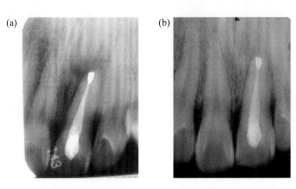

图 3.34　慢性根尖周炎刮除治疗前后的 X 线检查结果

（a）植骨术前；（b）术后 6 个月

11. 矿化胶原用于颅骨骨缺损的再生修复

典型病例：女性患者，30 岁，因前额部骨性囊肿行前额部骨性囊肿开窗，囊肿清除术。手术顺利，术中形成前额部一约 3.0cm×3.0cm 大小开窗后骨缺损，植入矿化胶原颅骨修补塞（图 3.35），手术顺利。

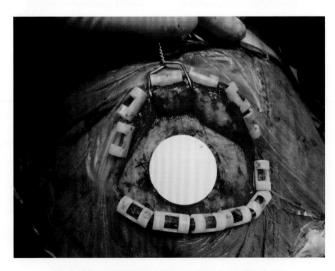

图 3.35　矿化胶原颅骨修补塞植入颅骨缺损处

随访期间影像检查结果如图 3.36 所示。术后 CT 经缺损横断面位片显示：颅骨缺损修补术后 1.5 个月可见缺损已被再生骨质部分填充、内外侧颅骨骨板已初步分化，术后 4 个月可见颅骨缺损已被完全填充，颅骨的内外侧骨板分化完全，形态恢复良好。（病例来源：南宁市中医医院）

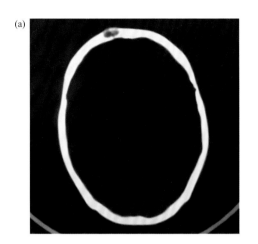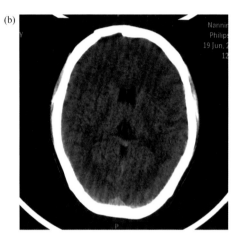

图 3.36　随访期间影像检查结果

（a）术后 1.5 个月；（b）术后 4 个月

3.3　骨组织工程

关于生物相容性的定义有很多种，通常是指生命体（宿主）对生物材料（植入物）产生局部或系统性不良反应的一种性能，可以包括细胞相容性、组织相容性、血液相容性，甚至生物力学相容性等多个层面[110-113]。一种良好的生物材料被要求对生命体无毒、无害、不引起免疫排异反应。随着生物材料和组织工程的进步，生物相容性的观点也得到不断发展，其考察对象不仅限于无生命的非活性材料，而且也扩展到生物活性材料，如组织工程材料的范畴[114]。生物相容性包含的原则也从单纯的生物安全性扩大到材料的生物功能性，即对机体重建和功能恢复的促进作用[115, 116]。根据美国骨科医师学会（AAOS）生物植入物委员会主席 J. Tracy Watson 教授的观点，理想的骨移植材料除了需要有良好的生物相容性，还应具有可降解吸收性、骨传导性、骨诱导性，以及与天然骨结构相似、易于使用、成本划算、材料相关并发症风险低等方面特性[117]。因此，专注上述解决方案研究的骨组织工程已成为再生医学材料的学术前沿热点，新理论和新技术手段都在近年来得到快速发展，并且已有部分载生长因子的骨材料，以及术中提取和利用患者自体细胞、生长因子的临床产品和治疗方法问世[118-120]。

在骨组织工程中，支架材料的主要功能是为成骨细胞的贴附、生长、增殖等活动提供三维空间和新陈代谢的微环境，其材料组成和结构特性对其上细胞的生物学表现影响巨大[121]。一个好的骨组织工程支架材料应具备生物相容性好、对细胞特性表型影响小、适宜的三维孔隙结构、植入后可降解吸收等要素[122]。仿生矿化胶原材料由于具有与天然骨高度相似的成分和微观结构，因而与成骨细胞具有良好的亲和性，细胞容易贴附于材料上，材料的多孔结构也使细胞易于长入，而营养物质也易于运输[123]。体外细胞培养实验证明，矿化胶原材料具有优质的生物相容性和生物可降解性，以及高效的骨传导性[124]。本节以兔腰椎横突间融合的动物实验，阐述仿生矿化胶原骨组织工程材料的构建及其成骨活性评价研究。

3.3.1　实验目的和方法

观察矿化胶原材料在兔腰椎横突间融合中的作用。

64 只 1 岁龄骨骼成熟雌性新西兰白兔（体重 3.5～4.5kg）64 只，随机分为 4 组，每组 16 只，分别为自体髂嵴骨（autologous iliac crest bone，ACB）组、矿化胶原（mineralized collagen，MC）组、自体髂嵴骨与矿化胶原混合组（ACB＋MC）、矿化胶原材料复合骨形态发生蛋白-2（MC＋BMP-2）组。行腰 5/6 横突间融合；2 周、4 周各取材 2 只，行影像学、手触、组织学检查；6 周、10 周各取材 6 只，行 X 线片观察、手触检查后，2 只行组织学观察，其余 4 只行生物力学检测。

复方氯胺酮 0.1mL/kg 肌肉注射麻醉，腰骶部去毛，固定、消毒，后正中切口，两侧旁正中切开浅层肌肉，深层沿肌间隙分开进入，充分显露横突，髂嵴连线确定腰 5/6 横突；用磨钻将腰 5/6 横突去皮质，暴露髓腔；ACB 组再沿髂嵴做切口，每侧取相当于 2～2.5mL（约 0.8g）髂骨，咬成细碎骨植入；MC 为 3mm 直径颗粒，每侧植入 2.5mL；ACB＋MC 组取右侧髂骨 2.5mL，咬成细碎骨后与纳米羟基磷灰石 2.5mL 颗粒混合，每侧植入 2.5mL；MC＋BMP-2 组先将 BMP-2 溶于无菌生理盐水，每毫升含 3mg，1mL BMP-2 溶液浸透于 1.35cm³ I 型胶原海绵上，植入一半矿化胶原颗粒，覆盖含 3mg BMP-2 的 I 型胶原海绵，再植入另一半 MC 颗粒，每侧共 2.5mL。

实验观察：

（1）手触检测。检查植入块硬度，轻柔检测腰 5/6、腰 4/5、腰 6/7 活动度，无活动判定为融合，有活动判定为不融合。

（2）影像学观察。兔处死取材后拍摄前后位 X 线片。标本距球管 90cm，拍片条件为 45kV、2.8mA、33ms。观察植骨处骨小梁长入情况，有连续骨小梁长入判定为融合，其他情况判定为不融合。

（3）组织学观察。须组织学观察标本，手触检测、拍 X 线片后立即用 10%中性福尔马林固定 24h，环锯水平修整后水洗、脱水，甲基丙烯酸羟乙基酯（HEMA）和甲基丙烯酸丁酯（BMA）混合液浸透后包埋、切片，厚度为 5μm。切片行 H&E 和 Goldner 三色染色观察。

（4）生物力学观察。检测前，标本咬去关节突，切断椎间盘，两椎体间仅融合块和横突间膜相连。腰 5/6 椎体中部从前向后钻 3.2mm 孔，平行插入 2 枚 3.2mm 斯氏针，在生物力学机（CSS-1101）上行单轴拉伸实验，位移速率 0.5cm/min，CSS-4400 软件记录应力-位移曲线。最大应力（strength）为试件断裂时应力，刚度（stiffness）为应力-位移曲线上最大应力 50%和 75%两点连线的斜率。为排除个体差异，腰 4/5 亦同法行上述检测，计算最大应力比、刚度比，STATA 软件进行单因素方差分析、统计学比较。

3.3.2　实验结果

1. 手触及并发症检测

ACB 组 2 周时不融合，4 周 1 例融合，6 周 4 例融合，10 周 4 例融合；MC 组 2 周、4 周、6 周、10 周均不融合；ACB＋MC 组 2 周、4 周不融合，6 周 3 例融合，10 周 3 例融合；MC＋BMP-2 组 2 周、4 周不融合，6 周 4 例融合，10 周 5 例融合。

ACB 组 3 只术后出现下肢瘫痪；2 只双下肢瘫痪术后 9 天、10 天死亡，补作 2 只；1 只左下肢瘫痪生存至取材。ACB＋MC 组 1 只右下肢瘫痪，术后 48h 后恢复，兔腰骶神经走行于髂骨近端下方，注意保护后再未出现下肢瘫痪。感染 6 例，均在取材时发现，5 例为浅部轻度感染，不影响对融合的观察，1 例为 MC＋

BMP-2 组，仅发生在左侧。ACB 组 2 只术后均第 2 天死亡，分析为创伤大、出血多引起，立即补作 2 只。其他兔均很好耐受麻醉、手术，术后当天正常饮食、活动，1 周后恢复体重。

2. 影像学观察

ACB 组 2 周时仅横突部有少许骨痂；4 周有较多骨痂生长，但不连续；6 周 4 例有连续骨痂，10 周 5 例有连续骨痂 [图 3.37（a）]。MC 组 2 周、4 周、6 周均未见骨痂生长，10 周时仅横突部有少许骨痂 [图 3.37（b）]。ACB + MC 组 2 周、4 周结果与 ACB 组相似，6 周 3 例有连续骨痂，10 周 4 例有连续骨痂 [图 3.37（c）]。MC + BMP-2 组 2 周时有较多骨痂生长，但不连续；4 周 1 例有连续骨痂；6 周 5 例有连续骨痂，10 周 6 例全部有连续骨痂 [图 3.37（d）]。

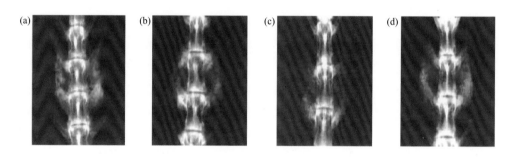

图 3.37 术后 10 周影像学观察[125]

（a）ACB 组；（b）MC 组；（c）ACB + MC 组；（d）MC + BMP-2 组

3. 组织学观察

ACB 组：2 周时横突部有新生骨向中部生长，靠近横突部植入骨有少许新骨生长并开始活化；中部仍为植入骨及骨髓组织，无新骨生长。4 周时横突部新生骨更多，以膜内化骨为主，也有部分软骨化骨；中部开始出现新生骨，植入骨活化，骨髓组织减少，纤维组织增多。6 周时横突部出现大量新生骨组织，纤维胶原化成为成熟纤维组织；中部也出现大量胶原化纤维组织，交互连接，植入骨向周边成骨明显。10 周时横突部再次出现骨髓组织，纤维组织明显减少，新骨形成也减少；中部纤维组织胶原化，成骨仍活跃 [图 3.38（a）]。

MC 组：2 周时可见横突部有新生骨生长，材料孔隙中原始细胞长入，但细胞量不是很多，材料颗粒周围有少量新生骨形成。4 周时横突部有大量新生骨，MC 颗粒降解，被纤维组织分隔包绕，多核巨细胞、成骨细胞、成纤维细胞等细胞长入纳米磷灰石孔隙中，吞噬降解颗粒，降解后可见大量纳米羟基磷灰石晶体，并形成新生骨基质；中部除新生骨基质较少外，其他与横突部相同。6 周时大量多核巨细胞、成骨细胞、成纤维等原始细胞长入 MC 孔隙中，成熟纤维组织将之分隔，MC 颗粒进一步被吞噬、降解，可见大量纳米羟基磷灰石晶体，新生骨基质周边较多，中部较少。10 周时新生骨基质更多，中部与周边相似，纤维组织成熟、分化；MC 孔隙中细胞长入更多，降解虽更彻底，但未完全降解 [图 3.38（b）]。

ACB＋MC 组：2 周、4 周、6 周、10 周时表现与 ACB 组和 MC 组各周表现相似，无明显相互促进作用，也未发现相互抑制作用 [图 3.38（c）]。

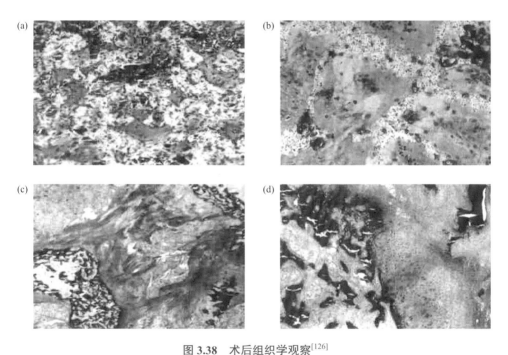

图 3.38　术后组织学观察[126]

（a）ACB 组 4 周；（b）MC 组 6 周；（c）ACB＋MC 组 6 周；（d）MC＋BMP-2 组 10 周

MC＋BMP-2 组：2 周时 MC 颗粒被纤维组织分隔，材料降解迅速，其间有大量新生骨基质，呈点片状分布；孔隙中细胞长入并不很多。4 周时 MC 颗粒之间骨基质形成更多，并向成熟骨基质转化，MC 孔隙中有大量细胞长入，颗粒进一步降解，可见大量纳米羟基磷灰石晶体。6 周时 MC 成骨量未增加，但均为成熟骨基质，纤维组织增生并成熟，MC孔隙中有大量细胞长入，降解更彻底，仍可见大量纳米羟基磷灰石晶体。10周时MC成骨量增加，新生成熟骨基质体积更大，MC孔隙变大，其中有大量细胞长入，材料降解更加彻底，纳米羟基磷灰石晶体仅残留少量[图3.38（d）]。

4. 生物力学测试

兔横突间融合的生物力学测试结果见图3.39。统计学表明6周、10周两个时间点上，最大应力比、刚度比在ACB组、ACB+MC组、MC+BMP-2组之间无差异，各组与MC组比较均有显著性差异，说明单独使用矿化胶原的骨融合效果不如复合ACB或者BMP-2的融合效果更好。

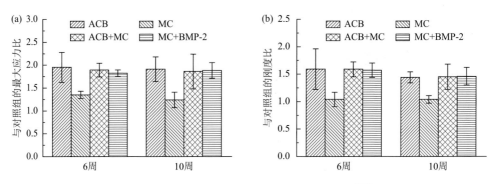

图3.39 术后6周和10周生物力学测试结果[125]

（a）各组最大应力比；（b）各组刚度比

3.3.3 讨论

单纯的骨移植材料仅起到生物支架作用，由于没有成骨诱导因子、成骨细胞，单独使用骨移植材料的成骨效果显然不如自体骨。本研究表明，矿化胶原材料单独植入动物体内2周时，就有多核巨细胞、成骨细胞、成纤维细胞等原始细胞长入矿化胶原颗粒中，吞噬降解颗粒，并形成新生骨基质，细胞分布均匀。4周、6周、10周时矿化胶原材料中大量细胞长入，降解更明显，有大量纳米羟基磷灰石晶体分布在降解材料孔隙中，更多骨基质形成。这说明矿化胶原材料具有良好的生物相容性、生物可降解性、骨传导性，有利于成骨。

矿化胶原与自体骨或者成骨生长因子混合应用，生物力学测试证明其融合效果与自体骨相似。组织学观察表明，早期自体骨的爬行替代、矿化胶原的细胞长入、降解与各自单独应用无差异，说明自体骨植入对矿化胶原降解、成骨无明显促进作用，自体骨主要是起到骨融合作用。但未发现两者相互抑制作用，临床中可以将自体骨和矿化胶原材料混合应用，从而减少自体骨的用量。

3.3.4　结论

矿化胶原材料具有良好的生物相容性和生物可降解性，以及高效的骨传导性，与自体骨或者生长因子复合使用，将更有利于植骨融合。

其他同类研究也表明，仿生矿化胶原复合成骨生长因子或其模拟多肽，还能有效促进口腔颌面骨缺损的再生修复，是优良的骨生物替代材料[127,128]。此外，矿化胶原还可以负载富血小板血浆（platelet-rich plasma，PRP）、血管内皮生长因子（vascular endothelial growth factor，VEGF）、神经生长因子（nerve growth factor，NGF）等生物活性物质，更好地促进骨缺损再生修复[129-132]。

3.4　生物牙根

3.4.1　生物牙根的仿生构建

牙齿是人体非常重要的器官，具有咀嚼食物、参与发音和语言功能、维持面部正常形态等功能。牙齿的缺失可能不会危及生命，但会带来生理功能上的诸多不便，以及许许多多的心理问题[133]。因此，人类对牙齿缺失进行修补几乎伴随人类问题的发展历程，已经有数千年的历史[134]。如今，缺失牙齿修补的技术和材料还在不断发展当中。

一颗牙齿的结构非常特殊，形成过程也很复杂，是由多种细胞在不同生理条件的微环境下共同作用，缓慢生长发育而成的。再生一颗完整的牙齿，是口腔临床及相关再生医学和组织工程研究的终极目标，但其实现过程非常漫长，需要在许多方面取得突破，如种子细胞、器官培养、移植等[134]。尽管上述几个方面在近几十年来都取得了较好的进展，但全牙的再生依然需要长期探索和努力。然而，不同于身体其他许多器官，牙齿的牙冠部分较易寻找替代材料，如烤瓷牙冠，其外观和性能可以媲美天然牙冠，在牙齿修复中作用显著。相比之下，牙根的修复则要复杂得多，尽管目前的牙种植体已经能够与牙槽骨形成较好的骨整合，但天然牙根与牙槽骨间的牙周膜依然难以得到修复或替代，导致种植牙缺乏天然牙的生理活动度，以及牙周膜对牙的营养和保护作用，是导致种植牙失败的重要原因之一。因此，重建具有牙周膜结构和功能的生物牙根，是提高牙齿修复质量的重要手段。

经过多年的科研探索，国内外对生物牙根的研究已经取得了一定成果，设计、构建并试验了多种支架材料 + 种子细胞的生物牙根方案。现有研究表明，种子细胞、支架材料、生长因子、再生微环境等因素都直接或间接影响着干细胞的成牙分化能力，进而影响生物牙根再生效果。如何选取合适的支架材料并构建适宜的再生微环境，促进干细胞在颌骨中的成牙方向分化，同时抑制细胞的成骨方向分化，是生物牙根成功的关键[135]。

3.4.2　生物牙根的细胞实验和小动物实验研究

中国空军军医大学（原第四军医大学）唐雪鹏等通过将单层牙周膜干细胞（hPDLSC）膜片与 2 种不同支架材料预处理牙本质片（TDM）和羟基磷灰石/磷酸三钙（HA-TCP）分别共培养 1 周后，植入裸鼠皮下，通过扫描电镜和组织学观察复合体显微结构变化。研究结果表明：细胞膜片与 TDM 边界处结合更为紧密；边界处大量矿物沉积和纤维样组织生成，而在 HA-TCP 组只有单一的走形相对规则的纤维组织生成，未有明显矿化沉积生成。因此，复合的 hPDLSC/TDM 组更适合具有生物学特点的干细胞发挥其特性，在合适的微环境下使 hPDLSC 向成牙周组织方向定向分化[136]。该团队还研究了复层牙周膜干细胞膜片（MUCPs），与单层牙周膜干细胞膜片（MCPs）相比，MUCPs 在细胞实验和裸鼠的动物实验中表现出良好的生物学活性和组织再生能力[137]。

中国四川大学华西口腔医院田卫东教授团队从拔下的智齿所含的牙囊组织中分离牙囊细胞，连续培养成细胞膜片，并与不同支架材料复合，通过体内外实验研究其成牙能力。体外研究表明牙本质基质支架材料能够诱导牙囊细胞膜片形成牙本质样结构。将复合膜片的支架材料植入裸鼠皮下，研究发现牙囊细胞膜片复合的牙本质基质支架材料能够被诱导形成牙本质-牙髓复合体样结构；单纯牙囊细胞膜片则形成大量纤维组织和不规则的矿化结节；而牙囊细胞膜片复合的 HA/TCP 陶瓷支架仅能形成矿化样结构[138]。

中国四川大学华西口腔医院郭维华教授团队研究了同种异体牙囊细胞膜片（allogeneic dental follicle cell sheets，aDFCSs）在异种生物牙根再生中的作用。异种生物牙根通过将 aDFCSs 复合异种处理牙本质基质（xenogeneic treated dentin matrix，xTDM）进行构建。细胞研究表明，该生物牙根上牙囊细胞的 IL-6 和 TGF-β 的基因表达均有所降低，免疫炎症反应能够得到降低；大鼠颌骨体内移植的动物实验结果表明，复合 aDFCSs 的生物牙根能够延缓破骨细胞的吸收作用，同时促进异种生物牙根再生。aDFCSs 在异种生物牙根再生过程中不仅起到了种子细胞的作用，同时作为屏障，分隔可组织发育区，并阻挡了免疫炎症反应的进程[139]。

3.4.3　生物牙根的大动物牙根再生实验评价

中国首都医科大学王松灵院士团队在成年小型猪上进行了根尖牙乳头和牙周膜干细胞复合 HA/TCP 支架材料的生物牙根动物实验。小型猪根尖牙乳头和牙周膜干细胞培养至第 3 代后与 HA/TCP 陶瓷支架复合构建生物牙根，回植到小型猪上、下颌骨内；进行 3～9 个月术后观察，通过 X 线片和 CT 观察研究植入物的体内生长情况，并在 9 个月的观察终点进行组织学观察。影像学观察结果表明，3 个月后，植入的生物牙根材料密度增加，与四周牙槽骨之间形成类似牙周膜的低密度透光区；9 个月后，植入材料的形状仍类似牙根，但尺寸比植入时有所减小。术后 9 个月的组织学观察表明，再生的生物牙根组织形成了类似牙本质、牙骨质样结构，并且有类似 Sharp's 纤维的结构插入正在形成的类似牙本质或牙骨质样结构。根尖牙乳头和牙周膜干细胞复合 HA/TCP 陶瓷支架材料在小型猪实验研究中形成了类似牙根形态和结构特点的生物牙根[140]。王松灵院士团队还用牙髓干细胞和牙周膜干细胞膜片复合 HA/TCP 支架材料构建生物牙根，进行小型猪牙齿功能性重建实验，并在材料植入颌骨 6 个月后安装了烤瓷牙冠。再生的生物牙根在使用 6 个月后表现出了正常牙的特征，包括牙本质小管样结构和功能性牙周膜样结构[141]。然而，在该团队的一组动物实验研究中，生物牙根的成功率还很低（22%），而作为对照组的金属牙种植体的成功率为 100%[142]。因此，在临床转化之前，生物牙根还需要进行大量前期基础研究工作。

王松灵院士团队还与美国马里兰大学口腔学院 George Huang 教授合作发表综述，高度评价了来自根尖牙乳头的间充质干细胞，认为这种干细胞是成牙本质细胞的来源，并最终形成牙根的牙本质，因此是隐藏于根尖牙乳头的"宝藏"，在牙髓/牙本质再生及牙根组织工程方面有潜在价值[143]。该文献也得到国际牙髓再生领域的高度评价和广泛引用[144]。

　　除了上述细胞，中国空军军医大学（原第四军医大学）还利用分离自发育阶段人第三磨牙根尖末端的根尖牙囊干细胞（periapical follicle stem cells，PAFSCs）、来自人剥脱乳牙的干细胞（stem cells from human exfoliated deciduous teeth，SHEDs）等多种来源的细胞作为种子细胞，进行生物牙根的构建，取得了良好的实验结果[145, 146]。

　　中国四川大学华西口腔医院郭维华教授团队和田卫东教授团队还利用计算机辅助设计（computer aided design，CAD）和有限元分析（finite element analysis，FEA）优化生物牙根支架材料的形状和结构尺寸设计，以减少支架材料的整体变形和 von Mises 等效应力，为牙根重建的支架材料制造提供更好的设计方案[147]。

参 考 文 献

[1] Evaluate MedTech. World Preview 2018，Outlook to 2024. London：Evaluate Ltd.，2018.

[2] Wagner W R，Sakiyama-Elbert S E，Zhang G，et al. Biomaterials Science. 4th Ed. London：Elsevier，2020：7.

[3] 南方医药经济研究所. 我国骨修复材料行业研究报告. 广州：国家药品监督管理局南方医药经济研究所，2020.

[4] Termine J D，Posner A S. Infrared analysis of rat bone：age dependency of amorphous and crystalline mineral fractions. Science，153（3743）：1523-1525.

[5] Sonntag R，Reinders J，Rieger J S，et al. Hard-on-hard lubrication in the artificial hip under dynamic loading conditions. PLoS One，2013，8（8）：e71622.

[6] 孙永强，王凯. 全陶瓷关节在全髋关节置换中的应用. 中国组织工程研究与临床康复，2008，12（30）：5953-5956.

[7] Detsch R，Hagmeyer D，Neumann M，et al. The resorption of nanocrystalline calcium phosphates by osteoclast-like cells. Acta Biomaterialia，2010，6（8）：3223.

[8] Zhang Y，Ai J，Wang D，et al. Dissolution properties of different compositions of biphasic calcium phosphate bimodal porous ceramics following immersion in simulated body fluid solution. Ceramics International，2013，39（6）：6751-6762.

[9] Puertolas J A，Vadillo J L，Sanchez-Salcedo S，et al. Compression behaviour of biphasic calcium phosphate and biphasic calcium phosphate-agarose scaffolds for bone regeneration. Acta Biomaterialia，2011，7（2）：841-847.

[10] Lindner M，Bergmann C，Telle R，et al. Calcium phosphate scaffolds mimicking the gradient architecture of native long bones. Journal of Biomedical Materials Research Part A，2014，102（10）：3677-3684.

[11] Sverzut A T，Rodrigues D C，Lauria A，et al. Clinical，radiographic，and histological analyses of calcium phosphate cement as filling material in maxillary sinus lift surgery. Clinical Oral Implants Research，2014，26（6）：633-638.

[12] Iida K，Sudo A，Ishiguro S. Clinical and radiological results of calcium phosphate cement-

assisted balloon osteoplasty for Colles' fractures in osteoporotic senile female patients. Journal of Orthopaedic Science，2010，15（2）：204-209.

[13] Liu C，Huang Y，Chen J. The physicochemical properties of the solidification of calcium phosphate cement. Journal of Biomedical Materials Research Part B：Applied Biomaterials，2004，69（1）：73-78.

[14] Gu T，Shi H，Ye J. Reinforcement of calcium phosphate cement by incorporating with high-strength beta-tricalcium phosphate aggregates. Journal of Biomedical Materials Research Part B：Applied Biomaterials，2012，100（2）：350-359.

[15] Lodoso-Torrecilla I，van Gestel N A P，Diaz-Gomez L，et al. Multimodal pore formation in calcium phosphate cements. Journal of Biomedical Materials Research Part A，2018，106（2）：500-509.

[16] 侯喜君，王继芳. 磷酸钙骨水泥降解性能研究进展. 军医进修学院学报，2006，27（6）：480-481.

[17] Ooms E M，Wolke J G，van de Heuvel M T，et al. Histological evaluation of the bone response to calcium phosphate cement implanted in cortical bone. Biomaterials，2003，24（6）：989-1000.

[18] Oda I，Fujiya M，Hasegawa K，et al. Myelopathy caused by chronic epidural hematoma associated with 11 osteoporotic vertebral collapse：a case report and review of the literature. Open Orthopaedics Journal，2008，2：40-42.

[19] Meng D，Dong L，Wen Y，et al. Effects of adding resorbable chitosan microspheres to calcium phosphate cements for bone regeneration. Materials Science & Engineering C，Materials for Biological Applications，2015，47：266-272.

[20] Smith B T，Santoro M，Grosfeld E C，et al. Incorporation of fast dissolving glucose porogens into an injectable calcium phosphate cement for bone tissue engineering. Acta Biomaterialia，2017，50：68-77.

[21] Sariibrahimoglu K，An J，van Oirschot B A J A，et al. Tuning the degradation rate of calcium phosphate cements by incorporating mixtures of polylactic-co-glycolic acid microspheres and glucono-delta-lactone microparticles. Tissue Engineering Part A，2014，20（21-22）：2870-2882.

[22] Lee B，Kim G，Nam J，et al. Influence of alpha-calcium sulfate hemihydrate on setting，compressive strength，and shrinkage strain of cement mortar. Materials（Basel），2019，12（1）：163.

[23] Thomas M V，Puleo D A. Calcium sulfate：properties and clinical applications. Journal of Biomedical Materials Research Part B：Applied Biomaterials，2009，88（2）：597-610.

[24] 赵行琪，姜楠，林庆荣，等. 骨搬运技术联合局部载庆大霉素硫酸钙治疗胫骨感染性骨不连 1 例. 生物骨科材料与临床研究，2019，16（4）：43-45.

[25] Jepegnanam T S，von Schroeder H P. Rapid resorption of calcium sulfate and hardware failure following corrective radius osteotomy：2 case reports. Journal of Hand Surgery，2012，37（3）：477-480.

[26] Qin C，Xu L，Liao J，et al. Management of osteomyelitis-induced massive tibial bone defect by monolateral external fixator combined with antibiotics-impregnated calcium sulphate：a retrospective study. BioMed Research International，2018，2018：9070216.

[27] Jiang N，Liu G Q，Yang J J，et al. Is hypercalcemia a frequent complication following local use

of calcium sulfate with antibiotics for the treatment of extremity posttraumatic osteomyelitis?
A preliminary study. BioMed Research International，2019，2019：7315486.

[28] 赵行琪，余斌，胡岩君. 感染性骨缺损局部抗生素载体的临床应用. 中华创伤骨科杂志，2019，21（2）：173-181.

[29] Wu C C，Huang Y K，Chang W J，et al. Limitation of the antibiotic-eluting bone graft substitute：
an example of gentamycin-impregnated calcium sulfate. Journal of Biomedical Materials Research
Part B：Applied Biomaterials，2018，106（1）：80-87.

[30] Nilsson M，Fernández E，Sarda S，et al. Characterization of a novel calcium phosphate/sulphate
bone cement. Journal of Biomedical Materials Research，2002，61（4）：600-607.

[31] 许明悠，刘永恒，汪鹏生，等. 生物活性玻璃基骨修复材料的研究进展. 中华骨科杂志，
2019，39（7）：440-448.

[32] Fiume E，Barberi J，Verne E，et al. Bioactive glasses：from parent 45S5 composition to scaffold-
assisted tissue-healing therapies. Journal of Functional Biomaterials，2018，9（1）：24.

[33] Ostomel T A，Shi Q，Tsung C K，et al. Spherical bioactive glass with enhanced rates of
hydroxyapatite deposition and hemostatic activity. Small，2006，2（11）：1261-1265.

[34] Hench L L，Jones J R. Bioactive glasses：frontiers and challenges. Frontiers in Bioengineering
and Biotechnology，2015，3（194）：1-12.

[35] Qiu Z Y，Noh I S，Zhang S M. Silicate-doped hydroxyapatite and its promotive effect on bone
mineralization. Frontiers of Materials Science，2013，7（1）：40-50.

[36] Jebahi S，Oudadesse H，Jardak N，et al. Biological therapy of strontium-substituted bioglass
for soft tissue wound-healing：responses to oxidative stress in ovariectomised rats. Annales
Pharmaceutiques Françaises，2013，71（4）：234-242.

[37] Begum S，Johnson W E，Worthington T，et al. The influence of pH and fluid dynamics on the
antibacterial efficacy of 45S5 bioglass. Biomedical Materials，2016，11（1）：015006.

[38] Dong X，Chang J，Li H. Bioglass promotes wound healing through modulating the paracrine
effects between macrophages and repairing cells. Journal of Materials Chemistry B，2017，
5（26）：5240-5250.

[39] Li H，He J，Yu H，et al. Bioglass promotes wound healing by affecting gap junction connexin
43 mediated endothelial cell behavior. Biomaterials，2016，84：64-75.

[40]《中国组织工程研究与临床康复》杂志社学术部. 医用高分子材料的临床应用：现状和发
展趋势. 中国组织工程研究与临床康复，2010，14（8）：1408-1409.

[41] 宗倩颖，叶霖，张爱英，等. 聚醚醚酮及其复合材料在生物医用领域的应用. 合成树脂及塑
料，2016，33（03）：93-96.

[42] 袁波，成沁雯，朱向东，等. 生物医用聚芳醚酮材料研究进展. 华西医学，2018，33（9）：
1053-1060.

[43] Zhang J，Tian W，Chen J，et al. The application of polyetheretherketone（PEEK）implants in
cranioplasty. Brain Research Bulletin，2019，153：143-149.

[44] Najeeb S，Zafar M S，Khurshid Z，et al. Applications of polyetheretherketone（PEEK）in oral
implantology and prosthodontics. Journal of Prosthodontic Research，2016，60（1）：12-19.

[45] Ikada Y. Surface modification of polymers for medical applications. Biomaterials，1994，

15 （10）：725-736.

[46] Ulery B D，Nair L S，Laurencin C T. Biomedical applications of biodegradable polymers. Journal of Polymer Science Part B：Polymer Physics，2011，49 （12）：832-864.

[47] Jiang H J，Xu J，Qiu Z Y，et al. Mechanical properties and cytocompatibility improvement of vertebroplasty PMMA bone cements by incorporating mineralized collagen. Materials，2015，8 （5）：2616-2634.

[48] Ma R，Guo D. Evaluating the bioactivity of a hydroxyapatite-incorporated polyetheretherketone biocomposite. Journal of Orthopaedic Surgery and Research，2019，14 （1）：32.

[49] Koh Y G，Park K M，Lee J A，et al. Total knee arthroplasty application of polyetheretherketone and carbon-fiber-reinforced polyetheretherketone：a review. Materials Science and Engineering C，2019，100：70-81.

[50] Verné E，Bruno M，Miola M，et al. Composite bone cements loaded with a bioactive and ferrimagnetic glass-ceramic：leaching，bioactivity and cytocompatibility. Materials Science and Engineering C，2015，53：95-103.

[51] Patil N A，Njuguna J，Kandasubramanian B. UHMWPE for biomedical applications：performance and functionalization. European Polymer Journal，2020，125：109529.

[52] Wood R J，Petronio J A，Graupman P C，et al. New resorbable plate and screw system in pediatric craniofacial surgery. Journal of Craniofacial Surgery，2012，23 （3）：845-849.

[53] Eppley B L，Morales L，Wood R，et al. Resorbable PLLA-PGA plate and screw fixation in pediatric craniofacial surgery：clinical experience in 1883 patients. Plastic and Reconstructive Surgery，2004，114 （4）：850-856.

[54] Dwivedi R，Kumar S，Pandey R，et al. Polycaprolactone as biomaterial for bone scaffolds：review of literature. Journal of Oral Biology and Craniofacial Research，2020，10 （1）：381-388.

[55] Bharadwaz A，Jayasuriya A C. Recent trends in the application of widely used natural and synthetic polymer nanocomposites in bone tissue regeneration. Materials Science and Engineering C，2020，110：110698.

[56] Dwivedi R，Pandey R，Kumar S，et al. Poly hydroxyalkanoates （PHA）：role in bone scaffolds. Journal of Oral Biology and Craniofacial Research，2020，10 （1）：389-392.

[57] Meyer F，Wardale J，Best S，et al. Effects of lactic acid and glycolic acid on human osteoblasts：a way to understand PLGA involvement in PLGA/calcium phosphate composite failure. Journal of Orthopaedic Research，2012，30 （6）：864-871.

[58] Mastrokalos D S，Paessler H H. Allergic reaction to biodegradable interference poly-L-lactic acid screws after anterior cruciate ligament reconstruction with bone-patellar tendon-bone graft. Arthroscopy：The Journal of Arthroscopic & Related Surgery，2008，24 （6）：732-733.

[59] Bostman O M，Pihlajamaki H K. Adverse tissue reactions to bioabsorbable fixation devices. Clinical Orthopaedics and Related Research，2000，（371）：216-227.

[60] Kim T K，Jeong T W，Lee D H. Foreign body reaction after PLC reconstruction caused by a broken PLLA screw. Orthopedics，2014，37 （12）：e1129-1132.

[61] Yang Y，Zan J，Yang W，et al. Metal organic frameworks as a compatible reinforcement in a biopolymer bone scaffold. Materials Chemistry Frontiers，2020，4 （3）：973-984.

[62] Kanno T, Sukegawa S, Furuki Y, et al. Overview of innovative advances in bioresorbable plate systems for oral and maxillofacial surgery. Japanese Dental Science Review, 2018, 54 (3): 127-138.

[63] Macarini L, Milillo P, Mocci A, et al. Poly-L-lactic acid-hydroxyapatite (PLLA-HA) bioabsorbable interference screws for tibial graft fixation in anterior cruciate ligament (ACL) reconstruction surgery: MR evaluation of osteointegration and degradation features. Radiologia Medica, 2008, 113 (8): 1185-1197.

[64] Fang Z, Feng Q. Improved mechanical properties of hydroxyapatite whisker-reinforced poly (L-lactic acid) scaffold by surface modification of hydroxyapatite. Materials Science & Engineering C: Materials for Biological Applications, 2014, 35: 190-194.

[65] Alizadeh-Osgouei M, Li Y, Wen C. A comprehensive review of biodegradable synthetic polymer-ceramic composites and their manufacture for biomedical applications. Bioactive Materials, 2019, 4: 22-36.

[66] Abu Bakar M S, Cheang P, Khor K A. Tensile properties and microstructural analysis of spheroidized hydroxyapatite-poly (etheretherketone) biocomposites. Materials Science and Engineering A, 2003, 345 (1-2): 55-63.

[67] Khadka A, Li J, Li Y, et al. Evaluation of hybrid porous biomimetic nano-hydroxyapatite/polyamide 6 and bone marrow-derived stem cell construct in repair of calvarial critical size defect. Journal of Craniofacial Surgery, 2011, 22 (5): 1852-1858.

[68] Namgung R, Tsang R C. Factors affecting newborn bone mineral content: in utero effects on newborn bone mineralization. Proceedings of the Nutrition Society, 2000, 59 (1): 55-63.

[69] Whitson S W, Whitson M A, Bowers D E, et al. Factors influencing synthesis and mineralization of bone matrix from fetal bovine bone cells grown *in vitro*. Journal of Bone and Mineral Research, 1992, 7 (7): 727-741.

[70] Ishikawa H, Koshino T, Takeuchi R, et al. Effects of collagen gel mixed with hydroxyapatite powder on interface between newly formed bone and grafted achilles tendon in rabbit femoral bone tunnel. Biomaterials, 2001, 22 (12): 1689-1694.

[71] Cunniffe G M, Dickson G R, Partap S. Development and characterisation of a collagen nano-hydroxyapatite composite scaffold for bone tissue engineering. Journal of Materials Science: Materials in Medicine, 2010, 21 (8): 2293-2298.

[72] Villa M M, Wang L, Huang J. Bone tissue engineering with a collagen-hydroxyapatite scaffold and culture expanded bone marrow stromal cells. Journal of Biomedical Materials Research Part B: Applied Biomaterials, 2014, 103 (2): 243-253.

[73] Blumenthal N C, Cosma V, Gomes E. Regulation of hydroxyapatite formation by gelatin and type I collagen gels. Calcified Tissue International, 1991, 48 (6): 440-442.

[74] Tenhuisen K S, Martin R I, Klimkiewicz M, et al. Formation and properties of a synthetic bone composite: hydroxyapatite-collagen. Journal of Biomedical Materials Research, 1995, 29 (7): 803-810.

[75] Bigi A, Boanini E, Panzavolta S, et al. Biomimetic growth of hydroxyapatite on gelatin films doped with sodium polyacrylate. Biomacromolecules, 2000, 1 (4): 752-756.

[76] Du C，Cui F Z，Feng Q L，et al. Tissue response to nano-hydroxyapatite/collagen composite implants in marrow cavity. Journal of Biomedical Materials Research，1998，42（4）：540-548.

[77] Rhee S H，Lee J D，Tanaka J. Nucleation of hydroxyapatite crystal through chemical interaction with collagen. Journal of the American Ceramic Society，2000，83（11）：2890-2892.

[78] Wei Z，Huang Z L，Liao S S，et al. Nucleation sites of calcium phosphate crystals during collagen mineralization. Journal of the American Ceramic Society，2010，86（6）：1052-1054.

[79] Yang B，Cui F Z. Molecular modeling and mechanics studies on the initial stage of the collagen-mineralization process. Current Applied Physics，2007，7：e2-e5.

[80] Cui F Z，Wang Y，Cai Q，et al. Conformation change of collagen during the initial stage of biomineralization of calcium phosphate. Journal of Materials Chemistry，2008，18（32）：3835-3840.

[81] Zhang W，Liao S S，Cui F Z. Hierarchical self-assembly of nano-fibrils in mineralized collagen. Chemistry of Materials，2003，15（16）：3221-3226.

[82] 廖素三. 矿化胶原基组织工程骨材料的研究. 北京：清华大学，2003.

[83] Fowler B O. ChemInform abstract：infrared studies of apatites part 1，vibrational assignments for calcium，strontium，and barium hydroxyapatites utilizing isotopic substitution. Inorganic Chemistry，1974，13（1）：194-207.

[84] Leung Y C，Walters M A，Legeros R Z. 2nd Derivative infrared-spectra of hydroxyapatite. Spectrochimica Acta Part A：Molecular and Biomolecular Spectroscopy，1990，46（10）：1453-1459.

[85] Qiu Z，Zhang Y，Zhang Z，et al. Biodegradable mineralized collagen plug for the reconstruction of craniotomy burr-holes：a report of three cases. Translational Neuroscience & Clinics，2015，1（1）：3-9.

[86] Wang S，Yang Y，Zhao Z，et al. Mineralized collagen-based composite bone materials for cranial bone regeneration in developing sheep. ACS Biomaterials Science & Engineering，2017，3（6）：1092-1099.

[87] Yu X，Xu L，Cui F Z，et al. Clinical evaluation of mineralized collagen as a bone graft substitute for anterior cervical intersomatic fusion. Journal of Biomaterials and Tissue Engineering，2012，2（2）：170-176.

[88] 白冰，朱静涛，王立威. 作为 GBR 屏障膜的新型胶原膜的体内植入效果分析. 口腔医学，2015，35（3）：170-174.

[89] Qiu Z Y，Cui Y，Tao C S，et al. Mineralized collagen：rationale，current status，and clinical applications. Materials（Basel），2015，8（8）：4733-4750.

[90] Lian K，Lu H，Guo X，et al. The mineralized collagen for the reconstruction of intra-articular calcaneal fractures with trabecular defects. Biomatter，2013，3（4）：e27250.

[91] 俞兴，徐林，毕连涌，等. 纳米晶胶原基骨材料在腰椎后外侧植骨融合中的临床应用. 生物骨科材料与临床研究，2004，1（6）：6-9.

[92] Chen Z，Wang J，Qiu Z Y，et al. The application of mineralized collagen bone grafts in osteoporotic thoracolumbar fractures. Journal of Biomaterials and Tissue Engineering，2017，7（11）：1122-1129.

[93] 莫峰波，杨述华，叶树楠，等. 人工骨支撑架结合同种异体骨移植治疗成人早期股骨头坏死的疗效观察. 中华解剖与临床杂志，2017，22（1）：37-41.

[94] Peng C，Wang H P，Yan J H，et al. Locking system strengthened by biomimetic mineralized collagen putty for the treatment of osteoporotic proximal humeral fractures. Regenerative Biomataterials，2017，4（5）：289-294.

[95] Huang C，Qin L，Yan W，et al. Clinical evaluation following the use of mineralized collagen graft for bone defects in revision total hip arthroplasty. Regenerative Biomaterials，2015，2（4）：245-249.

[96] Kim Y Y，Rhyu K W. Recompression of vertebral body after balloon kyphoplasty for osteoporotic vertebral compression fracture. European Spine Journal，2010，19（11）：1907-1912.

[97] Peng Y，Du X，Huang L，et al. Optimizing bone cement stiffness for vertebroplasty through biomechanical effects analysis based on patient-specific three-dimensional finite element modeling. Medical & Biological Engineering & Computing，2018，56（11）：2137-2150.

[98] Yang S C，Chen W J，Yu S W，et al. Revision strategies for complications and failure of vertebroplasties. European Spine Journal，2008，17（7）：982-988.

[99] Tsai T T，Chen W J，Lai P L，et al. Polymethylmethacrylate cement dislodgment following percutaneous vertebroplasty：a case report. Spine，2003，28（22）：E457-E460.

[100] Lam W M，Pan H B，Fong M K，et al. *In vitro* characterization of low modulus linoleic acid coated strontium-substituted hydroxyapatite containing PMMA bone cement. Journal of Biomedical Materials Research Part B：Applied Biomaterials，2011，96（1）：76-83.

[101] Carrodeguas R G，Lasa B V，Del Barrio J S. Injectable acrylic bone cements for vertebroplasty with improved properties. Journal of Biomedical Materials Research Part B：Applied Biomaterials，2004，68（1）：94-104.

[102] Wolf-Brandstetter C，Roessler S，Storch S，et al. Physicochemical and cell biological characterization of PMMA bone cements modified with additives to increase bioactivity. Journal of Biomedical Materials Research Part B：Applied Biomaterials，2013，101（4）：599-609.

[103] Boger A，Bohner M，Heini P，et al. Properties of an injectable low modulus PMMA bone cement for osteoporotic bone. Journal of Biomedical Materials Research Part B：Applied Biomaterials，2008，86（2）：474-482.

[104] Robo C，Hulsart-Billstrom G，Nilsson M，et al. *In vivo* response to a low-modulus PMMA bone cement in an ovine model. Acta Biomaterialia，2018，72：362-370.

[105] Vazquez B，Ginebra M P，Gil X，et al. Acrylic bone cements modified with beta-TCP particles encapsulated with poly（ethylene glycol）. Biomaterials，2005，26（20）：4309-4316.

[106] Lopez A，Mestres G，Karlsson Ott M，et al. Compressive mechanical properties and cytocompatibility of bone-compliant，linoleic acid-modified bone cement in a bovine model. Journal of the Mechanical Behavior of Biomedical Materials，2014，32：245-256.

[107] Wanke C H，Pozzo D，Luvison C，et al. Effects of POSS vertex group on structure，thermal and mechanical properties of PMMA/POSS hybrid materials. Polymer Testing，2016，54：214-222.

[108] Tao C S，Qiu Z Y，Meng Q Y，et al. Mineralized collagen incorporated polymethyl methacrylate bone cement for percutaneous vertebroplasty and percutaneous kyphoplasty. Journal of Biomaterials

and Tissue Engineering，2014，4（12）：1100-1106.

[109] 诸进晋，罗科锋，陆继业，等. 矿化胶原改性骨水泥椎体成形术治疗椎体压缩骨折的早期疗效. 中华骨科杂志，2019，39（12）：747-754.

[110] 刘吉泉，刘学勇，邓纯博，等. 骨替代材料的生物相容性评价研究进展. 生物医学工程与临床，2011，15（3）：291-297.

[111] 林红赛，王春仁，王志杰，等. 生物材料的细胞生物相容性评价方法的研究进展. 中国医疗器械信息，2011，17（9）：10-14，21.

[112] 许建霞，王春仁，奚廷斐. 生物材料血液相容性体外评价的研究进展. 生物医学工程学杂志，2004，21（5）：861-863，870.

[113] Stang K，Krajewski S，Neumann B，et al. Hemocompatibility testing according to ISO 10993-4：discrimination between pyrogen-and device-induced hemostatic activation. Materials Science & Engineering C：Materials for Biological Applications，2014，42：422-428.

[114] Yutaka Y，Hamaji M，Sato T，et al. Does a good beginning make a good end? The importance of biocompatibility. Journal of Thoracic and Cardiovascular Surgery，2017，154（3）：940-941.

[115] 周辉，梁瑜. 多种生物材料细胞生物相容性及其安全性的系统评价. 中国组织工程研究，2009，13（38）：7559-7562.

[116] 杨晓芳，奚廷斐. 生物材料生物相容性评价研究进展. 生物医学工程学杂志，2001，18（1）：123-128.

[117] Watson J T，Nicolaou D A. Orthobiologics in the augmentation of osteoporotic fractures. Current Osteoporosis Reports，2015，13（1）：22-29.

[118] Nauth A，Lane J，Watson J T，et al. Bone graft substitution and augmentation. Journal of Orthopaedic Trauma，2015，12：S34-38.

[119] Torul D，Omezli M M，Kahveci K. Evaluation of the effects of concentrated growth factors or advanced platelet rich-fibrin on postoperative pain，edema，and trismus following lower third molar removal：a randomized controlled clinical trial. Journal of Oral and Maxillofacial Surgery，2020，121（6）：646-651.

[120] Rodas G，Soler R，Balius R，et al. Autologous bone marrow expanded mesenchymal stem cells in patellar tendinopathy：protocol for a phase Ⅰ/Ⅱ，single-centre，randomized with active control PRP，double-blinded clinical trial. Journal of Orthopaedic Surgery and Research，2019，14（1）：441.

[121] Ssh H，Shokrgozar M A，Khavandi A，et al. *In vitro* biological evaluation of beta-TCP/HDPE—A novel orthopedic composite：a survey using human osteoblast and fibroblast bone cells. Journal of Biomedical Materials Research Part A，2008，84A（2）：491-499.

[122] Knight M A，Evans G R. Tissue engineering：progress and challenges. Plastic and Reconstructive Surgery，2004，114（114）：26E-37E.

[123] 刘燕，付玉，刘帅，等. 两种矿化胶原的显微结构对成骨样细胞 MG 63 形貌的影响. 北京大学学报（医学版），2014，46（1）：19-24.

[124] 沈铁城，夏青，黄永辉，等. 纳米晶胶原基骨材料在骨科疾病中的应用. 中国组织工程研究，2007，11（1）：48-51.

[125] Liao S S，Guan K，Cui F Z，et al. Lumbar spinal fusion with a mineralized collagen matrix and

rhBMP-2 in a rabbit model. Spine（Phila Pa 1976），2003，28（17）：1954-1960.

[126] 关凯，孙天胜，时述山，等. 纳米晶羟基磷灰石/胶原复合材料在兔腰椎横突间融合中的观察. 颈腰痛，2003，24（4）：218-222.

[127] 刘冰，陈鹏，王忠义，等. 胶原基纳米骨复合重组人骨形成蛋白 2 及钛膜修复即刻钛种植体周围骨缺损. 中国组织工程研究与临床康复，2009，13（29）：5779-5783.

[128] Zhang X，Guo W G，Cui H，et al. *In vitro* and *in vivo* enhancement of osteogenic capacity in a synthetic BMP-2 derived peptide-coated mineralized collagen composite. Journal of Tissue Engineering and Regenerative Medicine，2016，10（2）：99-107.

[129] Wu D J，Liu S L，Hao A H，et al. Enhanced repair of segmental bone defects of rats with hVEGF-165 gene-modified endothelial progenitor cells seeded in nanohydroxyapatite/collagen/poly（l-lactic acid）scaffolds. Journal of Bioactive and Compatible Polymers，2012，27（3）：227-243.

[130] Wang L，Cao J，Lei D L，et al. Application of nerve growth factor by gel increases formation of bone in mandibular distraction osteogenesis in rabbits. British Journal of Oral and Maxillofacial Surgery，2010，48（7）：515-519.

[131] Cao J，Wang L，Lei D L，et al. Local injection of nerve growth factor via a hydrogel enhances bone formation during mandibular distraction osteogenesis. Oral Surgery，Oral Medicine，Oral Pathology and Oral Radiology，2012，113（1）：48-53.

[132] Xie L N，Wang P，Pan J L，et al. The effect of platelet-rich plasma with mineralized collagen-based scaffold on mandible defect repair in rabbits. Journal of Bioactive and Compatible Polymers，2010，25（6）：603-621.

[133] 王松灵，王学玖. 牙齿再生——梦想与现实. 华西口腔医学杂志，2008，26（2）：115-117.

[134] 夏尧. 材料的进步为人类带来福祉——看口腔材料的发展历史. 新材料产业，2016，（8）：68-72.

[135] 范志朋. 影响生物牙根再生的关键因素. 中华口腔医学杂志，2017，52（10）：605-609.

[136] 唐雪鹏，李适廷，王崇，等. 牙周膜干细胞膜片构建的生物性牙根生物学活性研究. 中国现代医学杂志，2016，26（22）：13-17.

[137] 唐雪鹏，何勇，王崇，等. 复层牙周膜细胞膜片组织再生的实验性研究. 口腔医学研究，2016，32（11）：1160-1164.

[138] 杨波，郭维华，田卫东. 牙囊细胞膜片与牙本质基质构建生物牙根相关研究. 中华口腔医学会第 14 次全国口腔医学学术会议（2012 年会）论文汇编. 陕西西安，2012.

[139] 韩雪，郭维华. 同种异体牙囊细胞膜片在异种生物牙根再生中作用. 实用口腔医学杂志，2020，36（2）：290-294.

[140] 刘怡. 小型猪牙齿相关干细胞介导的生物牙根再生及实验性牙周炎骨缺损修复的体内实验研究. 北京：首都医科大学，2006.

[141] Wei F，Song T，Ding G，et al. Functional tooth restoration by allogeneic mesenchymal stem cell-based bio-root regeneration in swine. Stem Cells and Development，2013，22（12）：1752-1762.

[142] Gao Z H，Hu L，Liu G L，et al. Bio-root and implant-based restoration as a tooth replacement alternative. Journal of Dental Research，2016，95（6）：642-649.

[143] Huang G T, Sonoyama W, Liu Y, et al. The hidden treasure in apical papilla: the potential role in pulp/dentin regeneration and bioroot engineering. Journal of Endodontics, 2008, 34 (6): 645-651.

[144] Adnan S, Ullah R. Top-cited articles in regenerative endodontics: a bibliometric analysis. Journal of Endodontics, 2018, 44 (11): 1650-1664.

[145] Han C, Yang Z, Zhou W, et al. Periapical follicle stem cell: a promising candidate for cementum/ periodontal ligament regeneration and bio-root engineering. Stem Cells and Development, 2010, 19 (9): 1405-1415.

[146] Yang X, Ma Y, Guo W, et al. Stem cells from human exfoliated deciduous teeth as an alternative cell source in bio-root regeneration. Theranostics, 2019, 9 (9): 2694-2711.

[147] Luo X, Yang B, Sheng L, et al. CAD based design sensitivity analysis and shape optimization of scaffolds for bio-root regeneration in swine. Biomaterials, 2015, 57: 59-72.

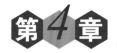

软组织仿生材料

软组织和软组织再生材料概述

软组织是指人体的皮肤、皮下组织、肌肉、肌腱、韧带、关节囊、滑膜囊、神经、血管等。软组织是比较重要的一个人体组织。临床上因创伤、疾病等因素造成软组织不同程度的损伤、缺损，严重影响机体功能。传统的修复方法是自体组织移植术，虽然可以取得满意疗效，但它是以牺牲自体健康组织为代价的办法，会导致很多并发症及附加损伤。人的器官功能衰竭，采用药物治疗、暂时性替代疗法可挽救部分患者生命，但供体器官来源极为有限，因免疫排斥反应需长期使用免疫抑制剂，由此而带来的并发症有时是致命的。随着材料科学、细胞生物学、生物力学的进步，采用组织工程技术构建模拟软组织的复合结构为软组织再生提供了新的希望。

自 1993 年由 Langer 和 Vanceti 提出以来，组织工程一直是一个备受关注的领域，它将细胞生物学、生物材料和医学领域结合起来，以构建新的功能组织。传统组织工程有三个要素：支架、细胞（附着于支架上扩增，主要为多能干细胞）与生长因子，以此"再生"出新的肌肉、神经、骨等人类所需的组织，甚至器官。组织工程是再生医学的重要组成部分，也是重要的组织再生技术之一。经过20 多年的发展，组织工程已经从基础研究向转化研究、临床应用和产品研发转化。目前已经能够再造骨、软骨、皮肤、肾、肝、消化道及角膜、肌肉、乳房等组织器官。

随着对组织工程研究的深入，软组织工程逐渐成为新的焦点。人体内的软组织含量很高，如皮肤、肌腱、肌肉、软骨、神经、筋膜、椎间盘、血管等都是软组织。这些组织通常起着支撑或连接身体结构和器官的功能。在日常生活中，由先天性缺陷、疾病、创伤和衰老引起的软组织损伤经常导致不可自我修复的缺陷。

自体移植是最早用来治疗这种缺陷的方法。然而不幸的是，自体组织容易被吸收，并且最多只有 60% 的细胞能在移植后仍保持活力。因此，很多研究人员想到用组织工程开发新的生物替代品，以治疗软组织受损的疾病。

在组织工程中，对组织的性能模拟是很重要的，具有模拟组织外观和功能的支架在促进细胞生长和分化中起着关键作用。

首先，天然的细胞外基质具有三维的网络结构，内部具有连续的孔洞，这种结构使它能够与细胞进行持续的信息交换，为细胞的增殖等提供支持、养分以及生长因子。因此，在设计组织工程支架时要考虑到孔尺寸、孔分布、孔体积、孔互连性、孔形状和孔壁粗糙度等要求。已经有研究探究了不同的细胞生长所需要的合适孔径，如用于新血管生成的最佳孔径是 5μm；成纤维细胞向内生长最适合的孔径为 5～15μm；肝细胞向内生长最适合的孔径为 20μm；用于皮肤再生的最佳孔径为 50～125μm，而用于运送氧气以及养分的最佳孔径为 200μm。

其次，由于软组织多是起到连接的作用，因此它们具有特殊的力学性能，以应对不断变化的外力作用。如肌腱，是用来传递拉力的，它将外力传递到肌肉和骨骼上以移动骨骼。它的弹性模量很大，多由平行的胶原纤维构成，这使它能够以最小的能量损耗和最小的张力来传递应力，它的应变一般不超过 10%。皮肤与肌腱类似，也是由胶原纤维组成的，但是它们的排列方式有很大的区别，皮肤中的胶原纤维呈三维渔网状排列，这使它在各个方向都可以发生较大的应变（图 4.1）。而软骨的结构就较为复杂，关节表面的软骨可分为三层，最表层是平行于表面的胶原纤维，中间层则是与垂直于表面呈 45° 角排列，底层是连接在骨骼上的，胶原纤维垂直于骨骼表面排列。它的弹性模量同样较大，在承受骨骼的压力时不会

肌腱（松弛）　　　　　　　　　　　肌腱（拉伸）

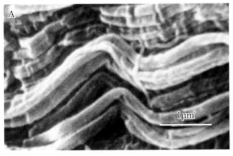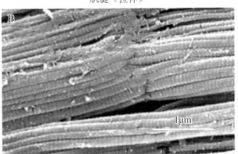

图 4.1　肌腱在松弛和拉伸状态下的形态[1]

（a）松弛状态下肌腱中的胶原纤维束呈波纹状；（b）拉伸的肌腱中胶原纤维束被拉直，原纤维的波纹结构以结的形式存在于拉直的纤维束中

产生很大的应变。因此，在设计支架时也要考虑到由组织不同带来的力学性能需求不同，并模拟组织的结构以满足它们的力学性能需求。

此外，支架的化学性能也要模拟组织，避免产生过强的宿主反应。支架需要有生物相容性，否则会产生强烈的排异反应；支架还需要有细胞黏附性能，让细胞能够向内生长，并产生增殖分化，形成组织；同时最好能够释放生长因子，辅助组织修复。支架的降解也不能引发宿主反应，一般来说最佳的降解行为是在 3～6 个月内保持一定的机械性能，在体内 12～24 个月完全降解，且降解产物无毒，可被代谢排出。

4.2　软组织再生微环境的构筑

在生命体中，软组织再生微环境是由多尺度的具有动态智能响应特点的细胞外基质构成的。理解软组织再生微环境的特点，并采用合适的制造方法实现软组织再生微环境的构筑，一直是软组织再生材料研究的核心问题。

细胞外基质（extracellular matrix，ECM）是由胶原、非胶原糖蛋白和糖胺聚糖等大分子构成的复杂生物网络结构（图 4.2）。ECM 作为一种特殊的天然生物衍

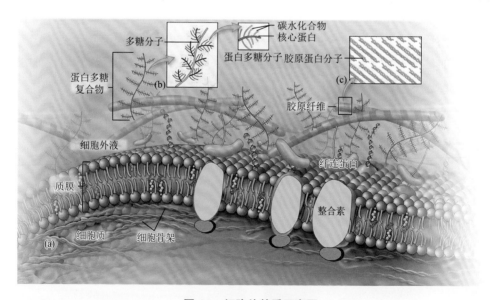

图 4.2　细胞外基质示意图

（a）ECM 是由水、蛋白质/糖蛋白和蛋白多糖组成的，它们通常形成大的束或复合物，结合在一起并与组织的细胞结合，虽然 ECM 的构成因组织而异，但它通常包括一些与质膜整合素的连接，因此可以维持膜结构的完整性，并允许组织内的沟通和协调；（b）蛋白多糖复合体的详细视图显示了许多蛋白多糖，每个蛋白多糖都有一个蛋白质主干和附属的碳水化合物亚基，它们都由一条多糖链连接在一起；（c）胶原束的详细视图，显示其中单个胶原纤维

生材料，为细胞的生长提供物理支持和适宜生长的微环境，并通过信号转导调控细胞的黏附、生长、增殖和分化。在组织胚胎的发生和发展、组织细胞的生长和分化、组织创伤修复和再生、细胞的衰老和癌变等过程中发挥重要的调控作用。随着近年来对 ECM 组分和功能研究的深入，其良好生物学性能使其在组织修复重建研究中得到广泛关注。植入宿主体内的 ECM 支架材料具有良好的生物降解性和较低的免疫原性，脱细胞组织的应用，一定程度上能够改善巨噬细胞引起的炎症反应。同时，ECM 中为细胞与细胞之间以及细胞与微环境之间的信息交流提供了途径，为营养物质向周边细胞的传送提供了传输通道。Gu 等证实 ECM 中大量的层粘连蛋白和纤连蛋白可以促进轴突的延伸和生长[2]。将沉积这两种蛋白质的 ECM 支架用来修复大鼠坐骨神经缺损，修复效果良好。虽然 ECM 在组织工程中得到广泛利用，但仍然存在一些问题，如去细胞方法和灭菌方法的标准化、ECM 中生长因子的保存、ECM 获取后蛋白质的定量、投入商业化生产后细胞外基质中各种成分的比例配制、立体支架的设计和保存等。

　　传统的二维（two-dimensional，2D）细胞培养因其方便、廉价而得到广泛的研究。尽管有了这些进展，2D 支架并不能模拟真实的细胞生长条件，细胞在 2D 条件下可能会改变其代谢、基因表达模式、ECM 蛋白的产生以及形态（如扩散的增加）。因此，通过模仿体内环境的特性，并利用传统的细胞培养研究工具，三维（three-dimensional，3D）细胞模型为观察干细胞的行为、组织器官和肿瘤的发展过程提供了独特的视角（图 4.3）。建立体外 3D 培养模型将有助于跨越 2D 细胞培

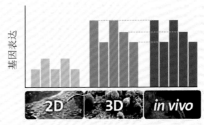

图 4.3　3D 细胞培养与 2D 的比较

养与动物实验之间的鸿沟，有利于加速癌症生物学和组织工程领域的转化研究。体外 3D 模型的关键特性就是能够模拟体内特定的细胞行为，精确预测组织发育和形态形成、细胞分化、药物和毒性筛选试验中基因型和/或表型对化合物的反应。一些更基础的 3D 模型还在不使用基质胶底物情况下悬浮培养细胞团。

为构筑合适的软组织再生微环境，人们将仿生学原理和材料加工技术结合，发展了一系列软组织细胞外基质仿生材料的制备方法。

4.3　软组织细胞外基质仿生材料的构筑方法

4.3.1　静电纺丝

人体软组织很多都是由胶原纤维等纤维状结构组成的，因此使用纳米纤维可以在纳米尺度上仿人体组织，而制备纳米纤维支架最常用的方法是静电纺丝。与普通纤维相比，纳米纤维由于较高的表面体积比和微孔结构，能有效地支持细胞黏附、增殖、迁移和分化，并且比纤维具有更高的机械强度。

静电纺丝技术是目前唯一能够直接连续制备聚合物纳米纤维的技术。它利用高压静电场能够制备多种不同特性的纳米纤维，这些纳米纤维孔隙率高、比表面积大、力学性能好，能够在一定程度上模拟细胞外基质结构，有利于细胞黏附、迁移、增殖、分化及功能的表达，已作为支架材料广泛应用于骨、软骨、神经、血管、皮肤等组织工程领域。

电纺纤维支架根据内部纤维的取向程度不同，可以被分为无规取向和有序排列两种，它们的区别主要在于机械强度，有序排列的支架在取向方向上有更强的机械强度，而无规取向的支架在各个方向的机械强度比较平均。因此，有序排列的电纺纤维支架通常用于肌腱、韧带、周围神经组织和骨骼肌等的修复，而无规取向的电纺纤维支架通常用于皮肤和软骨等的修复。

Donahue 等[3]用静电纺丝分别制备了无规取向的 PCL 纳米纤维支架和有序排列的 PCL 纳米纤维支架（图 4.4），机械性能测试发现，有序排列的支架的弹性模量比无规取向的支架大 125%，有序排列的支架的屈服应力比无规取向的支架大 105%，有显著的区别。然后在支架上进行了人脂肪干细胞的培养，细胞在两种支架上都可以实现黏附，培养 7 天后，发现在有序排列的支架上，细胞明显伸长，沿着支架取向的方向生长了。对细胞形状因子（细胞长度与细胞宽度之比）进行分析也发现有序排列的支架上的细胞形状因子远大于无规排列的支架。最后将支架植入大鼠前十字韧带撕裂伤口处，也证实了有序排列的支架具有更优良的修复效果。Carr 等[4]则制备了有序排列的 PDO/PCL（PDO 表示聚对二氧环己酮）共混电纺纤维支架，并用难以自然愈合的绵羊肌腱损伤模型进行试验，在植入 3 个月后，所有实验组的绵羊肌腱都恢复正常，证明了这种支架具有优良的组织工程性能。

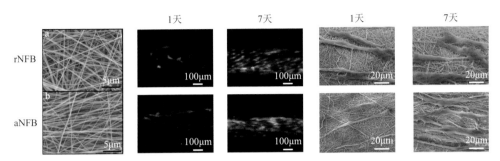

图 4.4　（a）无规电纺纤维和（b）有序电纺纤维上培养细胞的荧光和 SEM 照片[3]

无规取向的电纺支架也已经有了很多研究。Elisseeff 等[5]制备了 PVA 和硫酸软骨素复合的无规取向电纺支架，这种支架的特点是孔隙率特别高，有助于细胞的向内生长。在体外培养山羊的间充质干细胞 42 天后，形成了透明的类软骨结构，而将支架植入大鼠的软骨缺陷部位后，发现支架可以明显促进软骨损伤的恢复（图 4.5）。

人体组织创面修复常使用各种敷料，用以防治感染、为伤口的愈合提供有利环境。静电纺丝纤维膜具有孔隙率高、比表面积高、可仿生天然组织的精细结构尺寸等特点，在伤口敷料的应用方面引起广泛关注。目前，相关研究人员正致力于将电纺纤维敷料的结构和性能提升到一个新的高度，从而获得具有良好生物相容性且结构和性能仿生的多功能修复材料；同时，理想的电极膜还具有生物降解性、可控性，可有效促进创伤修复和组织重建。此外，可在电纺纤维/粒子中加入

PVA纤维　　　　　PVA纤维　　　　　粒子

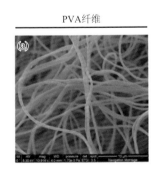
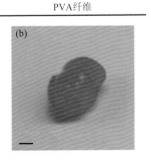
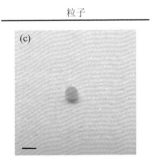

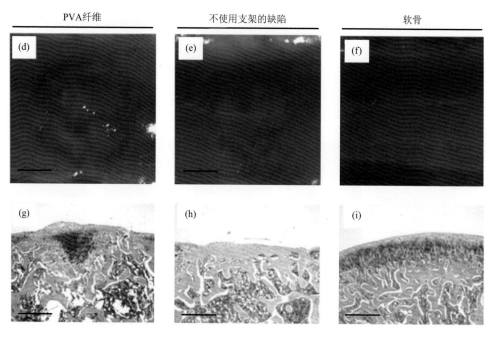

PVA纤维　　　　　　　不使用支架的缺陷　　　　　　软骨

图 4.5　PVA 和硫酸软骨素复合电纺支架的结构和性能[5]

（a）PVA 纤维的 SEM 图像；（b，c）培养 42 天后支架的图像和组织学评估；（d，e）使用 PVA 支架的缺陷图像与不使用支架的缺陷图像；（f）健康软骨的照片；（g，h）PVA 支架植入后组织的番红染色显示出远高于空白组的蛋白多糖沉积；（i）所有缺陷部位的蛋白多糖沉积量都少于天然软骨

抗生素、生长因子、维生素和蛋白质等功能性负载物，使静电纺丝伤口敷料的创面修复功能更加全面。

　　角膜病是常见眼科病和多发性疾病，也是主要的致盲性疾病之一。当前我国角膜病患者约 1000 万，其中 400 万都直接导致角膜盲病症，给相关患者造成了沉重的经济负担和心理压力。同种异体角膜组织移植是治疗角膜病最有效的途径，然而却存在供源紧缺的问题，其中有部分传统思想的束缚，角膜捐献者极其有限，而且一些不同的患者之间还存在免疫排斥的风险，另外还存在一些医疗技术相对不发达的国家和地区角膜移植技术落后等问题。角膜替代修复材料为角膜病的治疗提供了一条新的途径，同时也对材料的要求更加苛刻，一种理想的角膜修复材料不但要具有良好的生物相容性和可控降解性能，而且要具有适当的透光性和机械性能。胶原作为一种天然高分子材料，具有来源广泛、免疫原性低、可降解、生物安全性和生物相容性良好、易改性、便于成型加工等优点，使其在生物医用材料领域中具有重要地位。而 I 型胶原作为人类角膜中的主要成分，可以作为角膜修复材料来替代人工角膜材料。Li 等结合静电纺丝与溶液浇筑工艺制备一种功能化角膜修复材料[6]，首先选用纳米纤维素增强的胶原为基体材料浇筑成膜，随后以该膜为静电纺丝接收装置，在膜表面构建一层静电纺丝明胶纤维膜，并分别负载功能性药物；根据电纺纤维膜和浇筑膜的结构、性能及降解速率的不同，控释药物，有针对性地应用于角膜损伤修复过程的不同需求，可显著降低细菌感染或炎症反应的发生。

在骨结构中，骨膜是包裹在骨组织周围薄而坚韧的结缔组织膜，是正常骨组织的重要组成部分，在骨组织的发育和再生修复中起决定性作用。骨膜通常可分为外层和内层：外层也称为纤维层，具有较少的细胞成分，主要包含胶原蛋白、弹性纤维以及丰富的血管网络；内层也称形成层，其紧密黏附于骨表面，富含成骨细胞和间充质干细胞，具有分化潜能。骨膜固有的结构复杂性以及功能多样性使其再生修复面临巨大挑战。受到骨膜结构的启发，Wu 等通过将微溶胶静电纺丝和胶原蛋白自组装技术结合，构建了一种可缓释血管内皮生长因子（vascular endothelial growth factor，VEGF）的复合结构仿生骨膜（图 4.6）[7]。

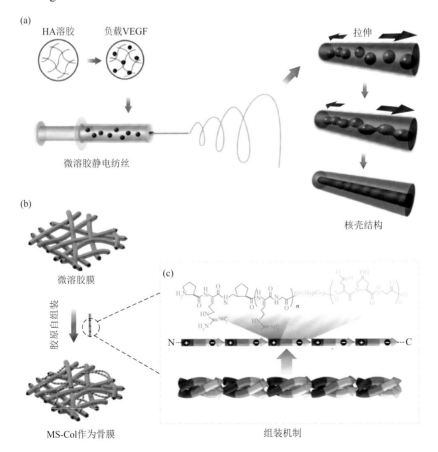

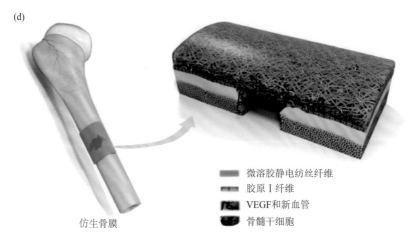

(d)

图例	
▬	微溶胶静电纺丝纤维
▬	胶原Ⅰ纤维
▬	VEGF和新血管
▬	骨髓干细胞

仿生骨膜

图 4.6　PLLA/HA（PLLA，聚左旋乳酸）微溶胶静电纺丝与Ⅰ型胶原纳米纤维自组装制备仿生骨膜结构

（a）微溶胶静电纺丝；（b）胶原自组装；（c）组装机制；（d）仿生骨膜

由于炎症加剧、肌成纤细胞增殖和胶原分泌过多等原因，容易形成一种常见的临床病理性疾病——增生性疤痕（hypertrophic scars，HS）。在 HS 的治疗中，体现出对新型支架不断增长的需求，其中设计能够模拟 ECM 的多功能支架是有前景的方法之一。虽然目前各种仿生 ECM 生物材料已被设计用于 HS 治疗，但大部分材料无法在伤口修复中起到生物功能和应用功能两方面的协同作用。因此，带有抑制疤痕功能的生物分子或药物的仿生支架成为无疤皮肤再生的新策略。这些支架不仅可以运载治疗药物和细胞信号因子，还可以提供细胞增殖的结构。然而，尽管合成聚合物支架可以模拟 ECM 的机械性能，但它们中很少能够模拟除胶原蛋白之外的 ECM 组分。此外，尽管胶原支架具有许多优点，但免疫和过敏风险可能限制其在过敏体质上的应用。Chi 等针对这一问题开发了一种基于静电纺丝、光控交联的 γ-聚谷氨酸/人参皂苷 Rg3（GS-Rg3）多功能水凝胶纤维支架，用于组织修复和伤口治疗（图 4.7）[8]。仿生纤维支架在附着小肽的作用下，促进成纤维细胞的增殖、分化，形成有组织的空间填充基底，在早期伤口闭合前进行凹陷处的组织修复。通过后期持续释放 GS-Rg3，纤维支架进一步促进组织无疤痕的伤口愈合。此外，这些纤维支架可明显促进细胞黏附、增殖，并且生物功能化的纤维支架表现出持续的 GS-Rg3 释放而没有爆发效应，有效地促进了 HS 抑制。因此，这一成果为加速伤口愈合和抑制 HS 形成提供了良好的治疗方案，并且在再生医学和药物递送方面具有潜在的应用价值。

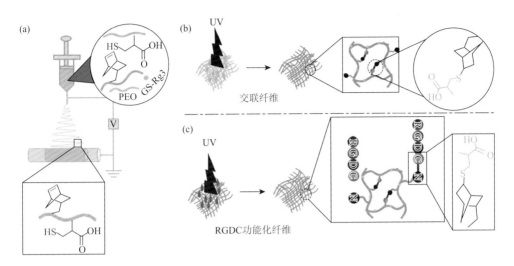

图 4.7　电纺制备多功能水凝胶纤维支架示意图

（a）纤维的静电纺丝过程；（b）硫醇-降冰片烯光交联反应；（c）通过硫醇-降冰片烯光交联反应制备细胞黏附肽
（arginine-glycine-aspartate-cysteine，RGDC）功能化纤维

4.3.2　水凝胶

水凝胶是一种交联网络，具有高含水量和高柔性的材料。它的高含水量能够模拟 ECM 的水性环境，它的多孔结构具有传递生长因子的能力，而且它的力学性能与软组织也比较类似，因此水凝胶是很适合模拟软组织，制备软组织工程支架的材料。通过一定的修饰，改善水凝胶的细胞黏附性能，它还可以作为细胞的储存和传递介质。另外，还可以无创的方式注入体内，直接填补创伤部位，进行组织修复。

胶原蛋白是 ECM 的主要组成成分之一，而且胶原溶液只需要调节 pH 就可以促进凝胶的形成，因此胶原是一种常用的水凝胶组织工程材料。Shoichet 等[9]将 EGF 和 FGF-2 分散在胶原溶液中，这种溶液进入生理盐水环境后就会在 1min 内自动凝胶化，将凝胶直接注射进入小鼠脊柱外侧，EGF 和 FGF-2 可以在几十天内持续释放，促进脊柱创伤的恢复。此外，纤维蛋白可被用于制备水凝胶支架，但它的问题在于在体内不能稳定存在，很快就会被降解。Blunk 等[10]加入蛋白酶抑制剂，制备了一种能够在体内长时间存在的纤维蛋白水凝胶支架，并在支架内培养了软骨细胞，细胞能够很好地黏附、增殖，形成新的软骨组织。

除了天然大分子，现在也出现了很多合成聚合物制备的水凝胶支架。对于合成聚合物水凝胶，它们的最大优点是可以根据特定应用的需要对其进行定制，从物理和化学性质到降解速率，都可以调控。Hejcl 等[11]制备了一种聚甲基丙烯酸羟乙酯（PHEMA）水凝胶，并对水凝胶表面进行 RGD 修饰，促进细胞的黏附。他们在水凝胶内负载了间充质干细胞后，发现细胞呈纺锤形生长，能够很好地黏附。将水凝胶支架植入大鼠脊柱受损模型中，水凝胶由于其柔软性，可以很好地填充受伤部位，且支架不仅能促进组织恢复，还促进了血管的生成。Wang 等[12]制备了一种 PVA 水凝胶，在凝胶上负载无机多磷酸盐纳米粒子，使细胞表现出更高的向水凝胶内部生长的倾向。他们在支架上培养间充质干细胞，也证实了这一点，表现出了促进软骨再生的潜力。此外，还有 PLGA、PEG 等材料也被应用于水凝胶组织工程支架的制备（图 4.8）。

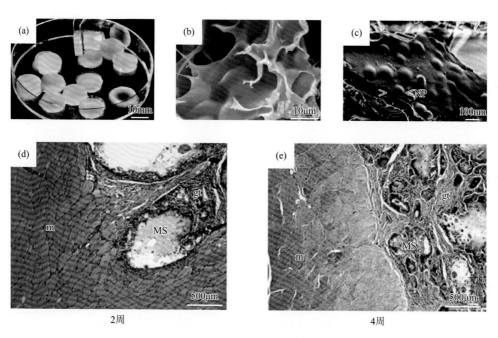

图 4.8　负载磷酸盐纳米粒子的 PVA 水凝胶的结构和性能[12]

（a）PVA 水凝胶的照片；（b，c）PVA 水凝胶和其中纳米粒子的 SEM 照片；（d，e）2 周和 4 周培养后苏木精染色的图像（MS，微球；gt，肉芽组织组装；m，肌肉筋膜）

有别于化学交联水凝胶，超分子水凝胶可以通过水凝胶因子之间的非共价相互作用形成，如氢键、π-π 堆积、疏水、静电或范德华相互作用，从而不需要额外的交联试剂。这些弱的非共价相互作用不仅使超分子水凝胶易于降解，而且使网络的孔隙大小能够响应细胞通过基质迁移时施加的机械力。通常情况下，对超分子水凝胶的刺激响应因素包括离子、pH、光、溶剂和酶,利用这些刺激响应行为,可促进细胞原位封装成真正的 3D 支持水凝胶网络。

对于超分子水凝胶,构建块可以是聚合物或小分子凝胶。超分子聚合物水凝胶是在聚合凝胶间的分子间非共价相互作用下组装而成的,如氢键、金属配位、主客体相互作用等,并且它们在生物和电子领域的潜在应用也已进行了报道。然而,对于聚合凝胶,沿着主链的官能团频率和含量可能会因链的不同而不同,而且由于单体反应活性差异,官能团之间的间隔可能不均匀。相比之下,小分子水凝胶的形成可能消除这种不确定性,因为小分子凝胶因子的自组装通常导致有序结构,其中包括非常规的重复序列或规则的重复序列。对于小分子水凝胶,已有多个体系被广泛报道,包括胆固醇衍生物、环糊精、咪唑衍生物、尿素、糖、氨基酸和肽基水凝胶。其中,天然存在的氨基酸和肽基水凝胶因其良好的生物相容性、可调控生物活性、出色的凝胶化能力和多样的合成途径,成为最有希望支持 3D 细胞生长的候选者。此外,这些水凝胶的结构和功能特性可以通过改变不同的氨基酸类型和序列进行调节,使它们形成能够模仿天然 ECM 结构和功能的生物活性水凝胶。传统聚合物水凝胶、超分子聚合物水凝胶和小分子水凝胶之间的对比如表 4.1 所示。

表 4.1　传统聚合物水凝胶、超分子聚合物水凝胶和小分子水凝胶的比较

水凝胶分类	凝胶因子	交联类别	优点	缺点
传统聚合物水凝胶	聚合物	化学交联	稳定、廉价	对刺激反应弱,使用微量有害试剂
超分子聚合物水凝胶	聚合物	物理交联	刺激响应、可逆	聚合物链不均匀
小分子水凝胶	小分子	物理交联	刺激响应、可逆、有序结构、可控组装、易于改性	稳定性弱

超分子凝胶因子自组装成水凝胶主要是由非共价键相互作用驱动的,非共价键相互作用通常比共价键相互作用弱,使其能够对外界刺激做出智能反应。氨基酸和肽类衍生物是一类超分子凝胶剂,酰胺键间的分子间氢键（—CONH—）是其凝胶化的主要驱动力。这些强而高方向性的酰胺氢键有利于水凝胶在水溶液中的有效自组装。在凝胶结构中除了酰胺键外,还引入了其他官能团,提供了多个氢键,增强了凝胶化能力。一般来说,氨基酸和肽衍生凝胶因子也含有疏水基团,它们不仅可以在凝胶剂内部提供疏水相互作用,还可以对氢键产生协同作用。例如,van Esch 等将氨基酸（带有疏水侧链）与疏水环己烷核偶联,制成一类具有良好自组装能力的水凝胶（图 4.9）[13]。疏水侧基可以屏蔽酰胺与水形成氢键,

疏水中心核可以引入疏水相互作用作为额外的自组装聚合力，确保在溶剂中形成一维分子间氢键堆积。

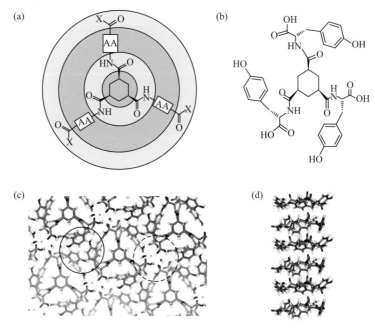

图 4.9 自组装水凝胶示意图

（a）环己基水凝胶器设计原理图（浅灰色区域＝亲水；深灰色区域＝疏水；AA＝氨基酸；X＝亲水取代基）；
（b）酪氨酸基纳米凝胶；（c）沿着 α 轴视图显示单个堆栈的结构（箭头：无序羧基，实心圆：疏水区，虚线圆：
亲水区）；（d）单个堆栈侧视图显示分子间的三重氢键链

离子作用和 π-π 堆积也在氨基酸和凝胶衍生肽的水凝胶化方面起着重要作用。RADARADARADARADA（RADA4）是一种离子自补寡肽，含有带相反电荷的氨基酸［带正电荷的精氨酸（R）和带负电荷的天冬氨酸（D）］，通常被认为是通过静电相互作用形成水凝胶的有效凝胶剂[14]。π-π 堆积作用的氨基酸和肽衍生凝胶是另一个主要驱动力[15]，如芳香二肽基水凝胶剂中芳香环间的相互作用[16]。此外，凝胶与溶剂的相互作用也对这类凝胶的自组装起着至关重要的作用。在溶液中加入渗透剂会改变平衡条件，影响水体活度，进而影响水化自组装界面的形成。综上所述，在氨基酸和多肽衍生凝胶的自组装过程中，涉及许多协同调节凝胶和凝胶-水相互作用的因素，在设计这些凝胶时应该加以考虑[17]。

氨基酸和肽基超分子水凝胶的形成主要是由物理相互作用驱动的，因此可以在外界刺激下调节三维自支撑基质，以可控的方式实现细胞原位包封到三维基质中。一旦水凝胶在刺激下可逆地转换成溶胶，它也可以使增殖的细胞从诱导的溶液状态中获得。虽然某些刺激物（如 pH 和光）可能对细胞活力有影响，但通过控制暴露于这些刺激物时的凝胶化时间，可以将不利影响降到最低。

Galler 等报道了 K(SL)₃RG(SL)₃KGRGDS 肽可以与蔗糖溶解在去离子水中，含有赖氨酸肽的电荷被带负电荷的肝素屏蔽，形成封装的牙髓干细胞（dental pulp stem cells，DPSC）和 VEGF 水凝胶[18]。图 4.10（a）显示 DPSC 体外接种到水凝胶后的 3D 图像，细胞呈伸长状，并与相邻的细胞相接触。图 4.10（b）显示水凝胶中的细胞簇可以产生胶原蛋白作为自身的 ECM，取代合成载体。体内移植组织学分析进一步表明，在含有生长因子（growth factors，GFs）的肽水凝胶中，DPSC 可以形成带血管蒂的软结缔组织，如牙髓 [图 4.10（c）～（f）]。细胞可以进一步降解水凝胶，并用胶原 ECM 取代水凝胶 [图 4.10（d）和（e）]。细胞-牙本质界面的细胞呈扁平状，与牙本质壁紧密相连，细胞突起延伸至牙本质小管 [图 4.10（e）]。这种定制的、具有生物活性的细胞外基质能够支持血管化的软结缔组织的形成，类似于体内移植后的牙髓。由于水凝胶与软组织具有惊人的相似性，这种超分子水凝胶是一种很有前途的牙科治疗材料。

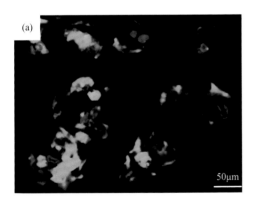

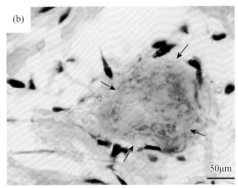

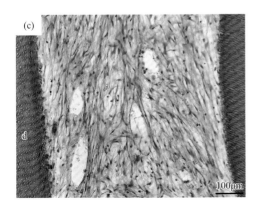

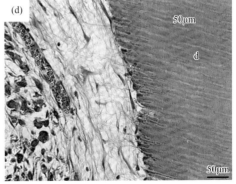

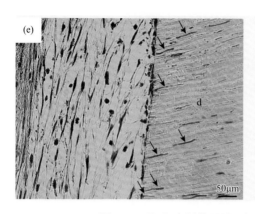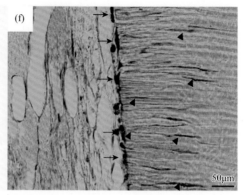

图 4.10 肽-肝素封装牙髓干细胞和血管内皮生长因子水凝胶

（a）3D 水凝胶中的 DPSC 形态，共聚焦显微镜显示被拉伸的细胞和细胞间的接触；（b）组织学 Masson 三色染色显示胶原沉积（箭头）在细胞簇附近；（c）DPSC 在体内移植 5 周后形成浆状结缔组织；（d）高倍镜显示血管和细胞层与牙本质壁密切相关（d：牙本质）；（e）细胞向牙本质小管（箭头）延伸，这是成牙细胞形态的特征；（f）与牙本质相邻的细胞层以及细胞过程对牙本质唾液蛋白呈阳性

　　光是操纵溶胶-凝胶转变的一种特别有趣的刺激，因为它是一种远距离的刺激，可以在空间上和时间上很轻松和方便地加以控制。光响应性水凝胶作为一种新兴的生物材料，近年来得到了广泛的研究。光响应性水凝胶的动态特性有助于引起局部性质的变化，如黏附活性和机械强度，允许动态操纵被环境包围的细胞[21]。光不仅可以促进 3D 细胞培养中水凝胶的形成，还可以调节细胞行为。Zhang 等探索了用四唑（tetrazole，Tet）结构改性光降解肽水凝胶[22]。水凝胶在紫外光照射下，四唑立即转化为荧光吡唑啉环加合物（pyrazoline cycloadduct，Pyr）。由于吡唑啉环加合物具有轻度倾斜的三环体系，它可以中断芳香四唑环之间的 π-π 堆积作用，导致水凝胶的塌陷［图 4.11（a）］。四唑结合生物活性肽（GFRGD）在生理 pH 条件下形成透明水凝胶，使人骨髓间充质干细胞（human mesenchymal stem cells，hMSCs）包埋在凝胶基质中成为可能［图 4.11（b）］。在紫外光照射下，凝胶内部形成了微通道，使得培养的细胞具有明显的扩散行为［图 4.11（c）和（d）］。

　　此外，细胞在各个行为过程中都会分泌大量的信号分子到其所处的细胞外微环境中。基质金属蛋白酶（matrix metalloproteinases，MMPs）是一类活性依赖于 Ca^{2+} 和 Zn^{2+} 的蛋白水解酶，由细胞分泌到细胞外微环境中降解细胞外基质中的多种蛋白质成分。MMPs 敏感水凝胶最早是用来模拟细胞在细胞外基质中的侵袭性能，后来逐渐在组织工程、纳米药物传递以及癌症治疗等领域都得到了广泛的应用。由于细胞外基质的降解会导致局部细胞外微环境硬度的下降，Ji 等将细胞分泌的

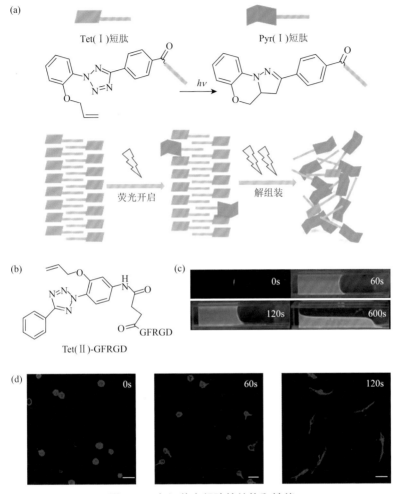

图 4.11　自组装水凝胶的结构和性能

（a）自组装水凝胶的光响应，凝胶转变为非凝胶；（b）Tet-肽的化学结构；（c）不同时间紫外光照射的 Tet-肽凝胶的荧光照片；（d）在不同时间紫外光照射（8W，302nm）的 3D 凝胶中，培养 36h 后 hMSCs 的形态学变化

MMPs 作为内源性刺激来控制材料的降解从而实现与细胞行为相匹配的硬度自适应性[26]。针对内皮细胞在再生修复过程中对细胞外微环境的硬度有着不同的需求，利用聚赖氨酸（poly-L-lysine，PLL）和甲基丙烯酸化的透明质酸（methacrylate hyaluronic acid，HA-MA）聚电解质多层膜构建了 MMPs 响应的硬度自适应性材料。MMPs 敏感肽链以交联剂的方式通过双键-巯基之间的迈克尔加成反应引入到多层膜中。交联后的材料具备足够高的硬度支持内皮细胞的黏附和增殖。当内皮细胞增殖形成内皮层的过程中会分泌大量的 MMPs 将作为交联剂的肽链降解掉，多层膜硬度自适应性下降从而使内皮层依旧维持健全的功能。

4.3.3　3D 打印和细胞打印技术

近年来，基于 3D 打印技术（也被称为增材制造）在结构成型方面的显著优势，其在构筑复杂的 3D 水凝胶支架方面表现出巨大的潜能（图 4.12）。和传统材料制备方法相比，3D 打印技术具有智能化程度高、加工速度快、结构精细、可控性好等优势。通过模仿天然组织和器官的结构，极大地改善了材料在尺寸构型上的不适配性。3D 打印技术已被广泛地应用于构建如皮肤、血管、心脏等诸多组织/器官原型，这不仅为器官替换的宏伟目标奠定基础，也可作为体外病理模型服务于药物筛选、器官发育及病变等领域（图 4.13）。Lorber 等通过 3D 打印技术，用大鼠视网膜的神经节细胞和神经胶质细胞制得具有 3D 结构的人工视网膜[27]。该人工视网膜细胞打印出来后存活率高，并且仍具有生长增殖能力。大量实例证明，通过 3D 打印技术将种子细胞、生物相容性支架材料依照仿生学原理在计算机辅助下层层打印，形成有生理功能的活体器官，达到修复或替代的目的。3D 打印技术可实现患者专属定制，构建复杂模型重复性强，在生物医学领域具有广阔的应用前景。

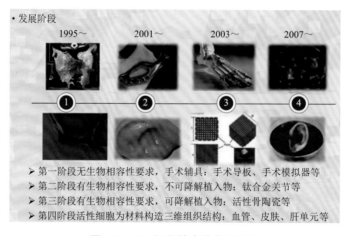

图 4.12　3D 打印技术的发展阶段

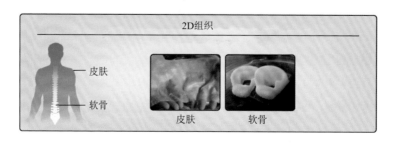

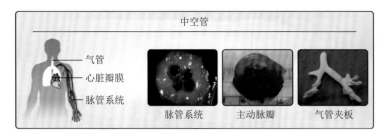

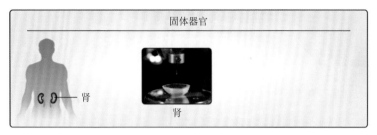

图 4.13　3D 打印用于人体生物组织的构建

近日，中国科学院兰州化学物理研究所王晓龙研究员团队，基于生物兼容的人工合成高分子和天然活性大分子制备物理交联水凝胶的策略，成功开发了聚乙烯醇（PVA）+ κ-卡拉胶的复配水凝胶墨水[28]。借助墨水直写（direct ink writing）打印技术，实现了复杂水凝胶结构的精细打印制备，包括水凝胶管、3D 支架以及耳朵等。通过冷冻-解冻循环后处理技术，在水凝胶结构中形成物理交联网络，从而制备出高强度、耐溶胀的水凝胶。更重要的是，该水凝胶经纯物理过程制备，没有反应副产物或者残余有毒物质，并且 κ-卡拉胶具有良好的生物活性，所制备的 3D 水凝胶支架可以直接用于 3D 细胞培养，在骨组织再生、皮肤修复方面具有重要的应用价值。

通过 3D 打印技术构建甲基丙烯酰化明胶（gelatin methacrylate，GelMA）水凝胶支架已有大量研究。GelMA 水凝胶对多种细胞均具有良好的黏附、增殖、迁移、分化等生物活性，预计在组织血管化、心肌修复、骨/软骨、肝脏等组织工程领域具有巨大应用潜力。GelMA 预聚液在低温下（25℃以下）分子链之间容易形成氢键使溶液的黏度上升甚至完全固化，这个特性可基本满足 3D 打印挤出过程中对黏度的要求，同时利用挤出平台的低温可实现 GelMA 的初步成型，维持打印结构的稳定性。另外，打印过程中或打印结束之后，GelMA 可在紫外光照射下快速交联固化使打印结构更加稳定。因此，GelMA 为 3D 打印构建结构精细的水凝胶支架提供了可能。Kolesky 等通过 3D 打印技术将 GelMA 水凝胶打印成血管状的中空管状结构，并将人脐静脉内皮细胞（human umbilical vein endothelial cells，

HUVECs）灌入打印的 GelMA 水凝胶的中空管道中形成血管。通过 GelMA 水凝胶中多细胞空间排布可实现具有血管化、多相组织的构建（图 4.14）[29]。

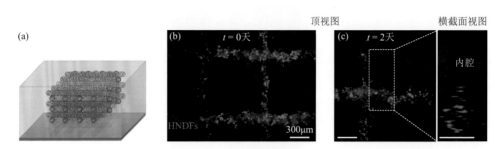

图 4.14　3D 打印包载人脐静脉内皮细胞（红）和人真皮成纤维细胞-新生儿（绿）细胞 GelMA 水凝胶微血管结构

软骨的自修复能力有限，目前全世界有上百万患者患有不可治愈的退化性关节疾病。常规研究是通过制造能够改善软骨细胞分化和软骨成形的支架与生物材料，并借助分化的干细胞和软骨细胞分泌沉积细胞外基质最终形成强力学性能的软骨组织，但是这一过程太耗时间。除此以外，虽然该方法可以实现组织在制造完成后就拥有类似软骨的刚度，但是这些材料都过硬以至于无法支持细胞的软骨成形。想要开发出一种既能够为运动提供足够力学支撑，又能同时保证软骨细胞成形的软骨组织，仍是一项重大挑战。近期，哈佛大学医学院的团队提出了一种利用悬浮 3D 打印方法，打印载细胞微球，制造类软骨组织的技术（图 4.15）[30]。

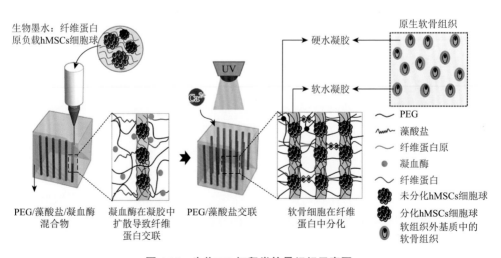

图 4.15　生物 3D 打印类软骨组织示意图

利用两种拥有不同力学性能的生物材料来制造 3D 类软骨组织：一种是硬的生物材料，来反映天然软骨的宏观力学性能；另一种是软的生物材料，为软骨成形提供一个合适的微环境。其中，悬浮打印的支撑材料是一种 PEG 胶和海藻酸钠水凝胶的网络互穿聚合物胶（压缩模量为 MPa 级别），它被视为细胞外基质并且拥有自愈合能力。在该支撑材料中，还掺入了凝血酶。随后，将间充质干细胞微球嵌入纤维蛋白原中并 3D 打印，制造出一个由纤维蛋白（压缩模量为 kPa 级别）组成的柔软微环境，用于模拟软骨细胞外围基质并保证营养可以快速扩散。生物打印的间充质干细胞微球展现出很高的活性和类软骨行为，且对组织的整体力学性能没有不利影响。因此，实现了在力学性能很强的水凝胶中打印柔软的细胞载体生物材料。

Liu 等报道了一种新型可生物降解的氢键强化明胶水凝胶支架并将其用于骨软骨再生（图 4.16）[31]。该梯度水凝胶生物支架由可裂解的聚（N-丙烯酰基-2-甘氨酸）（PACG）和 GelMA 构成，能够在骨软骨修复的早期阶段提供机械支持，并最终随着新组织的向内生长而降解。引入氢键强化的 PACG 有助于显著提高明胶水凝胶的机械强度，拉伸强度高达 1.1MPa，抗压强度高达 12.4MPa，杨氏模量高达 320kPa，压缩模量高达 837kPa。其中，在模拟关节软骨-软骨下骨结构中，通过一步精确的热辅助挤出打印技术及后期的紫外光聚合得到 PACG-GelMA-Mn^{2+} 上层软骨层和载有生物活性玻璃的 PACG-GelMA 底骨层组成的双层生物梯度水凝胶支架。生物活性玻璃的掺入可以改善人骨髓间充质干细胞（human bone marrow

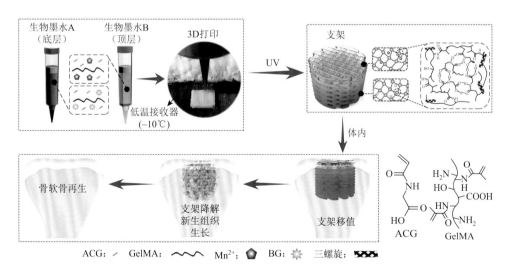

图 4.16　用于修复骨软骨缺损的生物混合梯度支架的 3D 打印示意图

mesenchymal stem cells，hBMSCs）的增殖，碱性磷酸酶（alkaline phosphatase，ALP）活性和分化，而 Mn^{2+} 的引入可以促进 hBMSCs 的软骨分化，使得到的生物混合梯度水凝胶支架在大鼠膝骨软骨缺损修复中起到同时加速软骨和软骨下骨分化的作用。

眼角膜损伤、感染及一些先天性因素导致角膜疾病成为全球第二大致盲疾病。同种异体角膜、人工角膜及人的羊膜移植是三类临床上应用最广泛的角膜疾病治疗方法，但是这些方法都存在一定的问题或缺陷。近期，Kong 等利用生物 3D 打印技术，制备纤维水凝胶复合支架，在角膜基质的诱导再生领域取得重大进展[32]。

4.4　具有动态智能特点的软组织仿生材料

对刺激产生响应是生命体最基本的过程之一。为了精确检测环境中的变化，设计动态功能材料的需求变得越来越普遍，环境变化可以通过制动器转换为信号或进行治疗干预。环境响应性的生物材料较为独特，因为每种材料的响应都是在分子水平上有目的地进行设计，可以通过复杂的结构特性与生理过程进行交流并产生宏观的功能行为。当通过模块化或分层组装将这些响应组件结合在一起时，将构成智能设备，这样的设备可同时响应多种刺激并执行复杂的功能。

智能材料能够识别特定的环境刺激，并以可预测的方式做出响应。响应程度由所施加刺激的强度控制，当停止刺激时，这些材料会返回到原始状态。为了设计出对环境敏感的生物材料以用于各种应用，研究人员从自然中寻求灵感。通过仿生设计，他们工程化必要的分子响应性和复杂的结构特性关系，从而将生物刺激转化为有用的机械输出。

环境刺激分为三个主要类别：化学、物理和生物。化学刺激是分子间相互作用的刺激，如 pH、溶剂和离子强度。物理刺激包括力学（应力/应变）、温度、光、磁场和电场。生物刺激包括酶促反应、膜渗透肽和受体-配体识别。一种响应可以采取多种形式，从简单的溶解度变化到一系列复杂的生化反应，可以将微小信号转换为光输出。

理解刺激与响应之间关系的复杂性对实现生物制动材料设备与组织界面之间的动力学、热力学和空间控制是十分必要的，本节展示了材料与外界刺激之间相互作用的基本原理，并为设计下一代的智能材料提供了观点和建议。

4.4.1 对化学刺激产生响应的材料

为了设计对动态生理环境产生响应的工程设备，研究者们采用了多种化学活性天然和合成材料。

通过对自然生理或病理状态的识别和响应来设计先进生物材料是十分有效的。医学上的应用和一些变化（如质子化状态的变化、与溶剂的相互作用、吸附或交联的裂解）将指导研究人员对材料的结构和化学刺激进行设计。以下介绍了包括盐、离子强度、氧化还原等化学刺激产生响应的生物材料的最新发展、挑战和局限性。

1. 可转换的聚合物刷

近年来，具有溶剂响应性表面的材料引起了极大的关注。这种材料用于先进设备和植入物，如具有表面抗污、自修复性能的体系，甚至具有复杂信号的体系。目前，对通过改变表面接枝链的构型设计具有转换特性的聚合物材料进行了广泛的研究[33-37]。聚甲基丙烯酸甲酯（PMMA）、聚苯乙烯（PS）、聚乙二醇（PEG）、聚甲基丙烯酸二甲基氨基乙酯（PDMAEMA）等[33-36]聚合物在进行溶剂响应性材料的设计上被广泛研究。当使用不同的溶剂处理时，聚合物刷会表现出一定程度的变形或取向的改变。这种特定的响应依赖于溶剂环境以及聚合物链段的热力学性质（聚合物-聚合物相互作用力与聚合物-溶剂相互作用力的相对大小）。良溶剂环境会使聚合物链溶胀，与溶剂间充分接触，增大大分子链的柔性从而生成伸展的刷状态；在不良溶剂或无溶剂的环境中，聚合物刷变形生成聚集的蘑菇状链。

混合的聚合物刷体系包括两种或多种具有不同特性的均聚物链段[34]。这种体系更加复杂但对外界溶剂或蛋白质具有放大的响应效应，这是由于特定网络的不混溶和相分离构象状态变化。例如，混合聚合物刷可以由不同的亲水均聚物链段和疏水均聚物链段组成。如果聚合物刷在水性环境中，则聚合物/溶剂与亲水链段的相互作用在能量上更有利。因此，亲水性部分将向外伸展，表面变为亲水性。如果暴露在疏水环境中，该体系优先将疏水均聚物向外伸展。

控制聚合物刷的结构和形态对于确定其在应用中的性能至关重要。如图 4.17 所示。刷子的结构和表面粗糙度可以通过在连续的表面反应过程中改变溶剂质量来控制。相邻链之间的长度（低密度或高密度接枝）会影响所产生的聚合物刷的类型，并且高密度聚合物刷会从表面伸展开，以减少相邻链之间的相互作用（即空间排斥）。

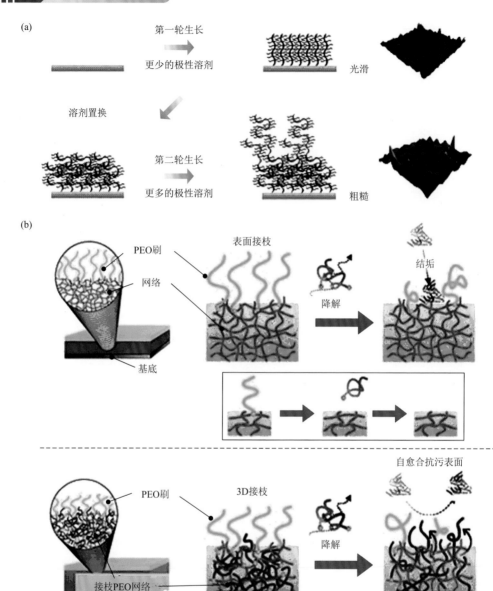

图4.17 聚合物刷可用于合成响应性薄膜或表面

（a）具有光滑或粗糙的纳米级聚合物刷表面，可以在聚合反应中改变溶剂质量来控制粗糙度[35]；（b）设计可切换的防污和自愈特性的表面，防污表面的自修复是由于内部接枝的聚合物（深蓝色链）重新排列到界面上[38]

在设计电子产品（微型制动器）、微流体装置（芯片上的器官）和生物表面（生物传感器和植入物）的可切换表面时，随着溶剂变化而产生的可逆形变特别重要。它为表面工程概念开辟了许多新的可能性，可改善在生物界面的润湿性和黏附性，在机械驱动、化学传感、细胞生长和分离以及微流道和纳米流道设计等方面具有应用前景[33-35, 38]。

2. 离子响应性聚合物

离子是指原子或原子基团失去或得到一个或几个电子而形成的带电荷的粒子。在溶液中，最初存在于固体晶格中的离子会解离为带负电和带正电的物质（分别为阴离子和阳离子）。这些物质以电中性组合的形式存在，在溶液中几乎具有独立迁移的能力。电解质溶液中仅由单个原子组成的离子称为单原子离子（如 Na^+、Cl^-），而由一些原子组成的离子或更大形式的分子式离子称为多原子离子（如 NH_4^+、CH_3COO^-）。

离子响应性聚合物的机理是解离的带电离子将与聚合物或共聚物发生相互作用，从而减少周围环境中链段、链和其他分子之间的静电相互作用[39]。此行为是由于电荷筛选所致，其中聚合物中任何带电基团之间的力均降低。

含有大量可电离官能团的聚合物在官能团带有电荷的情况下在环境中具有更高的溶解度。但是，在添加盐的情况下出现的电荷屏蔽效应可能会将聚合物的构象状态改变为收缩的线圈型或球形。结果导致离子强度和离子类型可以对许多响应性聚合物的溶液行为（如 pH、温度）产生强烈影响[39, 40]。

在响应性材料中，离子交换描述了材料与其周围环境之间的可逆作用[39, 40]。在医学领域，离子交换技术被深入研究以用于药物输送、诊断、传感器及其他应用[39, 41]。

特别是在递送应用中，离子交换树脂经常被用作药物储存容器，用来掩盖味道以及根据时间或体内抗衡离子进行持续的药物释放。文献中已经报道了多种具有控制药物释放能力的聚合物基质[41]。通常用于产生离子响应性材料的官能团包括季铵盐、叔胺替代物、磺酸和羧酸。

离子交换的过程和速率涉及抗衡离子通过材料基质的扩散作用。在此程度上，孔隙率和粒子尺寸是材料的关键属性。这些可以通过精细变化聚合条件和制造技术来控制[39, 40]。通常在高浓度下聚合物颗粒的扩散速率受到动力学控制。通常粒径较大的扩散较慢，粒径较小的扩散较快。相反地，在低浓度下聚合物膜中的扩散速率受到动力学控制。与高分散聚合物相比，较低的多分散性使颗粒和薄膜的扩散作用具有更一致的动力学性能。

除了治疗性递送，离子交换在生物技术和生物医学领域的有用性通常与再生材料以供连续使用的能力有关。该反应应该是可逆的，并且不会因离子交换或再生过程而导致材料的永久变化或效率降低[39]。在此程度上，文献中已报道了多种响应性材料，可用于诊断传感器、自修复水凝胶以及许多生物技术和发酵过程的色谱分离，如单克隆抗体、蛋白质和肽的分离和纯化[42-44]。

3. 氧化还原响应性聚合物

氧化还原响应性聚合物对环境刺激产生响应后会引起对氧化还原敏感的基团的状态发生改变。在无机化学中，过渡金属常被用于设计这种类型的响应材料。1954年，人们在生物体内发现了自由基[45]。在过去的几十年中，随着对生物体了解加深，人们对于氧化还原响应性聚合物在生物医学领域的潜在应用具有极大兴趣。

许多生物医学材料利用生物体的自然状态或患病状态的活性氧（ROS）和活性氮（RNS）来设计。这两种物质都具有较高的反应活性，是它们未配对电子的副产物。常见 ROS 包括过氧化氢（H_2O_2）、次氯酸（HClO）、超氧化物（$\cdot O^{2-}$）以及衍生物包括羟基自由基（$\cdot OH$）、过氧化氢自由基（$HO_2\cdot$）、过氧化烃基（$RO_2\cdot$）、烷氧基（$RO\cdot$）和单线态氧。常见 RNS 包括一氧化氮（$NO\cdot$）及其衍生的反应性物质包括过氧亚硝酸盐（$\cdot ONOO^-$）、硝酰基阴离子（NO^-）、硝酰基阳离子（NO^+）和二氧化氮（$NO_2\cdot$）。

ROS 和 RNS 都是人体天然产生的，产量处于较低水平，它们是人体健康活动和新陈代谢的副产物。它们的产量在较低水平下对生物体是有益的，对复杂功能（如肌肉收缩，营养物质代谢，能量产生，血压调节和认知功能）具有生理意义。此外，它们在调节生命活动所必需的生物学过程中起着至关重要的作用，如细胞增殖和生长、正常细胞凋亡、细胞信号传导的调节以及先天免疫[46, 47]。例如，超氧化物是免疫系统的天然副产物，响应于外来微生物或病原体的氧依赖性杀伤机制。通常硝酸由各种一氧化氮合酶（NOS）与氧气、还原型烟酰胺腺嘌呤二核苷酸磷酸（NADPH）氧化酶和 L-精氨酸的酶促活性而形成。

在生物医学应用中，氧化还原响应性材料在分子设计上，通常使材料具有多个氧化态（如铁、硒、硫）、二硫键、二硒键和二碲键的官能团[46-48]。

如图 4.18 所示，设计的最终目标通常是使材料发生受控降解、链断裂或使材料结构发生构象变化[47]。这可以通过分子水平上特定的键断裂或溶解度的变化来实现。这些设计对于螯合/释放、作为自下而上的纳米级阵列组装、生物传感器、生物制动器和小型化诊断试验都可能有用。

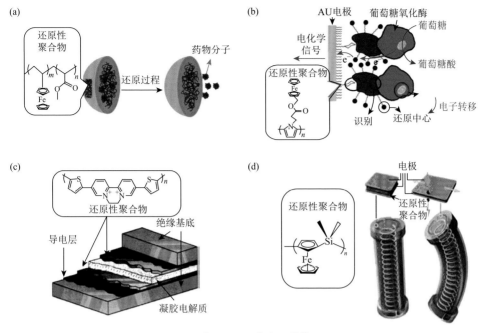

图 4.18　常见 ROS 响应系统的图示

（a）药物输送工具；（b）分子传感器；（c）电致变色设备；（d）机械制动器[49]

4.4.2　对外界信号产生响应的先进材料

在 4.4.1 节，我们介绍了对生理环境变化做出响应的各种材料（如质子化、与溶剂的相互作用、吸附以及交联的裂解）。这些智能材料中的每一种都将生物或分子信号转换为机械（溶胀和聚合物链的伸展）或构象变化的输出（组装/拆卸）。

在用于生物设备-组织界面的下一代生物材料的设计中，施加外部信号（如电场、磁场和光）通常会很有成效，这些信号会转换为物理输出（溶胀、热），并用于诊断或治疗设备。本节中，我们将介绍生物材料在响应温度、磁场、电或光的最新进展。这类材料都可用于设计先进的分子结构并应用于医学设备-组织界面。

1. 电磁活性材料

响应于磁或电刺激的材料已在生物传感和组织工程中得到了广泛的应用。在组织工程和医疗设备应用中，复合体系中的导电聚合物可将电刺激传递给生物组件。

用于生物医学最常见的导电聚合物是聚吡咯、聚噻吩、聚苯胺和聚（3,4-乙二氧噻吩）。这些聚合物均具有可传导和转换电刺激的共轭主链。为了使导电聚合物的生物活性多样化，实现组织整合或药物递送等目的，许多研究人员使活性生物分子吸附、捕获或共价附于导电生物材料上。在组织工程中，导电聚合物已广泛用于向神经元传递电刺激以及模仿肌肉的机械活动[50-52]。

包含氧化铁纳米材料的混合生物材料通常用作感应、药物输送和再生医学的磁场响应系统。例如，在组织工程中（特别是骨组织工程），含有氧化铁纳米材料的水凝胶被用来对嵌入细胞施加生理相关力，从而支持骨髓干细胞的黏附和增殖[53]。

2. 光敏材料

光敏材料按转导机制（即热、键交联、键裂解）和应用来分类。近来，对光产生响应的材料在治疗学和组织工程学的研究中展现了重要的应用前景。例如，在治疗学中，含有金纳米材料的微凝胶可用于同时成像和递送化学疗法[54]，或实现对肿瘤的光热消融治疗并成像[55]。在组织工程学中，具有光响应性交联的支架可通过模仿生物体组织环境实现机械性能的动态调节[56]和生长因子的释放[57]，也可促进向特定细胞谱系的分化。

光引发和光介导化学在组织工程应用中引起了人们极大的兴趣。近年，DeForest和Tirrell用2-(2-硝基苯基)丙氧羰基(NPPOC)-光敏笼状烷氧基胺制备了PEG支架[58]。暴露于365nm或740nm波长的光照下可实现支架本体的图案化，释放的烷氧基胺可通过醛基封端的光敏连接分子与活性蛋白反应（图4.19）。这种化学作用不仅可以使光触发的蛋白质释放，还可以使光释放和光键接的循环成为可能。活性蛋白的保留和释放可用于动态呈现细胞黏附分子，或可预测地传递生物活性因子来调节细胞行为。

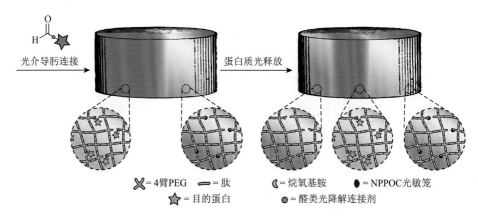

图 4.19　光敏化学反应使得基质能够依次实现图案化并从中释放生物活性蛋白。凝胶基质中蛋白质上的醛基与基质中释放的烷氧基胺发生光活化反应在凝胶基质中形成图案，而进一步的光照导致连接键的裂解释放蛋白质，这种蛋白质的键接结合和释放可以循环重复[58]

在组织工程中，光响应材料可用作硬化-软化动态体系。例如，含有 β-环糊精和偶氮苯改性的透明质酸水凝胶在 420nm 的光照射下形成主客体对，水凝胶变硬；在 365nm 的照射下，偶氮单元异构化为顺式构象，破坏了主客体对，使凝胶软化[59]。类似地，通过包封含氯化钙或二亚乙基三胺五乙酸（DTPA）的脂质体-金纳米棒杂化物，使藻酸盐基质具有光响应的动态力学机械性能。在 808nm 激光照射下通过金纳米棒的热诱导引起脂质体从凝胶到流体的相变，释放氯化钙，使凝胶变硬；而相反地，DTPA 体系通过螯合钙离子而软化藻酸盐凝胶[60]。

如上述示例所示，光响应材料系统具有高度的空间可调性，特别是用于生物标志物的负载、释放，以及调节机械性能。这使得光敏材料和包含光响应部分的先进材料系统有望成为下一代细胞载体或生物活性设备的候选材料。

4.4.3　生物分子响应材料

生物系统的重要特征之一是动态呈现特定的活性分子。特别是一系列蛋白质的表达水平表现出了组织、细胞和亚细胞层面上生理环境之间的转变。蛋白质生物标志物种类、数量众多，分子量和等电点范围广泛，并且可以自由溶解膜结构或与其产生关联。这些蛋白质除了为生物宿主执行必要的功能外，还为临床医生、科学家提供了一系列标志物用于诊断和治疗。

除蛋白质表达和呈递外，生命系统还依赖于许多小分子，包括糖、类固醇、核苷酸、脂质、维生素、盐和肽。这些分子本身就发挥着至关重要的功能：调节人体的能量平衡、改变细胞膜和细胞器膜的性质并介导细胞之间的通信。从医学和工程学的角度来看，这些分子也非常有用，细胞因子水平与正常浓度的偏离表明可能需要治疗干预。因此，识别细胞因子水平并转换输出（机械、电输出）的材料可以作为治疗系统和医疗设备的组件而被广泛使用。

1. 识别和响应酶的聚合物

一种常见的生物材料策略是将活性蛋白固定在其他惰性材料的表面或本体内。这些生物大分子随后可以与靶细胞表面上的细胞外受体结合，或在凝胶微环境中执行其天然的催化功能。

酶活性水凝胶已在智能水凝胶领域引起了广泛的兴趣，特别是在药物递送中的应用。例如，Knipe 等最近研制的一种带有肽交联剂的聚甲基丙烯酸-*co*-N-乙烯基吡咯烷酮[P(MAA-*co*-NVP)]胰蛋白酶不稳定凝胶网络，用于口服药物递送。在模拟的肠液中溶胀后，肽交联剂暴露出来，天然存在的胰蛋白酶能够穿透和裂解凝胶交联[61]。在这种情况下，使用酶促反应系统的优势在于降解行为对胰蛋白酶具有特异性，并且通常对其他蛋白水解酶（如胃蛋白酶）无反应。这种响应比针对一般环境参数（如 pH 或温度）的降解或溶解要精确得多[62]。

2. 生物活性聚合物支架

具有生物活性的支架能够使细胞黏附/浸润和增殖。先进的生物活性支架也可能拥有大孔结构，具有动态机械性能，能够促进细胞排列，传递生长因子以驱动分化过程，或响应细胞信号而降解[63]。

科学家和工程师习惯于通过促进细胞黏附于生物材料的方法来实现植入物整合到负载细胞的生物制动器的目的。某些天然多肽材料（如血纤蛋白、弹性蛋白、胶原蛋白等）和多糖（如透明质酸、壳聚糖、藻酸盐等）通过提供黏附配体自然促进细胞黏附。其他合成生物材料（如聚乙烯或硅胶）可促进血清蛋白（如纤连蛋白、玻连蛋白、层粘连蛋白）的非特异性吸附，从而提供黏附序列。一种替代方法是由天然细胞外基质（ECM）在材料或表面上组装涂层。这些 ECM 可以由细胞分泌，也可以来自商业购买。

人们可以替代地合成包含源自 ECM 蛋白的肽序列聚合物凝胶。这种方法最常见的例子是将惰性凝胶与 RGD 肽结合，随后 RGD 肽与细胞表面的整合素相结合[64]。当然除了 RGD 肽以外还有其他衍生自 ECM 蛋白的黏附肽[65]。在 4.5 节中讨论的光刻法，它可以指导细胞在基板上进行特定图案的黏附，对于配体图案化特别有用。

聚合物支架对生理环境（吸附）固有的或通过分区预加载的蛋白质具有不同的亲和力。因此，它们可以用于隔离和传递影响细胞行为的调节因子。物理环境（如刚度或形貌）也可以改变细胞活性并且可以对其进行调节以优化细胞排列、分化和增殖。

4.5 生物杂化界面的先进制造

4.5.1 材料的图案化

为了使材料有效地应用于生物医学领域，对材料的几何、形状等方面进行合适的改性十分重要。在本节中，我们将讨论微图案的光刻技术，包括它的基本原理、用途及精度和分辨率的比较。

1. 材料的微图案化

影响材料形状并按需成型的技术已经被开发出来，借助这些技术可以更好地控制材料的成型和再成型的能力以执行独特的功能。最近的微图案化技术能够创造微米级的结构和高保真度的支架，有望解决医学上的许多挑战。最常用的微图案化技术基于光刻技术。在本节，我们将从微观制造的角度讨论光刻技术，在这种制造技术中几何图案通过光掩模板制作或转移到感光材料上。在各种制造技术中，通过相关材料和活细胞的程序化定位来产生所需结构的快速成型技术具有较大前景[66]。利用最先进的打印技术、快速成型技术借助 3D 计算机辅助设计（CAD）制造复杂的物体，虽然经典的 3D 打印技术（即逐层成型热塑性或光固化聚合物）已用于在生物医学工程、固定装置和外科手术工具中构建定制植入物[67]，但 3D 打印的最新进展已经允许通过使用载有细胞的水凝胶或生物墨水来构建组织结构[68]。生物打印的主要优点不仅包括细胞 3D 图案可高度控制，而且与其他生物制造和微制造技术相比具有成本效益[69]。4.5.2 节将详细讨论生物打印。在这里，我们讨论一些重要的光刻技术的基本原理和特征。我们将简要讨论不同类型的打印技术，如喷墨和挤出打印、光刻和 X 射线光刻。

喷墨打印诞生于 20 世纪 50 年代，此后被用于在纸、塑料或其他基板上使用墨滴来构建数字"图像"。随着技术的进步，喷墨打印已经从摄影和艺术应用扩展到创造由活细胞组成的墨水用于组织工程和生物传感器的制造[70]。当代喷墨打印机主要采用两种技术：连续喷墨（CIJ）和按需滴墨（DOD）。在 DOD 打印技术中，所需的墨水在压力下通过一个小孔口被推动，从而导致喷流通过瑞利不稳定性分割成液滴。

目前大多数 3D 打印机系统基于挤压成型。影响 3D 物体物理完整性的一个主要因素是所用墨水流动的连续性，恒定的压力能够确保材料以恒定速率流动。因此，与喷墨打印技术相比，挤压成型中使用的气动泵和活塞在垂直方向上具有更高的完整性，在打印结构中更为有利。这种挤压打印的技术适用于不同类型的材料，包括陶瓷、聚合物、金属和细胞生物油墨。挤压打印的最大优点是可以建造任何形状的小型结构，这是任何当代的其他方法都不可能做到的。

在这两种打印技术中，光不用于材料固化，印刷结构的分辨率实际上取决于分配材料（墨水）的喷嘴尺寸和打印结构的几何结构（长度、形状和打印方向）。

另外，光刻打印技术使用光源将可光固化墨水选择性地交联到可移动台上，或将墨滴从光吸收层喷射到基板上。光刻技术中的印刷分辨率由光的特性和生物墨水的光学特性（如折射率）控制。

2. X 射线光刻技术、LIGA 技术和电子束光刻技术

X 射线光刻技术于 1973 年提出，它利用高能 X 射线在基板上形成图案。X 射线光刻技术最初用于生产半导体工业中的微处理器，原因是它使用的波长比其他技术使用的波长更短，从而突破了其他光刻技术的衍射极限。该技术可达到 15～30nm 的分辨率。X 射线光刻技术是一种高分辨率技术，主要受到电子和半导体行业的关注。

通过使用来自同步辐射源的高能 X 射线，可以提高 X 射线光刻的分辨率限制。这种技术被称为 X 射线 LIGA 技术，其中 LIGA 是德语中 "**L**ithographie，**G**avanoformung，**A**bformung" 的缩写。这项技术是在 20 世纪 80 年代开发的，用于创建光学镜面的光滑壁面，其平均粗糙度（R_a）约为 10nm，微型结构高度范围从微毫米到毫米，直到厘米。在微加工研究中，该技术被用于制造具有正负侧壁的多步和圆柱形微结构，这种方式创造了独特的微机电系统（MEMS）技术用于电子和生物医学的应用。

作为一种无掩模技术，电子束光刻技术（EBL）被用于纳米级的表面图案化。传统上，聚焦的电子束在光刻胶的帮助下用于在表面上刻蚀定制形状。该技术的最大优势是纳米级直接书写能力。EBL 提供了以较小的特征间距刻蚀横向尺寸从 10nm 到 1mm 不等的图案的能力。此外，EBL 用于生成任意形状的表面，并且可以将多个分子固定在单个基板上来反复图案化具有不同化学性质的表面。

对于生物分子，EBL 已被用于特征和结构的图案化。它用于局部改变传统光刻聚合物阻剂的疏水性或功能性，从而影响支架中用户定义表面的交联能力。一旦图案准备就绪，生物分子通过化学交联或疏水相互作用固定在图案本身或背景上。EBL 也用于其他目的。例如，Christman 等制备了一种具有抗蛋白能力的低聚乙二醇（OEG）端基的单分子层（SAM），然后选择性地移除以形成蛋白黏附区。同理，蛋白质单分子膜的区域可以被降解，随后吸附第二种蛋白质。在这种情况下，单层膜起着正向的抗粘作用[71]。

EBL 具有许多优点，并且通常还与其他技术（如纳米压印和毛细光刻）结合使用，以提高分辨率。然而，它有一些固有的局限性，尤其是成本和速度。EBL

打印仪器非常昂贵，通常需要安装在无尘室中。与光刻、压印或自组装的方式相比，EBL 的图案形成速度较慢。

聚焦离子束光刻技术（FIBL）与 EBL 类似，它使用低能聚焦离子束代替电子以图形方式扫描表面。与 EBL 相比，它具有衍射低、曝光时间短等优点。FIBL 的一个重要特点是它可以在不使用光刻胶的情况下进行图案化制备。它常用于直接在坚硬的表面上书写，如硅玻璃和金属。FIBL 潜在的组织工程应用包括 PDMS 的拓扑形貌的修改[72]。通过控制离子束和基板的相对运动，PDMS 基底沿着指定的路径以不常见的褶皱图案进行图案化。结合了无定形碳膜沉积的褶皱表面图案具有生物相容性和非血栓性[73]。这些材料在医疗器械和人工器官中有着广泛的应用。

3. 非辐射图案化方法

蛋白质、多肽等生物大分子的纳米级特定区域固定对后续的细胞识别、黏附、组织形成等过程具有重要作用。

纳米压印光刻（NIL）是一种适用于晶圆级、低成本纳米图案化的新技术，分辨率低至 2nm。光刻胶或模具的机械变形取决于固化方法，是 NIL 技术的核心。NIL 具有低成本和高通量的特点，被认为是生物传感器中最有前途的光刻技术之一。在标准 NIL 工艺中，首先使用压印模具或模板在薄聚合物层上形成物理图案，然后将该聚合物层预压在硅片或玻璃晶片衬底上。该聚合物层本身可以是一种功能材料，或者用作刻蚀掩模，用于将印压图案转移到下层基板中。压印工艺由于其高保真度，可将包括缺陷和表面粗糙度在内的所有特征转移到基板上。这使得确保初始模具质量至关重要，因此母模必须采用电子或离子束光刻等精密技术制作。NIL 已经被用来研究在图案化聚苯乙烯上表面形态、形貌和细胞-细胞相互作用的影响[74]。在类似的实验中，NIL 被用来研究一个图案的表面形态对成骨细胞、平滑肌细胞和神经元的细胞延伸、黏附和接触引导的影响[75-77]。尽管 NIL 在分辨率和高通量方面具有一些优异的特性，但大多数 NIL 过程是基于辐射的。像 PRINT 这样的技术提供了一种替代方法，因为在这种工艺中，图案化是非辐射性的。

用于蛋白质和细胞图案化的化学图案化或胶体光刻（CL）技术相对较新。一般来说，蛋白质和细胞固定前的 CL 模板化是通过以几何随机的方式将胶体静电沉积在具有一定分离距离的各种基底上，或通过胶体自组装成二维六边形紧密堆积结构来实现的。例如，CL 被用于制造蛋白质黏附二氧化钛纳米柱，而二氧化硅则通过接枝嵌段共聚物使其具有蛋白质抗性。链霉亲和素在特征尺寸为 50nm 的大面积纳米柱上形成图案。在另一个例子中，人体 α-凝血酶结合适体和血小板衍生生长因子（PDGF）结合适体被结合到 DNA 模板中，随后对凝血酶和 PDGF 进行图案化[78]。

多孔 3D 物体内的表面化学梯度可用于构建 3D 支架的图案化。这一特性已被开发用于控制由超临界 CO_2 处理形成的多孔聚乳酸组织支架中的成纤维细胞黏附[79]。这种化学梯度可以影响成纤维细胞的密度，并抵消成纤维细胞黏附于周围的趋势。

复制模塑（REM）是一种软光刻技术，它利用 PDMS 等材料通过复制模具的形状和结构来制造微流体装置。通常，具有纳米级的模具图案（通常尺寸≤100nm）用于打印复制品。这些尺寸范围很难通过其他形式的成型（如注塑成型）进行复制。PDMS 是 REM 组织工程应用中最常用的聚合物，与 NIL 相似，其最大的优点之一是印刷结构中特征的一致性。

在组织工程中，REM 被用来产生 PDMS 通道和制造水凝胶模具。水凝胶可以促进不同研究应用中细胞的生长和图案化。例如，细胞生长在椭圆形的通道中，它在物理上受到限制并被迫形成通道的形状。最近研究人员开发了一种用于人诱导的多能干细胞衍生心肌细胞的 3D 培养和成熟的心脏贴片平台，该平台在分化 5 周后显示出强大的机电耦合[80]。这种复制模塑策略依赖于光刻和 CL 来产生初始模具图案。

4. 双光子光刻

双光子光刻技术是 3D 打印技术的众多新增技术之一，为 3D 支架的制造提供了最高分辨率。与大多数打印技术一样，这种技术不依赖于使用复杂的光学系统或光掩模在感光材料中进行打印。与在立体光刻打印机中使用的更常规的紫外光源相比，该方法涉及激光的使用，主要是近红外超快飞秒激光。这项技术的核心在于一种材料中的多光子吸收过程，这种材料是透明的，不吸收用于产生图案的激光波长。激光系统提供的自由度可以在特定点扫描并严格控制能量，因此可以轻松打印亚微米特征，且可以控制光束以创建任意 3D 周期或非周期图案，从而以最大精度快速打印精细结构。双光子光刻的打印精度与入射光强度的平方成比例。

与紫外光刻技术相比，双光子光刻技术具有更高的分辨率，可以在纳米范围内创建非常小的三维结构，并具有非常详细的特征。尽管双光子光刻技术已经存在了将近 20 年，但它最近才被用于生物印刷。2002 年，Watanabe 等使用丙烯酰丙酮、丙烯酰胺和 *N*, *N*-亚甲基双丙烯酰胺[81, 82]推出了双光子光刻兼容的光学可控和可移动 3D 凝胶。接下来是 Ovsianikov 等制作了聚乙二醇二丙烯酸酯（PEGDA）的多孔 3D 支架，并通过激光诱导的正向转移（LIFT）将细胞植入支架中[83, 84]。从那时起，引入了大量的双光子光刻响应水凝胶[85-87]。

双光子光刻技术是一种很有前途的 3D 打印技术，可用于制作具有亚微米分辨率的 3D 组织支架，而使用传统技术则无法实现。

在本节中，我们对不同材料的不同图案制作方法进行了一些说明。不同的打印方法已经被创造出来并不断被改进，以适应医学和材料科学的不同应用。对于极其复杂的设计和结构的图案化，可以将分辨率突破到衍射极限之外。较新的图案化技术，就形状和各向异性方面为利用非常规材料制造打开了更多途径。随着光子学和人工智能的发展，我们看到在未来十年里一些令人兴奋的技术将发展起来，这些技术有助于设计和生产具有"智能"感的材料，以满足无人工干扰下的互动和适应的需求。

4.5.2　用于下一代生物器械制造的 3D 和 4D 打印技术

可产生微米级无细胞或有细胞结构的最新微制造技术将解决生物应用中的许多挑战。在过去的几十年中，生物工程师已经开发出各种微细加工方法，如微模塑、生物纺织、光刻、立体光刻技术、生物光刻技术以及用于高度组织化、功能强大的 3D 复杂构造技术。在不同的微细加工技术中，快速的原型制作方法（如生物打印）具有巨大的潜力，可以概括自然体构造的复杂性和体内关键特征组织与器官生理系统。3D 打印可按需通过电动操作精确定位生物材料或生物试剂，从而易于形成杂化复合体。

包括微挤出、喷墨、磁性和激光印刷技术在内的各种用于生物墨水的沉积和图案化的印刷技术已经被开发出来，并在多个研究领域得到了广泛应用。尽管常规印刷技术具有显著的优点，但是应用于制造复杂的结构仍然存在许多局限，如下一代生物杂化设备所必需的多种生物材料和生物组分复合体的构造。为了克服传统印刷技术的障碍，研究人员采用和改进了不同领域的多种技术，同时也发明了新技术。近年来，研究者开发了几种创新技术并将其集成到传统 3D 打印技术中，从而实现了多喷嘴打印、数控多入口打印、嵌入式打印、牺牲式打印以及微流体联合打印系统等。

在进一步改善工程化生物杂化设备的功能的过程中，传统或高级 3D 生物打印技术在制造包含复杂行为（如形状转变或重复性运动）或天然生物组织的 3D 构造体时面临了巨大的挑战。近年来，数个研究小组介绍了一种基于 3D 打印的四维（4D）打印技术，该技术嵌入了使智能材料进行形状转换和感应的功能[88, 89]。在这一技术中，用于动态和智能系统的高级功能元素可以通过 3D 打印技术进行集成，从而带来更大的形状转换和智能感应的自由度，以模仿生物体的动态智能体系。在本节中，我们介绍 3D 和 4D 打印的最新技术及其相关问题，以及一些开创性研究，重点包括它们在构建生物杂化设备中的应用。

1. 基于喷墨的生物打印

基于喷墨的生物打印技术起源于传统的 2D 注射打印，这是最早的生物打印技术之一。在电子控制的打印过程中，由热或压电驱动系统将由各种生物材料、细胞、生物分子（生长因子、DNA 等）或纳米粒子组成的液滴从打印机头喷出到基材上，可根据液滴的物理性质选择热制动器或压电制动器来控制液滴的大小和沉积速度。对于热制动辅助技术，打印机头中的加热元件可以使温度升高 200～300℃以喷射液滴。对于压电制动技术，施加 15～25kHz 的高频电压会引起压电材料的形状变化，从而从喷嘴产生墨滴。墨滴的形状和大小可以通过调整向墨水施加的电压和频率来调整。与热制动辅助技术相比，压电致动的优点之一是它可以用于更广泛的生物材料。

目前已经开发出多种喷射方法来构建复杂的组织和器官原型[90]。这种生物打印具有多种优势，制造过程快速、可高度重复图案化、打印分辨率高（<约 50μm）、细胞活性相对高（>80%）。但是，这种方法仍然存在一些限制：材料黏度应小于 0.01Pa·s、孔密度应小于 1000 万个细胞/mL，以避免喷嘴堵塞和高剪切应力。

2. 基于挤出的生物打印

基于挤出的生物打印通过压力驱动或柱塞驱动的分配器从微喷嘴分配连续的水凝胶细丝，通过 X-Y-Z 自动定位机器人系统对支架进行数字化设计后，可以将细丝精确地沉积在基材上。这种数字化的、可调的连续沉积可以在快速制造过程中提供完整的结构。打印分辨率可以通过分配程序、分配速度、移动速度、喷嘴直径和墨盒的位移来控制。此外，这种生物打印技术可以打印黏度从 30～6×10^7 mPa·s 的材料，因此可应用于更广泛的生物材料，如天然聚合物、合成生物聚合物、细胞外基质、纳米复合材料、剪切变稀材料等。基于挤出的生物打印技术在各种生物医学领域中具有较久的使用历史，该技术对制造不同的组织结构提供了更高的精准性，而以降低的空间分辨率为代价。为了进一步扩展传统的基于挤出的生物打印技术构建复杂的 3D 结构的能力，数名研究人员开发了各种技术，包括温度控制喷嘴、自修复水凝胶、独立控制的多喷嘴、多方向控制的喷嘴、牺牲材料和同轴喷嘴系统等。

　　自从概念诞生以来，多材料挤出生物打印机得到了显著发展。最初多喷嘴系统证明能够由多种材料制造水凝胶结构。目前，多喷嘴生物打印机可以同时或顺序挤出生物材料［如聚己内酯（PCL）、聚乳酸（PLA）和载有细胞的水凝胶生物墨水］以构建功能性组织结构体［图 4.20（a）和（b）］。Kang 和同事们最近的一次实验证明，若合理地将各个方面的功能整合到生物打印体系中，可获得尺度相对大的具有血管化的功能组织，如下颌骨、颅骨、耳软骨和骨骼肌[68]。另一种类似的技术是可编程且连续的多材料生物打印技术[91]，该技术由七个毛细管捆绑后形成的单打印头和编程的电动工作台组成［图 4.20（c）］。每个毛细管都与生物墨水容器相连，这些容器由数控气压单独驱动。这种新颖的打印技术可以连续、快速、平滑地沉积多种生物墨水，并且可以在不同生物墨水之间实现快速切换。最终，该打印机可成功制作类似人体器官的结构［图 4.20（c）］。

　　然而，传统或多材料挤出生物打印技术具有明显缺点：重力会使机械性较弱的水凝胶结构变形，无法生产自由形式的物体。很难精确控制材料在 Z 方向上的位置而构造独立的水凝胶结构。为了应对这些挑战，几个研究小组近期开发了一种嵌入式挤出生物打印技术，该技术使用一种自愈合或剪切变稀的可支撑水凝胶浴来制造能够自支持的复杂 3D 体系结构［图 4.20（d）］[92-94]。在嵌入式挤出生物打印过程中，喷嘴在描绘空间路径的同时，凝胶注射点流化然后迅速固化，并通过组成支撑浴的聚合物链与生物墨水中的生物组分或生物试剂产生强相互作用而相互紧密连接，从而稳定打印的形状。嵌入式挤出生物打印技术的特殊性能使其首次完成了 3D 独立结构的直接制造，不存在结构的崩塌现象。使用这种方法，研究人员成功地在支撑浴中制造了多尺度的 3D 空心管网络，可用来模仿天然血管化组织构造［图 4.20（d-ii）和（d-iii）］。

　　此外，通过这种方法，带小梁的胚胎心脏被成功制备出来，研究人员模仿了复杂的 3D 内外部的解剖结构，并且在移除支撑浴后仍可维持其坚固的 3D 结构［图 4.20（d-iv）］。嵌入式挤出生物打印解决了挤出生物打印的重大局限之一，它使用自修复支撑浴为生物墨水的沉积过程提供物理支撑。多种材料和嵌入式打印策略的结合使生物工程师能够快速开发多功能生物杂化设备以及高度复杂的结构体系。

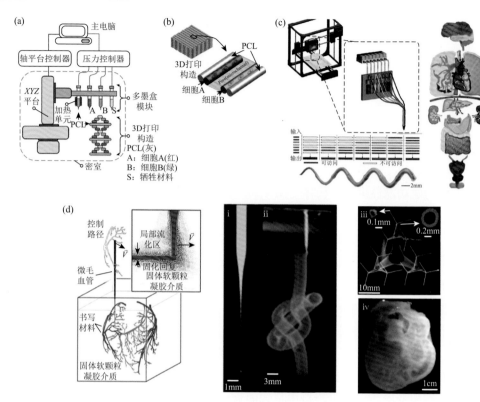

图 4.20 （a，b）基于挤出的多材料生物打印，用于同时沉积支架聚合物、组织生物墨水和牺牲生物墨水从而进行血管化[68]；（c）连接七通道打印头的数字化可调的多边挤出生物打印机示意图，图片为打印的超细纤维和人体器官状结构（大脑、肺、心脏、肝脏、肾脏、胰腺、胃、小/大肠、膀胱和前列腺）[91]；（d）嵌入式挤出生物打印技术的示意图：（d-i）注射针头[94]，（d-ii）打印出连续的结[94]，（d-iii）中空血管的连续网络，其特征是直径和长宽比跨越数个数量级（内插图：截面的共聚焦）[94]，（d-iv）3D 打印心脏的暗场图像，通过半透明心脏壁可观察其内部结构[93]

3. 立体光刻和数字微镜器生物打印

1986 年，Hull 等报道了传统的立体光刻打印技术，这是首次构造 3D 结构的 3D 打印技术，与基于挤出的打印技术相比，它具有更高的分辨率和更快的打印速度。

这种打印技术的主要优点是可以在空间上控制由光聚合材料组成的材料浴内光或激光照射的 X-Y-Z 位置，从而可以选择性地固化光聚合材料，随后可以根据预先设计的图案，逐层构建 2D 或 3D 结构。打印结束后，未固化的材料易于去除，最终获得独立的 3D 结构。这种打印方法的分辨率受到光引发剂、材料的光散射性能、辐射条件（光照点大小、照射时间、功率等）的控制。近年来，为了提高分辨率，微立体技术得到了发展，这种技术可以在 *X-Y* 方向上达到约 5μm、在 *Z* 方向上达到约 10μm 的高分辨率。

此外，基于数字微镜器（DMD）的光学投影数字掩模系统可以显著提高打印分辨率（几十微米）和打印速度。DMD 系统可数控高达数百万个反射镜，同时以超快的速度固化所需的图案，从而实现动态投影图案的高速性和多样性，这些优势是其他生物打印技术难以实现的。例如，它可以直接使用生物相容性水凝胶构建各种形状的 3D 微结构[95]。

另外，DMD 打印设备可以以动物或人的血管 CT 图像作为数字掩模板制备具有分支的血管和毛细血管网络。由此可见，这种技术具有构建个性化组织结构的潜力，并且通过改变生物墨水可以实现多种材料的打印。例如，Ma 等开发了一种具有六边形肝小叶结构的仿生肝脏结构，通过两步打印法，使用两种不同的生物墨水分层打印完成［图 4.21（a）］[96]。

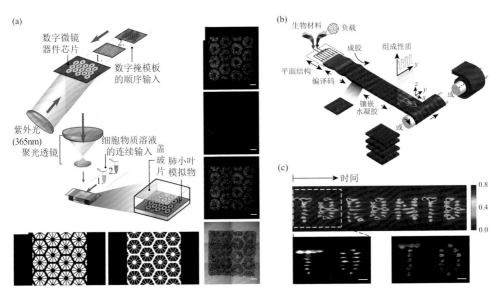

图 4.21 （a）多材料立体打印生物技术构建血管化肝小叶结构示意图（比例尺 500μm）[96]；（b）用于形成镶嵌水凝胶的连续微流体生物打印设计示意图；（c）在水凝胶片层中使用负载细胞的生物墨水动态编码字母（比例尺 2mm）[97]

4. 4D 打印技术构建下一代生物杂化设备

近期，人们研究了一种激动人心的生物打印方法，该技术使用微流控设备对生物材料进行连续编码和嵌合[98]。该方法可以打印多种生物材料和多种类型的细胞［图 4.21（b）］。研究人员实现了用负载细胞的生物墨水在水凝胶片层上进行连续书写和编码［图 4.21（c）］。该技术可以实现以全自动且连续的模式在生理相关微环境中培养细胞。

通过使用 4D 生物打印方法可将各种刺激响应性生物材料集成到预先设计的3D 结构中。这种 3D 结构在外界刺激（温度、光、压力、电、磁和湿度等）下可随时间改变其形状和功能。要成功制备反映生物体动态变化的可转换的 3D 结构，需要预先具备对生物体、材料的编程和先进 3D 打印技术知识。并且，选择和设计刺激响应材料是获得稳固而精确变形能力的重要参数。包括天然和合成聚合物在内的刺激响应材料的响应性通常可以通过对它们的功能基团进行化学改性获得，即可实现特定条件下可编程的能力。将这种可编程的刺激响应材料与预先设计的无刺激响应性能的基底材料相结合，并在一定的刺激下，能够得到所需要的形状转变。

多项开创性研究表明，4D 生物打印技术具有制造下一代生物杂化设备、生物传感器、假体生物医学材料和软机器人的潜在能力。

Zhu 等提出了一种结合磁性或催化纳米粒子（分别为氧化铁和铂）的生物墨水打印制造磁性或化学引导的可游泳微型鱼的方法［图 4.22（a）］[98]。通过快速DMD 打印可在仿生微型鱼结构中沉积三种不同类型的纳米粒子［图 4.22（b）］。可游泳的微型鱼表现可由氧化铁纳米粒子的磁引导产生推进行为，也可由铂纳米粒子的化学引导产生推进行为［图 4.22（c）］。这种 4D 打印策略对促进可体现生物体的动态性的生物杂化设备的设计具有重大影响。

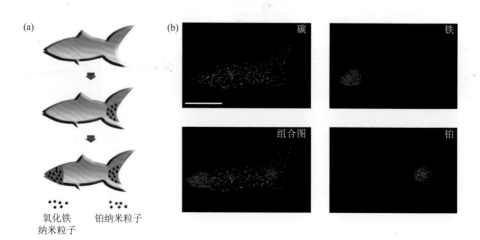

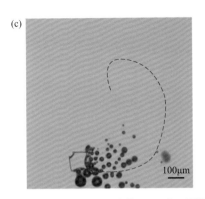

图 4.22　（a）包埋纳米粒子的微型鱼示意图；（b）聚乙二醇二丙烯酸酯（PEGDA）微型鱼的能量色散 X 射线分析（EDX）谱图，其头部包埋氧化铁粒子，尾巴包埋铂（比例尺 50μm）；（c）过氧化氢处理 3s 后经化学引导产生的脉冲轨迹线[98]

4.6　下一代仿生生物医学设备

　　由有机化合物和人造平台构成的生物设备或制动器具有动态变形和感知生理环境的能力，被广泛设计于生物体外的应用中，包括药物筛选、人工肌肉的构建和生物传感器等[99-109]。材料组件对动态控制的感知和响应性能如何使生物设备完成其功能性目标至关重要。许多源于哺乳动物或细菌的工程细胞被用来制备生物制动器，本节将进行详细的综述。

　　支架等人造平台保证了仿生设备及负载细胞设备的机械稳定性，可以提升天然或人造设备环境中活性组分的性能并确保其无毒性。将动态控制系统整合入人造平台允许外部操纵制动器的性能及控制仿生设备的方向和速度。

　　尽管该领域近期取得了巨大的进步，但如何实现全自动控制的、逼真的运动以及如何产生力仍然是设计仿生设备的挑战。这些挑战阻碍了更加先进、有效的生物设备的开发。构建一类全自动的功能性生物设备是艰难的，然而克服这些局限来制备下一代生物设备是必要的，这将有潜力解决紧急的医疗需求并实现新研究的应用。

　　生物工程师从自然界和生物体中获得灵感，开发了一种将细胞和材料组分结合制备新型生物制动器的创新方法。使用细胞作为产生力的元素的合理性在于：生物体错综复杂且高效率的新陈代谢使其可以迅速且有效地产生从皮牛（pN）到千牛（kN）大范围的力[101]。将细胞嵌入合适的材料和几何形状的仿生平台中，研究人员就可利用细胞的驱动功能模仿功能性生物体的行为。

　　在本节中，我们将介绍一些仿生设备的开创性研究，这些设备可以概括或利用各种细胞谱系的物理或生物学功能。我们还将重点介绍这些可重复且精确控制生物制动器性能的设备是如何完成自主控制和仿生设计过程的。

4.6.1 细胞和组织作为下一代生物制动器

制动器在受到外界刺激时需产生输送、收缩、折叠、伸展、攀爬、生长或变形行为。为制备功能性制动器，传统制动器选择形状记忆合金或者电活性聚合物（EAPs）为材料。然而，当这些制动器应用于解决生物医学问题时，与生物设备相比，它们存在许多缺点。例如，电磁性制动器笨重，具有较低的能量密度，并且需要较大的收缩行程。其他的制动器（如气压、液压制动器）在尝试小型化时需要烦琐的激活系统。此外，一些 EAPs 需要非常高的驱动电压，而制动响应又很慢。大多数非生物制动器都面临着难以小型化至微米级，同时保留产生力和可控性能力的挑战。

然而非生物制动器的其他关键性能，如强大的产生力和放大力的性能，是目前生物体所无法比拟的。基于 DNA、蛋白质和合成分子的生物组分或分子马达都是令人激动的生物制动器，但它们受到产生力和扭矩的限制。另外，生物体系存在系统集成、外部控制和升级的问题。

尽管存在这些限制，生物制动器必须解决许多仿生设备领域内存在的大量需求。这种需求在受生物启发的设备和软体机器人领域内尤其受重视。例如，仅仅用合成材料和现存的生物制动器难以重复肌肉的大部分性能和特征。现存的机器难以逼真地再现动物所特有的运动状态。因此现存的生物制动器仍然不充足。目前需要能够再现甚至超越自然肌肉功能的高性能、灵活的制动器。

一种潜在的解决方案是使用肌肉细胞或组织制备制动器。这种方法在生物机器人领域的未来发展中产生了极大的影响。分子马达产生协调运动的尺寸仅有几微米，这些运动有组织的分级产生宏观性收缩的肌肉组织，从而驱动动物的运动。因此，构造工程肌肉也有可能产生被生物体用来运动的强有力而高效的肌肉收缩，以此作为生物设备的驱动力。

工程肌肉通过募集数量可变的肌纤维来控制其硬度，这些肌纤维具有高度扩展性、自愈合性和生态相容性的特点。生物杂化制动器（如环境响应、可产生力的细胞-材料构造体）要求将人造的工程化的结构与生物体相结合。这种技术利用了生物体细胞和组织的特殊性能，这些性能通过进化而得以完善。

4.6.2　骨骼肌生物设备

在收缩性肌肉组织中，骨骼肌是主要的收缩制动器，它可使人类进行躯体运动。骨骼肌具有密集堆积的结构，通过平行肌肉纤维束组成。运动神经元精确地控制骨骼肌收缩，因此骨骼肌无法显示自发的收缩行为，这与平滑肌和心肌的生物活性明显不同。通过电或神经信号等外部刺激，非周期性收缩可精确控制骨骼肌的制动。

关于肌肉功能，等张性的肌肉收缩可产生充分的单轴力并移动负荷。肌肉收缩会在一段时间内保持相对恒定的张力。进一步通过组织工程方法，工程骨骼肌的结构和驱动功能可以通过先进的微制造技术及生物材料来调控。骨骼肌是用于产生下一代可控生物制动器十分有效的生物组分。它具有完整的可控开关，适用于模块化的设计。

已有研究团队使用源于成肌细胞的 2D 或 3D 工程骨骼肌组织成功制备了生物制动器和软体机器人[102]。2013 年，Sun 等在微图案化的 PDMS 膜上使用排列整齐的 C2C12 成肌细胞制备了收缩性的制动器（抽搐应力峰值约 10kPa）[103]，这些 2D 的骨骼肌组织被用来建立悬臂或桥梁装置，可用在环境毒性的生物传感器上。

为了移动较重的负载或货物，制动器需要产生强烈的肌肉收缩力。为此，制备密集且厚实的肌肉结构是必要的。毫米尺度的 3D 骨骼肌结构可以产生强大的主动张力[104]。为制备较厚的骨骼肌组织模拟物，微成型、纺织、电纺、光刻和生物打印等多种方法已在体外实现应用。

Dennis 和 Kosnik 摒弃材料支架，仅使用原代大鼠成肌前体细胞开发了 3D 收缩性肌肉条带［称为类肌体（myoids）][52]。类肌体可产生 3～30μN 的收缩力，可用作生物杂化机器人。此后，几个研究小组改进了他们的制造方法，以微图案化的 PDMS 基板优化类肌体排列，提高生产率。然而，这种制造技术仍然具有许多局限性，如收缩再现性较差、按比例放大后仿生不完善。

为了克服这些缺点，Cvetkovic 等开发了一种立体光刻 3D 打印技术，如图 4.23（a），其构造的生物杂化机器人称为"生物机器人"（bio-bots）[104]，其中，PEGDA 水凝胶被用作打印材料，仿生支架用作人工关节。生物机器人打印模具由两个刚性支柱组成。将负载 C2C12 成肌细胞的 ECM 溶液注入模具中，在支柱周围可形成肌肉组织［图 4.23（b）]。在经过电刺激后，该生物机器人可以产生高达

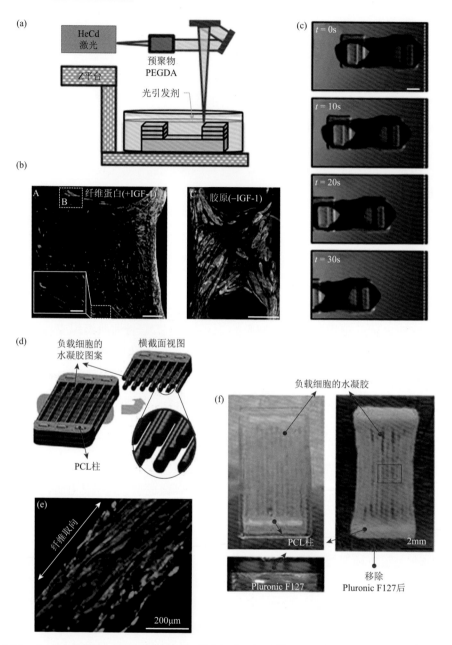

图 4.23　（a）立体光刻打印技术制备 3D 肌肉组织；（b）第 9 天用纵向纤维蛋白条状肌肉切片（比例尺 500μm。插图比例尺 200μm）、第 14 天用纵向胶原蛋白条状肌肉切片（比例尺 500μm）对 3D 肌肉组织进行生物学表征；（c）非对称生物机器人运动的延时俯视图（比例尺 1mm）；（d）肌肉组织中纤维束结构的示意图[104]；（e）在分化 7 天后，对肌球蛋白重链（绿色）进行免疫染色的 3D 打印肌肉组织的共聚焦显微镜图像；（f）去除牺牲材料 Pluronic F127 之前（左）和之后（右）的 3D 打印结构照片[68]

1mN 的被动张力和大约 200mN 的主动张力，其运动速度可以达到约 156mm/s [图 4.23（c）]。

Kang 等提出集成组织-器官打印（ITOP）方法，用负载细胞的纤维束制备了骨骼肌组织，包封的成肌细胞沿纤维束纵向排列并培养成熟 [图 4.23（d）～（f）][68]。

4.6.3 心肌生物设备

自驱动的心肌细胞是各种生物驱动器的重要细胞成分。负载心肌细胞的生物制动器由横纹肌细胞和电动整合的可相互收缩的合胞体组成。它们无需外部刺激即可白主产生收缩行为。

使用微制造的生物材料在心脏组织工程中取得了重大进步。这些先进的心脏组织模拟物可以形成心肌细胞生物制动体系和复杂的生物设备。在细胞水平上，Yoon 等开发了一种简单的微制造技术[105]，制备了聚（D, L-乳酸-共-乙交酯）微型圆柱，将心肌细胞簇偶合到涂覆 ECM 的微型圆柱表面，可使细胞-材料结构产生周期性的弯曲 [图 4.24（a）]。

研究人员使用微接触印刷（μCP）PDMS 薄膜开发了基于心肌细胞的制动器[106]。在涂覆 ECM 蛋白的柔性微图案基底上培养心肌细胞后，可得到各向异性的、高度对齐排列的 2D 心肌细胞形态。当改变组织排列方向时，所得的具有厘米尺度的杂化肌肉薄膜会自发地采用各种 3D 形状 [图 4.24（b）]。这些厘米级的 3D 结构体可抓握、抽气、行走和游动，同时产生高达 4mN/mm^2 的应力。

最近，为了设计出具有天然心脏组织形态的 3D 模拟物，Zhu 等开发了用于心脏组织生物打印的金纳米棒/明胶甲基丙烯酰（GNR/GelMA）生物墨水，克服了用传统聚合物生物材料所制备的仿心脏构造体的重要缺点，即心脏跳动传播的延迟 [图 4.24（d）][107, 108]。作者用这种纳米复合生物墨水实现了高打印分辨率，并且所打印的心脏组织具有同步跳动的行为。

4.6.4 软组织仿生机器人

Park 等[100]报道了一种仿黄貂鱼结构的光响应机器人（图 4.25），首先对心肌细胞进行基因修饰，使其表达光激活的阳离子通道，该通道在被适当波长的光激发后可以启动细胞收缩。他们通过四层混合构建体对黄貂鱼的肌肉结构进行了反

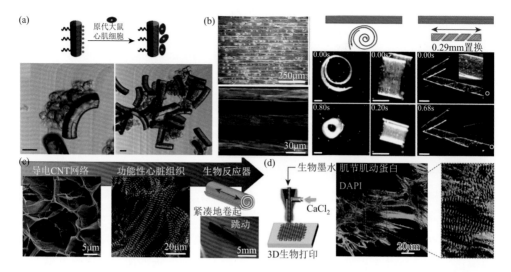

图 4.24 （a）心肌细胞在 PLGA/PLCL 微型圆柱制动器上选择模式[105]；（b）使用微图案化 PDMS 弹性体的肌肉薄膜制动器 2D 心肌表现出良好排列的形态［细胞核（蓝色）、F-肌动蛋白（绿色）、α-肌动蛋白（红色）][106]；（c）由嵌入碳纳米管的水凝胶制备的工程心肌组织结构以及生物驱动器，SEM 图像显示了 CNT-GelMA 薄膜的多孔表面，CNT-GelMA 水凝胶上心肌细胞的表型由 α-肌动蛋白（绿色）、细胞核（蓝色）和 Cx-43（红色）的免疫染色[109]；（d）使用金纳米复合生物墨水进行生物打印的 3D 心脏组织构造体[108]

向工程。首先用钛磨具浇筑出 PDMS 基底，然后利用掩模板在表面沉积金属骨架，在金属骨架上旋涂弹性体层，最后沉积一层图案化的纤连蛋白，以促进心肌细胞的黏附，以模拟肌肉组织的结构，心肌细胞收缩时，机器人就会游动。这种复杂的设计允许肌肉收缩的空间和时间操纵，其中允许基于光刺激的鳍运动的时空控制，从而产生类似于鱼的运动。但是，光刺激的位置会影响运动的方向，如果将光刺激放置在黄貂鱼的前面，则机器人将向前游泳。

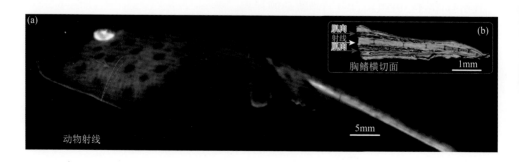

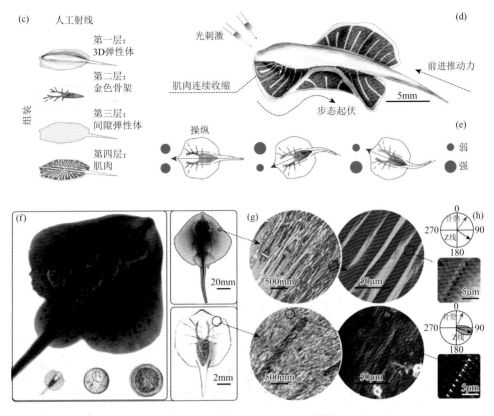

图 4.25　一种仿黄貂鱼机器人[100]

（a，b）黄貂鱼及其骨骼肌结构；（c～e）人工仿生机器人的四重结构、原理概念图和光响应原理；（f）仿生机器
人与硬币的大小比较；（g，h）黄貂鱼和仿生机器人骨骼肌的微观结构

4.7　软组织工程实例

4.7.1　神经修复

神经系统可以分为中枢神经系统和周围神经系统，中枢神经系统由大脑和脊髓构成，周围神经系统由中枢神经系统之外的神经节和神经组织构成。

对于周围神经系统的再生，目前研究最广泛的是神经生长导管，这种导管可以将近端的再生轴突引导到远端的残留组织，防止神经错配、疤痕和纤维化等问题的产生。由于神经是纤维状的结构，在制备仿生神经生长导管时，需要尽量模仿神经的结构，在导管内加入长丝、胶原海绵或多孔通道等结构，以引导神经细胞的生长。Ramakrishna 等[110]制备了一种 PLLA 神经生长导管，并在导管内加入了沿导管方向取向的 PLGA 纳米纤维，将该支架植入动物坐骨神经受损处，手术后 6 周，动物的坐骨神经逐渐修复，恢复了对地面的热敏感性，恢复速度远大于内部没有纤维的神经生长导管（图 4.26）。雪旺氏细胞也是对神经修复很重要的一种细胞，它们参与轴突的髓鞘形成并为其提供支撑，因此直接内负载雪旺氏细胞也是有助于神经修复的。Schlosshauer 等[111]制备了中空的 PCL 神经生长导管，然后在其中预先植入了雪旺氏细胞，在植入小鼠体内进行再生，发现轴突的迁移速率比雪旺氏细胞要快 7～8 倍，而髓鞘的形成需要雪旺氏细胞，这大大减缓了神经完成再生的速度，预先在导管内加入雪旺氏细胞则可以使髓鞘形成在轴突迁移的同时完成，大幅加快了神经再生的速度。此外，由于神经组织是通过电信号传递信息，因此有研究证实使用导电聚合物和电刺激结合也可以促进神经组织的再生[112]。

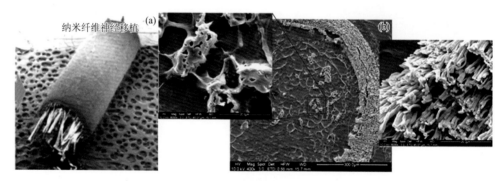

图 4.26　具有管腔内引导链的双层神经导管的表面（a）和截面（b）SEM 图像[110]

中枢神经系统对人来说更为重要，若中枢神经系统受伤，很可能会导致永久性的功能和神经缺陷。而且中枢神经系统自我再生的能力有限，这主要是由于病变部位周围的抑制性环境和致密疤痕组织的形成，损害了中枢神经系统的轴突再生和功能恢复。神经干细胞是最常用于中枢神经再生的细胞，而研究发现材料的硬度可以诱导神经干细胞的分化行为，较软的材料可以诱导其分化成星形胶质细胞和神经元，而较硬的材料则可以诱导其分化成少突胶质细胞[113]。这三种细胞都是中枢神经系统的重要组成部分，其中神经元可以替换受损神经元细胞，星形胶质细胞恢复受损脊髓的非神经元环境，少突胶质细胞促进髓鞘再生[114]。Windebank 等[115]制备了具有多通道的 PLGA 支架材料，在其中培养神经干细胞，并植入小鼠脊柱受损处，移植后一个月发现通道内有较多轴突分布，能够有效地促进脊柱损伤的修复。

4.7.2　肌肉修复

肌肉修复在组织工程中是一个相对困难的课题，因为它需要支架性能既保持结构的完整性，同时还要保持收缩性并促进再生。而在生物体内的 3 种肌肉组织心肌、平滑肌和骨骼肌中，心肌由于其自然再生能力低而受到广泛关注。

心脏的主要功能是在整个循环系统中泵送血液，这需要心肌的周期性变硬和收缩，因此用于心脏组织修复的支架材料的硬度对其在体内的性能至关重要，具有超过周围天然组织硬度特性的支架可通过增加治疗区域的硬度来阻碍心脏功能。此外，支架的硬度特性还会影响附着细胞的表型，甚至影响干细胞的分化。对心肌组织的机械测试发现，左心室的压力在舒张期为 10~20kPa，在收缩期为 200~500kPa，在天然心脏组织范围内（10~20kPa）的硬度支架才能再生出与天然心肌最为相似的组织[116]。Chen 等[117]制备了一种聚甘油（PGS）弹性体心脏贴片，它具有与心脏组织类似的力学性能，且具有优良的生物相容性，将它缝在心脏外表面一周后，心脏的功能、心室内的压力都没有发生明显变化，证明了它作为心脏贴片的可能性。

平滑肌细胞则是血管的重要组成部分，呈纺锤形且在血管中排列成三维网络结构，因此常用无规取向的电纺纤维支架作为血管再生材料。Venugopal 等[118]制备了无规取向的 PCL 电纺支架，并在其中培养平滑肌细胞。因为支架的孔隙率极高，平滑肌细胞可以轻松地向内生长，并沿着纤维的取向方向生长，形成三维蜂窝网络。

骨骼肌细胞的形状与平滑肌细胞类似，但是它是高度对齐且紧密组装的，因为它需要将外力传到骨骼上，带动骨骼运动。骨骼肌具有强大的自我再生能力，一直处在被损坏和修复中，但是当它受到非常严重的损伤时还是需要外界帮助它修复的。再生骨骼肌时，肌肉组织的拓扑结构可以直接影响骨骼肌组织再生中的组织功能，因此骨骼肌细胞的排列或取向被认为是产生排列的肌管并最终影响肌生成的重要前提。Kim 等[119]用定向冻干的方法制备了具有单轴取向纤维状结构的胶原支架，并在其中培养了骨骼肌细胞，培养 14 天后发现骨骼肌细胞顺着纤维方向取向生长，并覆盖整个纤维表面，形成肌管结构（图 4.27）。

4.7.3　肌腱和韧带修复

肌腱和韧带的损伤是结缔组织常见的伤病，但是它们即使受到很微小的损伤

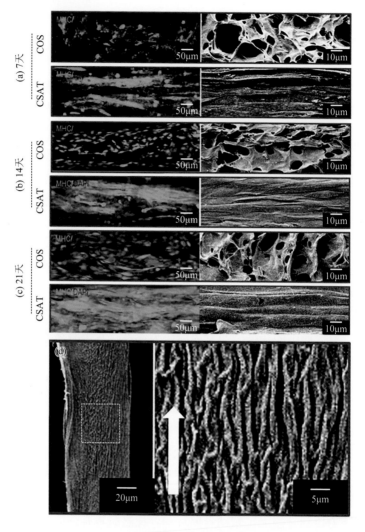

图 4.27　取向胶原支架的结构及性能[119]

（a）7 天、（b）14 天和（c）21 天细胞培养后无规支架和取向支架的荧光和 SEM 照片；
（d）取向胶原支架的 SEM 照片

也难以自然修复，因此组织工程支架是治疗这种损伤的一种有前景的方案。肌腱是用来传递拉力的，它将外力传递到肌肉和骨骼上以移动骨骼。它的弹性模量很大，多由平行的胶原纤维构成，这使它能够以最小的能量损耗和最小的张力来传递应力，它的应变一般不超过 10%。韧带的结构与肌腱类似，也是由平行的胶原纤维构成，但它的弹性模量远低于肌腱，它的应变则较大，一般在 20% 以上。

组织工程案例见 4.3.1 节静电纺丝。

4.7.4 软骨修复

软骨组织在日常生活中不停地被损伤且不能被完全修复,尤其是对于中老年人来说,软骨基质周转、血管化和软骨细胞成熟的能力都较差,因此软骨组织工程已经成为一种有前景的方法,以弥补临床上自体移植等方法的不足。

关节软骨可以被看作胶原蛋白纤维增强的蛋白多糖凝胶复合材料,关节软骨通常具有 1.5MPa 的强度,但是在纤维含量高的区域中,该强度可以达到 30MPa,在制备仿生软骨再生支架时,也需要模仿这种软骨内在的结构。Rahbar 等[120]制备了一种新型的弹性纤维增强水凝胶复合材料(图 4.28),通过用环氧胺水凝胶浸渍已排列成交叉"原木堆"的弹性聚氨酯纤维来实现类似软骨的结构,他们发现纤维增强后材料的强度明显增加,甚至高于天然软骨。这项工作表明,纤维可以提供强度和弹性,并丰富水凝胶支架的形状和结构,使其更接近天然软骨组织。但由于聚氨酯在体内不能快速降解,甚至会引起不良反应,Niederauer 等[121]制备了可吸收的 PGA 纤维增强的 PLGA 支架来修复软骨。当 PGA 纤维的含量从 0 增加到 20%时,支架材料的屈服强度和压缩模量分别从 0.7MPa 增加到 2.5MPa 和从 10MPa 增加到 50MPa。此外,Novakovic 等[122]还报道了用天然材料增强水凝胶作为软骨修复支架材料。他们的水凝胶和增强纤维都是由蚕丝构成的,具有优异的生物相容性和可降解性,几乎不会引起免疫反应。这项研究表明,基于蚕丝的增强水凝胶显示出出色的软骨细胞反应,并支持糖胺聚糖和胶原蛋白在纤维周围的沉积和定位。培养 42 天后,该仿生支架促进了具有机械性能构建体的发展。但是,值得注意的是,支架的机械性能不能太强,否则可能导致相邻软骨受到高剪切力和相对应力集中。

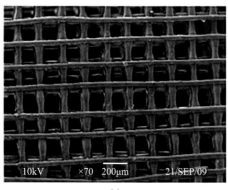
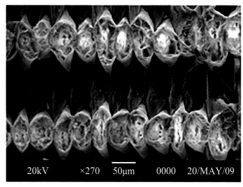

(a)   (b)

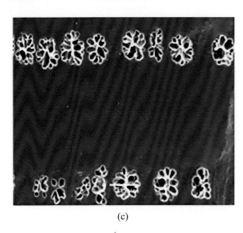
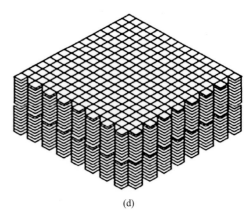

(c)   (d)

图 4.28　弹性聚氨酯纤维仿软骨支架的结构和性能[120]

（a）聚氨酯支架的 SEM 图像；（b）聚氨酯支架横截面的 SEM 图像；（c）凝胶复合增强支架的横截面 SEM 图像；（d）加工方法示意图

参 考 文 献

[1]　Franchi M，Fini M，Quaranta M，et al. Crimp morphology in relaxed and stretched rat Achilles tendon. Journal of Anatomy，2007，210（1）：1-7.

[2]　Gu Y，Zhu J B，Xue C B，et al. Chitosan/silk fibroin-based, Schwann cell-derived extracellular matrix-modified scaffolds for bridging rat sciatic nerve gaps. Biomaterials，2014，35：2253-2263.

[3]　Pauly H M，Kelly D J，Popat K C，et al. Mechanical properties and cellular response of novel electrospun nanofibers for ligament tissue engineering：effects of orientation and geometry. Journal of the Mechanical Behavior of Biomedical Materials，2016，61：258-270.

[4]　Rashid M，Dudhia J，Dakin S G，et al. Histopathological and immunohistochemical evaluation of cellular response to a woven and electrospun polydioxanone（PDO）and polycaprolactone（PCL）patch for tendon repair. Scientific Reports，2020，10（1）：4754.

[5]　Coburn J M，Gibson M，Monagle S，et al. Bioinspired nanofibers support chondrogenesis for articular cartilage repair. PNAS，2012，109（25）：10012-10017.

[6]　Li W C，Long Y Y，Liu Y，et al. Fabrication and characterization of chitosan-collagen crosslinked membranes for corneal tissue engineering. Journal of Biomaterials Science，Polymer Edition，2014，25（17）：1962-1972.

[7]　Wu L，Gu Y，Liu L L，et al. Hierarchical micro/nanofibrous membranes of sustained releasing VEGF for periosteal regeneration. Biomaterials，2020，227：119555.

[8]　Xu T T，Yang R，Ma X B，et al. Bionic poly（γ-glutamic acid）electrospun fibrous scaffolds for preventing hypertrophic scars. Advanced Healthcare Materials，2019，8：e1900123.

[9]　Hamann M C J，Tator C H，Shoichet M S，et al. Injectable intrathecal delivery system for localized administration of EGF and FGF-2 to the injured rat spinal cord. Experimental Neurology，

2005, 194 (1): 106-119.

[10] Eyrich D, Brandl F, Appel B, et al. Long-term stable fibrin gels for cartilage engineering. Biomaterials, 2007, 28 (1): 55-65.

[11] Hejcl A, Ruzicka J, Kapcalova M, et al. Adjusting the chemical and physical properties of hydrogels leads to improved stem cell survival and tissue ingrowth in spinal cord injury reconstruction: a comparative study of four methacrylate hydrogels. Stem Cells and Development, 2013, 22 (20): 2794-2805.

[12] Tolba E, Wang X, Ackermann M, et al. *In situ* polyphosphate nanoparticle formation in hybrid poly (vinyl alcohol) /karaya gum hydrogels: a porous scaffold inducing infiltration of mesenchymal stem cells. Advanced Science, 2019, 6 (2): 1801452.

[13] van Bommel K J C, van der Pol C, Muizebelt I, et al. Responsive cyclohexane-based low-molecular-weight hydrogelators with modular architecture. Angewandte Chemie International Edition, 2004, 43: 1663-1667.

[14] Kabiri M, Bushnak I, McDermot M T, et al. Toward a mechanistic understanding of ionic self-complementary peptide self-assembly: role of water molecules and ions. Biomacromolecules, 2013, 14: 3943-3950.

[15] Furlan R L E, Otto S, Sanders J K M, et al. Supramolecular templating in thermodynamically controlled synthesis. Proceedings of the National Academy of Sciences of the United States of America, 2002, 99: 4801-4804.

[16] Hoeben F J M, Jonkheijm P, Meijer E W, et al. About supramolecular assemblies of π-conjugated systems. Chemical Reviews, 2005, 105 (4): 1491-1546.

[17] Dou X Q, Feng C L. Amino acids and peptide-based supramolecular hydrogels for three-dimensional cell culture. Advanced Materials, 2017, 29: 1604062.

[18] Galler K M, Hartgerink J D, Cavender A C, et al. A customized self-assembling peptide hydrogel for dental pulp tissue engineering. Tissue Engineering Part A, 2012, 18: 176-184.

[19] Zhao Y, Yokoi H, Tanaka M, et al. Self-assembled pH-responsive hydrogels composed of the RATEA16 peptide. Biomacromolecules, 2008, 9: 1511-1518.

[20] Marchesan S, Qu Y, Waddington L J, et al. Self-assembly of ciprofloxacin and a tripeptide into an antimicrobial nanostructured hydrogel. Biomaterials, 2013, 34: 3678-3687.

[21] Tomatsu I, Peng K, Kros A. Photoresponsive hydrogels for biomedical applications. Advanced Drug Delivery Reviews, 2011, 63: 1257-1266.

[22] He M T, Li J B, Tan S B, et al. Photodegradable supramolecular hydrogels with fluorescence turn-on reporter for photomodulation of cellular microenvironments. Journal of the American Chemical Society, 2013, 135: 18718-18721.

[23] Vigier-Carrière C, Garnier T, Wagner D, et al. Bioactive seed layer for surface-confined self-assembly of peptides. Angewandte Chemie International Edition, 2015, 54: 10198-10201.

[24] Yang Z M, Liang G L, Wang L, et al. Using a kinase/phosphatase switch to regulate a supramolecular hydrogel and forming the supramolecular hydrogel *in vivo*. Journal of the American Chemical Society, 2006, 128: 3038-3043.

[25] Yang Z M, Liang G L, Ma M L, et al. *In vitro* and *in vivo* enzymatic formation of

supramolecular hydrogels based on self-assembled nanofibers of a beta-amino acid derivative. Small，2007，3（4）：558-562.

[26] Hu M，Chang H，Zhang H，et al. Mechanical adaptability of the MMP-responsive film improves the functionality of endothelial cell monolayer. Advanced Healthcare Materials，2017，6: 1601410.

[27] Lorber B，Hsiao W K，Hutchings I M，et al. Adult rat retinal ganglion cells and glia can be printed by piezoelectric inkjet printing. Biofabrication，2014，6: 015001.

[28] Jiang P，Yan C Y，Guo Y X，et al. Direct ink writing with high-strength and swelling-resistant biocompatible physically crosslinked hydrogels. Biomaterials Science，2019，7（5）: 1805-1814.

[29] Kolesky D B，Truby R L，Sydney Gladman T A，et al. 3D bioprinting of vascularized, heterogeneous cell-laden tissue constructs. Advanced Materials，2014，26: 3124-3130.

[30] de Melo B A G，Jodat Y A，Mehrotra S，et al. 3D printed cartilage-like tissue constructs with spatially controlled mechanical properties. Advanced Functional Materials，2019，29: 1906330.

[31] Gao F，Xu Z Y，Liang Q F，et al. Osteochondral regeneration with 3D-printed biodegradable high-strength supramolecular polymer reinforced-gelatin hydrogel scaffolds. Advanced Science, 2019，6（15）: 1900867.

[32] Kong B，Chen Y，Liu R，et al. Fiber reinforced GelMA hydrogel to induce the regeneration of corneal stroma. Nature Communications，2020，11（1）: 1435.

[33] Christau S，Thurandt S，Yenice Z，et al. Stimuli-responsive polyelectrolyte brushes as a matrix for the attachment of gold nanoparticles: the effect of brush thickness on particle distribution. Polymers，2014，6: 1877-1896.

[34] Merlitz H，He G L，Sommer J U，et al. Reversibly switchable polymer brushes with hydrophobic/hydrophilic behavior: a langevin dynamics study. Macromolecules，2009，42: 445-451.

[35] Ferhan A R，Zainol N，Kim D H. A facile method towards rough morphology polymer brush for increased mobility of embedded nanoparticles. Polymer，2015，75: 57-63.

[36] Advincula R C. Polymer Brushes: Synthesis，Characterization，Applications. Weinheim: Wiley-VCH，2004.

[37] Adiga S P，Brenner D W. Stimuli-responsive polymer brushes for flow control through nanopores. Journal of Functional Biomaterials，2012，3: 239-256.

[38] Hidenori K，Ihor T，Dmytro N，et al. Stimuli-responsive materials with self-healing antifouling surface via 3D polymer grafting. Advanced Functional Materials，2013，23: 4593-4600.

[39] Yoshida T，Shakushiro K，Sako K. Ion-responsive drug delivery systems. Current Drug Targets, 2018，19: 225-238.

[40] Terefe N S，Glagovskaia O，Silva D K，et al. Application of stimuli responsive polymers for sustainable ion exchange chromatography. Food and Bioproducts Process，2014，92: 208-225.

[41] Yoshida T，Lai T C，Kwon G S，et al. pH-and ion-sensitive polymers for drug delivery. Expert Opinion on Drug Delivery，2013，10: 1497-513.

[42] Saxena A，Tripathi B P，Kumar M，et al. Membrane-based techniques for the separation and

purification of proteins: an overview. Advances in Colloid and Interface Science, 2009, 145: 1-22.

[43] Magalhaes P O, Lopes A M, Mazzola P G, et al. Methods of endotoxin removal from biological preparations: a review. Journal of Pharmacy and Pharmaceutical Sciences, 2007, 10: 388-404.

[44] Leblanc Y, Ramon C, Bihoreau N, et al. Charge variants characterization of a monoclonal antibody by ion exchange chromatography coupled on-line to native mass spectrometry: case study after a long-term storage at + 5 degrees C. Journal of Chromatography B, 2017, 1048: 130-139.

[45] Commoner B, Townsend J, Pake G E. Free radicals in biological materials. Nature, 1954, 174: 689-691.

[46] Jinqiang W, Yuqi Z, Edikan A, et al. Leveraging H_2O_2 levels for biomedical applications. Advanced Biosystems, 2017, 1: 1700084.

[47] Hyun L S, Gupta M K, Beum B J, et al. Current progress in reactive oxygen species (ROS)-responsive materials for biomedical applications. Advanced Healthcare Materials, 2013, 2: 908-915.

[48] Tao W, He Z. ROS-responsive drug delivery systems for biomedical applications. Asian Journal of Pharmaceutical Sciences, 2018, 13: 101-112.

[49] Gracia R, Mecerreyes D. Polymers with redox properties: materials for batteries, biosensors and more. Polymer Chemistry, 2013, 4: 2206-2214.

[50] Schmidt C E, Shastri V R, Vacanti J P, et al. Stimulation of neurite outgrowth using an electrically conducting polymer. Proceedings of the National Academy of Sciences of the United States of America, 1997, 94: 8948-8953.

[51] Ahadian S, Ramon-Azcon J, Ostrovidov S, et al. A contactless electrical stimulator: application to fabricate functional skeletal muscle tissue. Biomedical Microdevices, 2013, 15: 109-115.

[52] Dennis R G, Kosnik P E. Excitability and isometric contractile properties of mammalian skeletal muscle constructs engineered in vitro. In Vitro Cellular & Developmental Biology-Animal, 2000, 36: 327-335.

[53] Bock N, Riminucci A, Dionigi C, et al. A novel route in bone tissue engineering: magnetic biomimetic scaffolds. Acta Biomaterialia, 2010, 6: 786-796.

[54] Liu T M, Conde J, Lipiński T, et al. Smart NIR linear and nonlinear optical nanomaterials for cancer theranostics: prospects in photomedicine. Progress in Materials Science, 2017, 88: 89-135.

[55] Ya T, Yang T, Wang Q, et al. Albumin-coordinated assembly of clearable platinum nanodots for photo-induced cancer theranostics. Biomaterials, 2018, 154: 248-260.

[56] Rosales A, MAnseth K S. The design of reversible hydrogels to capture extracellular matrix dynamics. Nature Review Materials, 2016, 1: 15012.

[57] Deforest C A, Anseth K S. Photoreversible patterning of biomolecules within click-based hydrogels. Angewandte Chemie International Edition, 2012, 124: 1852-1855.

[58] DeForest C A, Tirrell D A. A photoreversible protein-patterning approach for guiding stem cell fate in three-dimensional gels. Nature Materials, 2015, 14: 523.

[59] Rosales A M, Rodell C B, Chen M H, et al. Reversible control of network properties in azobenzene-containing hyaluronic acidbased hydrogels. Bioconjugate Chemistry, 2018, 29: 905-913.

[60] Stowers R S, Allen S C, Suggs L J. Dynamic phototuning of 3D hydrogel stiffness. Proceedings of the National Academy of Sciences of the United States of America, 2015, 112: 1953-1958.

[61] Knipe J M, Strong L E, Peppas N A. Enzyme-and pH-responsive microencapsulated nanogels for oral delivery of siRNA to induce TNF-α knockdown in the intestine. Biomacromolecules, 2016, 17: 788-797.

[62] Knipe J M, Chen F, Peppas N A. Enzymatic biodegradation of hydrogels for protein delivery targeted to the small intestine. Biomacromolecules, 2015, 16: 962-972.

[63] Clegg J R, Wechsler M E, Peppas N A. Vision for functionally decorated and molecularly imprinted polymers in regenerative engineering. Regenerative Engineering and Translational Medicine, 2017, 3, 166-175.

[64] Hersel U, Dahmen C, Kessler H. RGD modifed polymers: biomaterials for stimulated cell adhesion and beyond. Biomaterials, 2003, 24: 4385-4415.

[65] Hubbell J A. Bioactive biomaterials. Current Opinion in Biotechnology, 1999, 10: 123-129.

[66] Derby B. Bioprinting: Inkjet printing proteins and hybrid cell-containing materials and structures. Journal of Materials Chemistry, 2008, 18, 717-721.

[67] Ventola C L. Medical applications for 3D printing: current and projected uses. Pharmacology and Therapeutics, 2014, 39: 704-711.

[68] Kang H W, Lee S J, Ko I K, et al. A 3D bioprinting system to produce human-scale tissue constructs with structural integrity. Nature Biotechnology, 2016, 34（3）: 312-319.

[69] Mironov V, Visconti R P, Kasyanov V, et al. Organ printing: tissue spheroids as building blocks. Biomaterials, 2009, 30: 2164-2174.

[70] Cornelissen D J, Faulkner-Jones A, Shu W. Current developments in 3D bioprinting for tissue engineering. Current Opinion in Biomedical Engineering, 2017, 2（Supplement C）: 76-82.

[71] Christman K L, Schopf E, Broyer R M, et al. Positioning multiple proteins at the nanoscale with electron beam cross-linked functional polymers. Journal of American Chemical Society, 2009, 131: 521-527.

[72] Hasebe T, Nagashima S, Yoshimoto Y, et al. Tailoring surface topographies of polymers by using ion beam: recent advances and the potential applications in biomedical and tissue engineering. Nuclear Instruments and Methods in Physics Research Section B: Beam Interactions with Materials and Atoms, 2012, 282: 134-136.

[73] Ahmed S F, Rho G H, Lee K R, et al. High aspect ratio wrinkles on a soft polymer. Soft Matter, 2010, 6: 5709-5714.

[74] Guillemette M D, Cui B, Roy E, et al. Surface topography induces 3D self-orientation of cells and extracellular matrix resulting in improved tissue function. Integrative Biology Quantitative Biosciences from Nano to Macro, 2009, 1: 196-204.

[75] Matsuzaka K, Frank Walboomers X, Yoshinari M, et al. The attachment and growth behavior of osteoblast-like cells on microtextured surfaces. Biomaterials, 2003, 24: 2711-2719.

[76] Hu W，Yim E K F，Reano R M，et al. Effects of nanoimprinted patterns in tissue-culture polystyrene on cell behavior. Journal of Vacuum Science Technology B Microelectronics & Nanometer Structures，2005，23：2984-2989.

[77] Bremus-Koebberling E A，Beckemper S，Koch B，et al. Nano structures via laser interference patterning for guided cell growth of neuronal cells. Journal of Laser Applications，2012，24：042013.

[78] Chhabra R，Sharma J，Ke Y，et al. Spatially addressable multiprotein nanoarrays templated by aptamer-tagged DNA nanoarchitectures. Journal of American Chemical Society，2007，129：10304-10305.

[79] Barry J J A，Howard D，Shakesheff K M，et al. Using a core-sheath distribution of surface chemistry through 3D tissue engineering scaffolds to control cell ingress. Advanced Materials，2006，18：1406-1410.

[80] Shadrin I Y，Allen B W，Qian Y，et al. Cardiopatch platform enables maturation and scale-up of human pluripotent stem cell derived engineered heart tissues. Nature Communications，2017，8：1825.

[81] Watanabe T，Akiyama M，Totani K，et al. Photoresponsive hydrogel microstructure fabricated by two-photon initiated polymerization. Advanced Functional Materials，2002，12：611-614.

[82] Tormen M，Businaro L，Altissimo M，et al. 3D patterning by means of nanoimprinting, X-ray and two-photon lithography. Microelectron Engineering，2004，73-74（Supplement C）：535-541.

[83] Ovsianikov A，Malinauskas M，Schlie S，et al. Three-dimensional laser micro-and nano-structuring of acrylated poly（ethyleneglycol）materials and evaluation of their cytoxicity for tissue engineering applications. Acta Biomaterialia，2011，7：967-974.

[84] Ovsianikov A，Gruene M，Pflaum M，et al. Laser printing of cells into 3D scaffolds. Biofabrication，2010，2：014104.

[85] Torgersen J，Ovsianikov A，Mironov V，et al. Photo-sensitive hydrogels for three-dimensional laser microfabrication in the presence of whole organisms. Journal of Biomedical Optics，2012，17：105008.

[86] Xiong Z，Zheng M L，Dong X Z，et al. Asymmetric microstructure of hydrogel：Two-photon microfabrication and stimuli-responsive behavior. Soft Matter，2011，7：10353-10359.

[87] Xing J，Liu J，Zhang T，et al. A water soluble initiator prepared through host-guest chemical interaction for microfabrication of 3D hydrogels via two-photon polymerization. Journal of Materials Chemistry B，2014，2：4318-4323.

[88] Gladman A S，Matsumoto E A，Nuzzo R G，et al. Biomimetic 4D printing. Nature Materials，2016，15：413-418.

[89] Li Y C，Zhang Y S，Akpek A，et al. 4D bioprinting：the next-generation technology for biofabrication enabled by stimuli-responsive materials. Biofabrication，2016，9：012001.

[90] Xu T，Zhao W，Zhu J M，et al. Complex heterogeneous tissue constructs containing multiple cell types prepared by inkjet printing technology. Biomaterials，2013，34：130-139.

[91] Liu W，Zhang Y S，Heinrich M A，et al. Rapid continuous multimaterial extrusion bioprinting.

Advanced Materials，2017，29：1604630.

[92] Highley C B，Rodell C B，Burdick J A. Direct 3D printing of shear-thinning hydrogels into self-healing hydrogels. Advanced Materials，2015，27：5075-5079.

[93] Hinton T J，Jallerat Q，Palchesko R N，et al. Three-dimensional printing of complex biological structures by freeform reversible embedding of suspended hydrogels. Science Advances，2015，1：e1500758.

[94] Bhattacharjee T，Zehnder S M，Rowe K G，et al. Writing in the granular gel medium. Science Advances，2015，1：e1500655.

[95] Zhang A P，Qu X，Soman P，et al. Rapid fabrication of complex 3D extracellular micro-environments by dynamic optical projection stereolithography. Advanced Materials，2012，24：4266-4270.

[96] Ma X，Qu X，Zhu W，et al. Deterministically patterned biomimetic human iPSC-derived hepatic model via rapid 3D bioprinting. Proceedings of the National Academy of Sciences of the United States of America，2016，113：2206-2211.

[97] Leng L，McAllister A，Zhang B，et al. Mosaic hydrogels：one-step formation of multiscale soft materials. Advanced Materials，2012，24，27：3650-3658.

[98] Zhu W，Li J，Leong Y J，et al. 3D-printed artificial microfish. Advanced Materials，2015，27，4411-4417.

[99] Holley M T，Nagarajan N，Danielson C，et al. Development and characterization of muscle-based actuators for self-stabilizing swimming biorobots. Lab Chip，2016，16：3473-3484.

[100] Park S J，Gazzola M，Park K S，et al. Phototactic guidance of a tissue-engineered soft-robotic ray. Science，2016，353：158-162.

[101] Chan V，Asada H H，Bashir R. Utilization and control of bioactuators across multiple length scales. Lab Chip，2014，14：653-670.

[102] Duffy R M，Feinberg A W. Engineered skeletal muscle tissue for soft robotics：fabrication strategies，current applications，and future challenges. Wiley interdisciplinary reviews. Nano-medicine and Nanobiotechnology，2014，6：178-195.

[103] Sun Y，Duffy R，Lee A，et al. Optimizing the structure and contractility of engineered skeletal muscle thin films. Acta Biomaterialia，2013，9：7885-7894.

[104] Cvetkovic C，Raman R，Chan V，et al. Three-dimensionally printed biological machines powered by skeletal muscle. Proceedings of the National Academy of Sciences of the United States of America，2014，111：0125-0130.

[105] Yoon J，Eyster T W，Misra A C，et al. Cardiomyocyte-driven actuation in biohybrid microcylinders. Advanced Materials，2015，27：4509-4515.

[106] Feinberg A W，Feigel A，Shevkoplyas S S，et al. Muscular thin films for building actuators and powering devices. Science，2007，317：1366-1370.

[107] Dvir T，Timko B P，Brigham M D，et al. Nanowired three-dimensional cardiac patches. Nature Nanotechnology，2011，6：720-725.

[108] Zhu K，Shin S R，van Kempen T，et al. Nanocomposite bioink for printing 3D cardiac constructs. Advanced Functional Materials，2017，27：1605352.

[109] Shin S R，Jung S M，Zalabany M，et al. Carbon-nanotube-embedded hydrogel sheets for engineering cardiac constructs and bioactuators. ACS Nano，2013，7：2369-2380.

[110] Koh H S，Yong T，Teo W E，et al. *In vivo* study of novel nanofibrous intra-luminal guidance channels to promote nerve regeneration. Journal of Neural Engineering，2010，7（4）：046003.

[111] Schlosshauer B，Müller E，Schröder B，et al. Rat Schwann cells in bioresorbable nerve guides to promote and accelerate axonal regeneration. Brain Research，2003，963（1）：321-326.

[112] Xu H，Holzwarth J M，Yan Y，et al. Conductive PPY/PDLLA conduit for peripheral nerve regeneration. Biomaterials，2014，35（1）：225-235.

[113] Leipzig N D，Shoichet M S. The effect of substrate stiffness on adult neural stem cell behavior. Biomaterials，2009，30（36）：6867-6878.

[114] Assunção-Silva R C，Gomes E D，Sousa N，et al. Hydrogels and cell based therapies in spinal cord injury regeneration. Stem Cells International，2015，2015：948040.

[115] Olson H E，Rooney G E，Gross L，et al. Neural stem cell-and schwann cell-loaded biodegradable polymer scaffolds support axonal regeneration in the transected spinal cord. Tissue Engineering Part A，2009，15：1797-1805.

[116] Kaiser N J，Coulombe K L K. Physiologically inspired cardiac scaffolds for tailored *in vivo* function and heart regeneration. Biomedical Materials，2015，10（7）：034003.

[117] Chen Q Z，Ishii H，Thouas G A，et al. An elastomeric patch derived from poly（glycerol sebacate）for delivery of embryonic stem cells to the heart. Biomaterials，2010，31（14）：3885-3893.

[118] Venugopal J，Ma L L，Yong T. *In vitro* study of smooth muscle cells on polycaprolactone and collagen nanofibrous matrices. Cell Biology International，2005，29（10）：861-867.

[119] Kim M，Kim W，Kim G. Topologically micropatterned collagen and poly（ε-caprolactone）struts fabricated using the poly（vinyl alcohol）fibrillation/leaching process to develop efficiently engineered skeletal muscle tissue. ACS Applied Materials & Interfaces，2017，9（50）：43459-43469.

[120] Agrawal A，Rahbar N，Calvert P D. Strong fiber-reinforced hydrogel. Acta Biomaterialia，2013，9：5313-5318.

[121] Slivka M A，Leatherbury N C，Kieswetter K，et al. Porous，resorbable，fiber-reinforced scaffolds tailored for articular cartilage repair. Tissue Engineering，2001，7（6）：767-780.

[122] Yodmuang S，McNamara S L，Nover A B，et al. Silk microfiber-reinforced silk hydrogel composites for functional cartilage tissue repair. Acta Biomaterialia，2015，11：27-36.

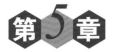

界面仿生材料

5.1 界面硬度和界面拓扑结构

5.1.1 细胞外基质硬度及其材料界面硬度的仿生设计

细胞外基质（ECM）的生化因素（如各种细胞外基质蛋白、多糖以及各种生长因子等）对细胞行为起着重要的影响。因此，ECM 分子已经被广泛用于修饰材料表面从而调控细胞行为。在生物体内，不同组织或者器官的硬度有着很大差异，如脑组织硬度为 0.1～1kPa，而骨组织的硬度通常大于 100kPa[1]，癌变组织通常比正常组织的硬度高[2]。通常，组织中的细胞具有黏附依赖性（anchorage dependence），细胞必须附着在固体基底表面上才能够进行生长[3]。因此，除了生化因素，ECM 的一个重要的物理因素——硬度，对在其表面上附着的细胞行为也有着重要的影响。

细胞主要是通过"力传导"（mechanotransduction）的方式感受基底的硬度。在这个过程中，细胞能够将外界的力学刺激通过整合素（integrins）和黏着斑（focal adhesion）传递到细胞内部并转化为生物化学信号，从而引起或调控与硬度产生响应的细胞行为[4-6]。硬度能够影响多种细胞行为，包括黏附、迁移、增殖、分化等功能[7]（图 5.1）。

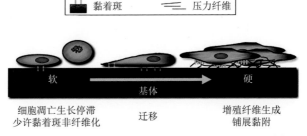

图 5.1　材料基底物理机械性能对细胞行为的影响[7]

内皮细胞（EC）的生长行为对于血管重塑和再生有着重要的意义。基底硬度对于 EC 生长的调控，受到越来越多的关注和研究。Cosgriff-Hernandez 等[8]采用聚乙二醇（PEG）水凝胶，并用不同生物活性分子修饰，研究发现提高不同活性分子修饰后的基底硬度，都能够促进其表面 EC 的黏附和迁移。Ataollahi 等[9]通过对聚二甲基硅氧烷（PDMS）进行三氧化二铝粒子的掺杂调控其硬度，研究了 EC 的黏附、增殖和表型改变，不仅发现提升硬度能够促进 EC 黏附、增殖和铺展，并且发现对 EC 增殖的作用时间是依赖于硬度的。Gooch 等[10]研究了基底硬度对 EC 细胞硬度的影响，他们发现高硬度的基底能够促进 EC 形成大量肌动蛋白应力纤维，从而提升 EC 细胞硬度，同时这种硬度的影响在三维培养环境中也产生了相同的结果。为了更加清楚地研究硬度对 EC 增殖影响的机理，Chien 等[11]研究了在硬度影响 EC 增殖时的相关分子信号的表达，结果表明高硬度的基底能够激活 $\alpha_v\beta_3$ 整合素去抑制 SEPT9 表达，促进细胞肌动蛋白应力纤维在细胞中心的形成与分布，进一步激活了 Src/Vav2/RhoA 信号通路，从而加速了 EC 的细胞周期，实现了对 EC 增殖能力的提升。在 EC 的黏附和迁移等过程中，伪足是参与其中的重要肌动蛋白结构。Juin 等[12]发现 EC 伪足的形成不受其他生化因素的刺激，基底硬度对 EC 伪足的形成起了决定的作用。EC 毛细管状网络结构的形成对于血管再生起着重要作用。Gooch 等[13]与 Reinhart-King 课题组[14]都发现，低硬度的基底能够减弱 EC 与基底之间的作用力，从而促使 EC 紧密地结合在一起，形成网络结构。

硬度不仅能够影响 EC 的生长，大量的研究报道表明基底的硬度还对内皮功能有着重要的影响。不同于其他种类的细胞和组织，内皮层对于内皮功能的维持更加依赖于细胞与细胞间紧密连接的保持。维持这种细胞间连接的完整和稳定更加有利于维持内皮层的致密性与发挥其屏障作用[15]。研究发现过硬的基底会造成内皮层致密性的下降和内皮功能的破坏[16-18]。例如，Birukova 等[19]发现内皮层的屏障作用受到基底硬度影响，在受到凝血酶刺激后，在低硬度表面随着时间推移能够恢复原有的致密性和屏障作用，而在高硬度表面却无法恢复。Reinhart-King 等[18]发现当内皮层附着的基底变硬时，内皮层的致密性下降，通透性增加，促进了白细胞的转移，从而使内皮层丧失了屏障作用（图 5.2）。这种硬度影响内皮功能的主要原因是基底硬度提高，导致 EC 与基底作用力变强，而细胞与细胞间的作用力变弱，细胞连接很容易受到外界的刺激遭到破坏，从而提高了内皮通透性，降低了内皮层的致密性，使内皮功能逐渐丧失[18, 20, 21]。此外，由于 EC 与基底作用力增强，EC 产生大量肌动蛋白应力纤维，提升了细胞质的硬度，从而导

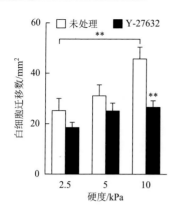

图 5.2 基质硬度对白细胞转移数量影响的直方图。内皮细胞未经处理（ $n = 19$ 个视野，三个独立实验平均值）和用 Y-27632 预处理（ $n = 17 \sim 18$ 个视野平均值）。数据为均值。** $P < 0.01$ （Tukey 试验）[18]

致一系列内皮功能的下降，其中包括一氧化氮（NO）分泌能力的下降[22, 23]。这种由于基底变硬引起的内皮功能丧失而导致心血管疾病的现象，也发生在由于年龄增长血管变硬导致心血管疾病的过程中[24, 25]，如粥样动脉硬化的病理过程[26]。

5.1.2 细胞外基质拓扑结构及其材料界面微纳结构的仿生设计

在自然界中，细胞外基质的拓扑结构有着丰富的多样性。例如，在血管组织中，血管的内表面并非完全光滑平坦，现代显微研究显示血管内表面沿着血流方向分布着大量微米级的类沟槽微结构，在这些沟槽结构上分布有大量纳米级的粗糙结构，呈现复杂的多尺度复合拓扑结构。因此，为了能更好地实现材料的组织修复性能，研究者们从仿生角度出发，发展了材料界面微纳结构的仿生设计思想。

早在 1945 年，Weiss 就提出了"接触诱导"的思想，其基本原理是：当细胞生长在微、纳米尺度的图案化基底上时，由于细胞膜表面受体介导的细胞骨架内应力将会对细胞产生刺激，从而激活细胞内部的受体，引发细胞的调整与骨架重组，进而引起细胞的黏附、铺展、增殖、分化等一系列行为的改变。为了更好地研究表面拓扑结构对细胞的影响，研究者们开发了一系列表面微结构构筑的方法。总体来说，这些方法可以大致分为"自下而上"和"自上而下"两个方向。其中，"自下而上"是指采用原子、分子或者分子的聚集体作为构筑单元，通过共价键或者非共价键相互作用将构筑单元按照一定的规律进行组合，从而制备得到微纳结构表面；而"自上而下"是指将结构单元通过多种刻蚀的技术书写到材料表面。Toner 等通过光刻技术制备得到图案化界面，显示了细胞高选择性的分布；Robotti 等通过对比微纳结构表面与平整表面细胞在高剪切流体作用下的行为发现，只有微纳粗糙结构表面才能在高剪切流体作用下形成完整细胞覆盖。这些仿生拓扑结构对细胞行为的影响规律，均为指导心血管植入材料的设计提供了思路。

5.2 从细胞膜仿生到两性离子界面

5.2.1 细胞膜结构及磷酸胆碱仿生生物材料

1972 年，Nicolson 等[27]提出了膜流动镶嵌学说，科学家认识到许多种细胞的膜是脂质双分子层膜，它含有大部分的脂质、蛋白质及少量的糖类，无论是膜脂、膜蛋白及糖基，它们在脂双层两侧的分布都是不对称的，内层的细胞质表面含有大部分如磷脂酰丝氨酸带负电的磷脂类，而外层则以两性的脂质磷酸胆碱为主，脂质磷酸胆碱含等量的正负电荷，整体显电中性，从而启发人们用含有磷酸胆碱（PC）的聚合物进行细胞膜生物仿生，提高材料的生物相容性（图 5.3）。

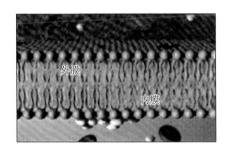
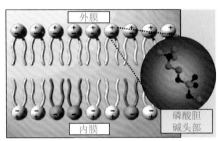

图 5.3 磷酸胆碱仿生设计思想示意图

1982 年，Nakaya 等[28]合成了含双键的磷酸胆碱单体：2-（甲基丙烯酰氧基）乙基-2-（三甲氧氨基）乙基磷酸盐（MPC）；Ishihara 等[29]合成了 MPC 与甲基丙烯酸丁酯的共聚物，并将共聚物涂层于玻璃、聚氯乙烯（PVC）、聚对苯二甲酸乙二酯（PET）基材上，得到了具有良好生物相容性的表面，能阻抗蛋白质吸附，有效抑制血小板的黏附和活化。为了提高涂层的稳定性，Lewis[30]用 MPC、甲基丙烯酸十二酯、甲基丙烯酸羟丙酯和甲基丙烯酸三甲氧基硅丙酯共聚合成了可交联的四元共聚物，交联涂层显示出良好的抗蛋白质吸附性能、良好的血液相容性和抗细菌黏附性。近年来，含磷酸胆碱基团的分子用于心血管支架涂层的研究取得了巨大的进展。已有研究表明，这种支架涂层可以有效阻止细胞的聚集-诱导黏附，具有优异的生物相容性和血液相容性。Lewis 等[31]在金属支架上直接涂覆 PC 涂层，结果表明 PC 涂层具有良好的生物相容性，并且不会引起炎症反应。PC 聚合物的这些优良性能使其作为药物传递载体在药物洗脱支架方面也有很好的应用。它可以携带不同的药物如雌激素、地塞米松、ABT-578 等进行稳定释放[32]，在临床上获得了很高的成功率，结果显示可以将再狭窄率降低到裸支架的三分之一以下。同时由于 PC 基团带有正电荷，它可以和带有负电荷的物质如 DNA 进行静电自组装，因此 PC 涂层可以应用于持续基因洗脱支架。而基于磷酸胆碱涂层的心血管支架在临床上也有不少的研究，如 Biodiv Ysio 支架以及美敦力公司的 Endeavor 支架。人类临床研究证实 PC 涂层支架具有良好的抗血栓和抗再狭窄性能，而且在植入六个月后 PC 涂层依然稳定存在。

Parker 等[33]提出了一种机理，表面含有 PC 等两性电荷基团的材料呈亲水性，亲水基团与蛋白质表面的结合水接触时会产生吸引性溶剂相互作用，其强度取决于破坏水分子聚集体结构最终使表面脱水所需的能量，这种水合作用的存在使得蛋白质不易被吸附；由于这种水分子的结构与水溶液中的自由水状态一样，蛋白质无须释放出水分就可被材料表面"吸附"，并且不会发生疏水性的相互作用，从而蛋白质被吸附时伴随的构象变化也会得到抑制。Bird[34]也提出了一种机理，同样考虑了水分的作用。此外，由于大部分高分子材料的表面都呈现负电性（即使该高分子不含负电性基团），Ishihara[35]认为表面带负电的高聚物［如甲基丙烯酸羟乙酯（HEMA）］可以和蛋白质表面的结合水分子以静电作用结合成一种网状的水分子结构，蛋白质分子能被这种水分子网状结构"捕捉"，从而导致其构象的转变，也就是蛋白质的变性；而 PC 含有两性基团，对外呈现电中性，所以含 PC 的高聚物表面电荷几乎为零，可以有效地阻止水分子与高分子表面的静电作用，有效地减少蛋白质与高聚物表面的直接接触，即防止蛋白质的变性[36]。

5.2.2 两性离子聚合物仿生生物界面

含有两性离子基团的化合物，如具有细胞膜仿生结构的磷酸胆碱类化合物，不仅可以明显改善材料的血液相容性，而且可以实现对蛋白质、血小板和细胞的非特异性阻抗，已成为心血管植入材料界面修饰的有效手段之一。磷酸胆碱类两性离子基团通过静电作用发生水化，被认为是一种细胞膜仿生的生物抗污材料。但常用的磷酸胆碱单体 MPC 合成过程较为复杂且较难功能化[37]。最近，含甜菜碱的两性离子聚合物作为一种新型抗污材料在生物医用及工程材料方面引起了研究者的关注，基于羧酸甜菜碱和磺酸甜菜碱的两性离子聚合物也成为生物材料表面修饰改性的研究热点。甜菜碱基团与磷酸胆碱结构类似，荷正电的季铵盐基团和荷负电的羧酸或磺酸基团在聚合物的同一侧基上[38]（图 5.4）。在静电力诱导下，甜菜碱基团表面容易形成水化层，从而能阻抗非特异性蛋白质吸附、细菌黏附等。

在甜菜碱两性离子聚合物材料中，含有羧酸甜菜碱侧基的聚合物由于含有大量的可功能化羧酸基团，可用于固定含有氨基的生物分子。与磷酸胆碱类聚合物相比，羧酸甜菜碱聚合物具有合成方法简便、稳定性良好及便于功能化等优点[39]。

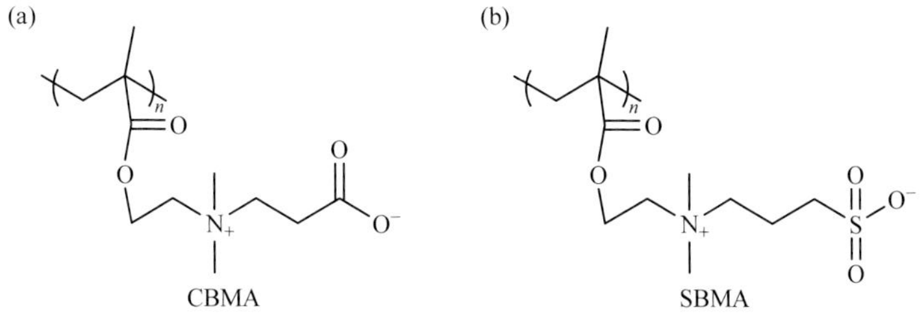

图 5.4　羧酸甜菜碱（CBMA）和磺酸甜菜碱（SBMA）聚合物的化学结构式

　　要想得到具有生物抗污能力的表面，必须将具有抗污效果的官能团固定在材料表面。文献中将甜菜碱两性电荷基团应用于材料表面的设计方法包括"graft from"和"graft to"等设计思路。"Graft from"是指在材料表面固定引发剂，通过表面原子转移自由基聚合（ATRP）反应将带有抗污基团的聚合物单体在表面聚合形成结构规则的分子刷[40]。"Graft to"设计思路是指制备带有抗污基团的聚合物，再通过某些特殊基团的反应或相互作用将聚合物与材料表面结合起来[41]。这些特殊基团包括巯基（可与金表面结合）[42]，硅烷（可与玻璃表面结合）[43]，疏水基团（可与疏水表面结合），多巴胺基团（可与多种表面结合）[44]。此外，还有通过互穿网络聚合物（IPNs）将甜菜碱基团的聚合物与聚氨酯结合起来等多种方法。

　　Bai 等[45]成功在聚丙烯（PP）膜表面接枝聚甲基丙烯酸酯类的磺酸甜菜碱，接枝后 PP 膜的接触角下降至 17.4°，此膜对蛋白质的吸附也大大下降，而且大部分吸附是可恢复的，甜菜碱改性的 PP 膜通量恢复率高达 90%。Jiang 等[46]通过表面 ATRP 方法在多种基材表面形成了甜菜碱两性聚合物分子刷，得到了蛋白质黏附量低于 5ng/cm^2 的表面，实现了几乎零蛋白质吸附，并证明该表面在复杂蛋白质体系（如未稀释血浆）中仍具有良好的抗污性能（图 5.5）。Jiang 等[47]还将聚磺酸甜菜碱固定于金表面，证明了其长效抗菌性能。此外，研究者还在材料表面形成聚甲基丙烯酸羧酸甜菜碱酯分子刷，采用 NHS/EDC 活化法将抗体 hCG 固定在其最外层，并证明该表面仍具有良好的抗污性能，被固定的抗体能与抗原发生特异性作用，可在复杂蛋白质溶液（如未稀释血浆）中检测相应抗原。甜菜碱两性电荷聚合物还可用于合成水凝胶、制备 pH 响应功能材料及作为纳米粒子的表面修饰材料等[48]。综上所述，羧酸甜菜碱聚合物具有生物抗污能力及可功能化改性，在设计生物相容性材料表面及心血管材料表面功能化改性等领域中具有巨大的研究潜能。

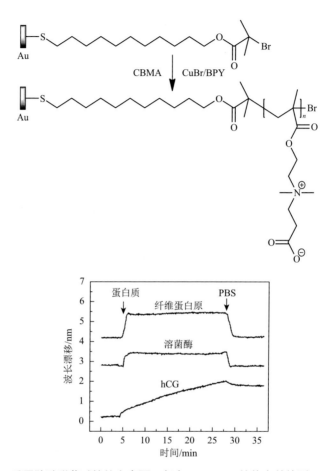

图 5.5 采用羧酸甜菜碱接枝金表面，复合 anti-hCG 抗体有效检测 hCG 抗原

5.2.3 混合电荷仿生生物界面

2001 年，Whitesides 等发现当把单独正负电荷的巯基配体 1∶1 混合加入溶液中在金表面形成混合电荷自组装单分子层（self-assembled monolayers，SAMs）时，具有和单组分两性离子配体形成 SAMs 相当甚至更好的阻抗蛋白质非特异性吸附能力［图 5.6（a）］[49]。双组分混合电荷 SAMs 阻抗蛋白质吸附能力对溶液离子强度和 pH 的依赖性明显弱于单组分两性离子 SAMs。2006 年，Jiang 等进一步证明了投料比 1∶1 的混合正负电荷巯基配体在金表面确实可以自组装形成组分约 1∶1 的混合电荷 SAMs，即使在很宽的投料比范围内金表面都倾向形成组分约

1∶1 的混合电荷 SAMs 且均表现出很好的抗污性[50]。而这种接近电中性的混合电荷表面优异抗污性的原理也与两性离子分子的作用机理类似，主要来自混合电荷表面通过静电作用吸附水分子所形成的稳定的水合层。由此可见，混合电荷自组装形成近等量正负电荷的混合电荷表面是构建抗污两性离子界面的有效手段。基于混合电荷两性离子原理，人们发现，将正负电荷单体混合共聚所形成的聚合物同样具有很好的亲水性和抗污性 ［图 5.6（b）］[51]。此外，利用氨基酸形成的带等量正负电荷基团的多肽也表现出很好的抗污性，进一步证明了混合电荷原理构建两性离子界面的普适性 ［图 5.6（c）］[52]

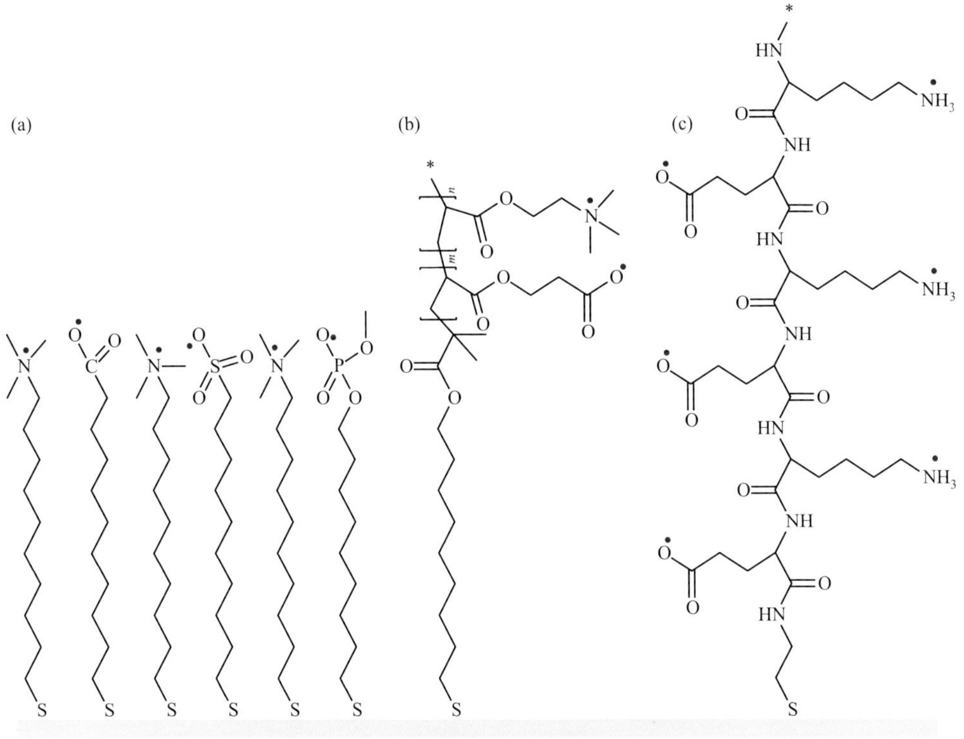

图 5.6 采用不同的混合电荷配方制备表面

（a）混合电荷自组织单层膜；（b）混合电荷共聚物；（c）混合电荷多肽［混合谷氨酸（E）和赖氨酸（K）］

5.3 层层组装从细胞外基质仿生到界面涂层技术

5.3.1 细胞外基质基底膜结构与功能

细胞外基质（ECM）是与细胞直接接触的具有独特生物物理与生物化学性质

的大分子网络结构。虽然 ECM 曾被认为是一种惰性支持性支架，但 ECM 在细胞生物学中的关键作用在过去二十年中变得越来越明显。通过直接或间接作用，ECM 调节着多种细胞的生长、存活、迁移、分化和形态发生等行为[53, 54]。实际上，ECM 是一种动态且多功能的网架，通过调节其组分的产生、降解和重塑，可以支持器官的发育、功能和修复等[55-57]。

ECM 由多种基质大分子组成，其精确的组成和特定的结构因组织而异，主要成分包括胶原蛋白、弹性蛋白、纤连蛋白、层粘连蛋白、蛋白多糖和糖胺聚糖等（图 5.7），这些大分子相互连接、相互关联、相互配合，构成复杂的三维基质网络结构[58, 59]。根据组成和结构的不同，ECM 可被分为间质基质和细胞周基质两大类。间质基质包围着细胞，细胞周基质则与细胞直接接触。嵌入 ECM 中的细胞通过细胞表面的受体如整合素、盘状区受体（DDRs）、蛋白多糖、透明质酸受体 CD44 等与 ECM 大分子网络进行相互作用，整合来自 ECM 的信号来决定它们的行为和功能。此外，各种生长因子、细胞因子和趋化因子通过与特定的 ECM 分子结合沉积在 ECM 中，能够在特定的生理过程中被程序化地释放，发挥其作用和功能[54, 60]。因此，ECM 可以被认为是一种"形态发生代码"的集合，这种代码由与之接触的细胞通过细胞表面的特殊受体感知翻译并执行，不仅可以影响细胞的极

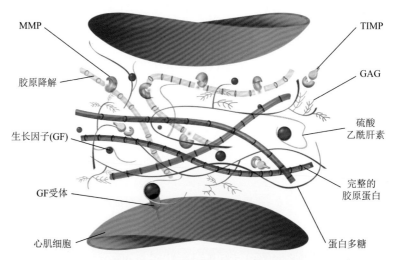

图 5.7　心肌 ECM 是连接心肌细胞、提供结构稳定性、传递化学信号和收缩力的基础。ECM 含有结构蛋白（如胶原蛋白和弹性蛋白）、蛋白多糖（如硫酸乙酰肝素）以及黏附性糖蛋白（如纤连蛋白和层粘连蛋白）。在健康心肌中，ECM 的组成和定向主要受基质金属蛋白酶（MMP）及其内源性抑制剂即金属蛋白酶组织抑制剂（TIMP）的严格调控。TIMP 可以帮助减少心肌梗死后早期 ECM 的降解，与 GF 一起参与促进细胞存活、心肌生成和血管生成[60]

性、黏附、迁移等行为，还能调节细胞生存、增殖和分化等。虽然 ECM 对细胞具有深远的影响，但细胞也可通过分泌可溶性因子改变 ECM 的性质从而积极地对 ECM 施加影响。广义上来讲，生物系统可以主动地与生物材料进行相互作用以维持或者重建体内平衡。

细胞所处的细胞外微环境长期以来都被认为是动态的、不断变化的，不同组织在发育发展的不同阶段，ECM 都是高度动态并且不断重塑的。ECM 的动态性一方面来自 ECM 构成成分的绝对数量或者组成的变化，如一个或多个 ECM 分子的合成或者降解；另一方面，通过共价键或者非共价键相互作用将 ECM 分子沉积、交联和空间排列时，ECM 的动态性也显现出来[61-63]。所有的细胞类型如上皮细胞、成纤维细胞、免疫细胞、内皮细胞等在多种信号控制下合成、分泌、降解或以其他方式重新排列重新调整 ECM 组分基质大分子，参与 ECM 的形成与发展。而 ECM 各组分组成和结构的变化对所形成的网络的整体结构和生物力学性能均有影响，任何发生在 ECM 中的改变都会作为一个细胞活动的结果反过来影响邻近的细胞并改变它们的行为。这种细胞和 ECM 之间的反馈调节机制使得细胞和组织能够迅速适应环境，保持生理平衡[64, 65]。在胚胎发育的过程中，ECM 受到时间和空间的调控，参与响应可溶性因子、细胞分化和形态发生等多种发育过程中[60, 66]。肌肉骨骼等组织处的 ECM 在发育过程中会持续地改变组织成分来适应不断增加的机械需求[67]。在结缔组织的老化过程中，Ⅰ型胶原含量增加，Ⅲ型胶原和蛋白多糖含量降低，胶原纤维破坏和分解[67]。此外，ECM 组成的变化和 ECM 分子的相对量与病理过程紧密相关。在亚上皮组织重塑过程中发生的 ECM 成分变化被证实与哮喘相关[68]。病变心脏瓣膜处 ECM 的重构与肌成纤维细胞产生的收缩力有关，瓣膜间质细胞等特定细胞类型被激活，促进进一步的组织重构[69, 70]。

5.3.2　层层组装构造细胞外基质仿生界面

层层组装是一种利用两种或两种以上物质间存在的相互补偿的作用力，在基材表面交替吸附组装，形成具有类似于层状结构的多层膜的方法［图 5.8（a）和（b）］。最广泛采用的成膜驱动力是两种带相反电荷的聚电解质之间的静电作用力［图 5.8（b）］[71, 73]。随着层层组装的发展，除了静电作用，基于其他分子间作用，如共价作用、氢键、主客体作用、生物学特异性相互作用、疏水作用等，也能构建多层膜［图 5.8（c）］[73]。因此，这些作用极大程度上丰富了层层组装成膜的物

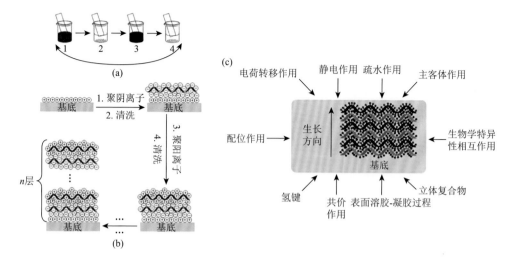

图 5.8   通过静电相互作用形成多层薄膜的示意图

（a）将带电基板浸入相应的聚离子溶液中，交替进行清洗步骤；（b）描述薄膜沉积开始的多离子结构的示意图，如带正电荷的基底，基底多次浸入相应的多离子溶液中，可在分子水平（n层）形成多层膜；（c）驱动多层膜逐层组装的各种分子相互作用[73]

质，包括聚合物、纳米粒子和细胞等，均可作为组装基元[74]。由于组装的基底模板多样性，层层组装多层膜结构可以实现从二维到三维的转变[75-77]。这些特点使得层层组装被广泛应用到各种领域。

层层组装为生物医疗领域提供了更为先进的生物材料表面修饰的方法[78]。首先，层层组装可在纳米尺度上调控多层膜的组成并且能够制备出更为复杂和具有精致构造的多层膜[79, 80]；同时，与其他分子尺寸级别的沉积技术不同，多层膜的构建通常是在水相环境和室温条件下进行的，因此极大程度上保护了敏感蛋白、核酸或者其他功能生物分子的活性[81]。通过层层组装方法不仅可以在纳米粒子表面构建均匀的涂层[82]，也能够在其他大尺寸具有复杂三维结构的物体（如血管支架、导管和球囊）表面形成均一的涂层[83, 84]。因此，层层组装已经被广泛用于生物医疗领域细胞外基质仿生的研究中。

通过层层组装多层膜负载生物活性分子，能够赋予多层膜良好的生物相容性、可降解性和生物功能，对于再生医学和组织功能领域有着重要的意义。一般来说，这些生物活性分子包括 ECM 分子［如明胶、胶原（COL）、透明质酸（HA）等］、某些种类天然的蛋白质或者多糖［如生长因子、酶、壳聚糖（CHI）等］和核酸类分子（如 DNA 或 RNA 等）[85]。这些物质通常为水溶性，具有可控电荷，能够进行负载和固定。

目前最常采用的负载方式是直接将生物活性分子组装到多层膜中。例如，在钛金属表面修饰（COL/HA）多层膜能够加速前成骨细胞的增殖和分化[86]。研究者在氨基硅烷化的钛表面构建了四型胶原和肝素（Ⅳ-COL/HEP）多层膜，相比于单纯的钛表面，该多层膜能够减少血小板的黏附且延长部分凝血活酶时间（APTTs），并显著地提高 EC 的铺展和增殖[87]。Hammond 等[88]将两种生物活性分子——骨形态发生蛋白（BMP-2）与血管内皮生长因子（VEGF）负载到多层膜中，同时调控了成骨细胞和 EC 的行为。除此之外，在原有生物相容性较差的多层膜表面，后续修饰生物活性分子也能够有效地实现对细胞的调控。例如，研究者采用 VEGF 修饰的聚烯丙胺/聚 4-苯乙烯磺酸钠（PAH/PSS）多层膜组装在多孔钛表面，随后在多层膜表面培养 EC，通过 VEGF 受体 VEGFR2 的磷酸化作用和分裂素激活蛋白酶（MAPK）ERK1/2 信号通路，极大地促进了 EC 的增殖[89]。Wittmer 等[90]将纤连蛋白（Fn）吸附在最外层是聚赖氨酸（PLL）的多层膜［PLL/硫酸葡聚糖（DS）］上，有效地促进了细胞的黏附和铺展。此外，通过将生物活性分子接枝到其中一种聚电解质上也能赋予多层膜生物活性。例如，Werner 等[91]将一种来源于层粘连蛋白（Laminin）的衍生物 Laminin-5 接枝到聚乙醇酸（PGA）上，随后修饰于（PLL/PGA）多层膜表面，修饰后的多层膜能够显著促进上皮细胞增殖以及上皮组织与植入物之间的黏合。

除了 ECM 的生化因素，ECM 的物理因素——硬度，对细胞行为有着重要影响。层层组装除了负载生物活性分子，还能够有效地调控多层膜的硬度，从而实现对细胞行为的调控。调控多层膜硬度的方法十分多样，使得多层膜能够调控出的硬度范围十分广泛（图 5.9）[85]。

采用离子交联的方式能够调控多层膜硬度，这种方式主要是通过调控离子强度或者 pH 来改变聚电解质的电荷密度或者构型，从而影响多层膜的溶胀，实现对多层膜硬度的调节。van Vliet 等[92]在不同 pH 中组装［聚丙烯酸（PAA）/聚烯丙基胺（PAH）］，发现多层膜的硬度受到 pH 的影响，即可以通过调节 pH 对多层膜的硬度进行调控。由于多层膜可以视作一种类水凝胶的涂层，因此还可以通过化学交联的方式改变多层膜溶胀方式从而调控硬度。Picart 等[93]利用水溶性的碳二亚胺（EDC）作为交联剂，通过改变 EDC 的浓度，调控（PLL/HA）多层膜的交联度和硬度（从 3～400kPa），研究发现软骨肿瘤细胞在硬的表面具有更好的黏附和铺展行为。随后，Picart 等[94]又在 HA 上接枝光活性基团乙烯基苄基，通过紫外光照射的方法实现膜的光交联，硬度的提升导致成肌细胞铺展面积和增殖速率提高。通过物理手段调控硬度，一般采用刚性纳米粒子的掺杂提升硬度[95]。例如，

(a)

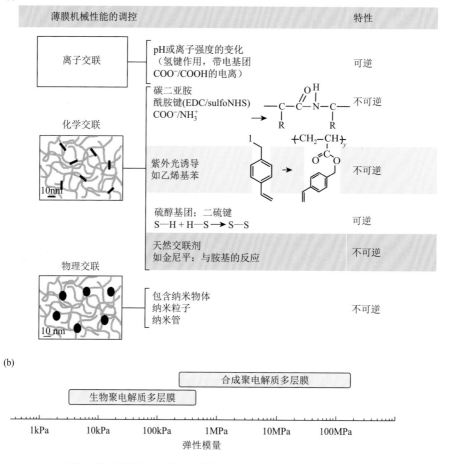

图 5.9 （a）用于调节聚电解质多层膜机械性能的主要策略概述，这些方法基本上是基于离子交联、化学交联和物理交联；（b）天然和合成聚电解质多层膜的硬度范围[85]

Volodkin 等[96]将金纳米粒子复合到（PLL/HA）多层膜内，刚性纳米粒子的加入能够显著地提升多层膜的硬度，从而促进了表面细胞的黏附。

综上所述，层层组装在生物医疗领域为生物应用材料的化学和物理性质的设计和修饰及调控细胞行为，提供了方便、有效和丰富的手段。因此，层层组装在设计、修饰和研究心血管植入材料促进原位内皮化方面具有极大的潜力。

5.3.3　聚电解质仿生界面：从层层组装表面技术到可工业实现的涂层技术

如前文所述，层层组装技术凭借其温和的制备条件、高度可控的涂层组成与结构以及在不同材料表面的通用性，成为构建生物功能化涂层的重要方法。进一步的深入研究表明，由层层组装法构建的聚电解质复合物多层膜能模拟细胞外基质的诸多特性，进而实现材料表面诱导细胞特殊的行为与功能。然而，传统的层层组装技术在构建聚电解质功能涂层的过程中效率低且材料耗费严重，这严重限制了其转化为实际应用的可能。为此，从材料学角度出发设计一种新型的策略以实现高效、通用的聚电解质功能涂层的制备，对于拓展聚电解质复合物薄膜在实际生物医用材料领域的应用意义重大。

为了加速层层组装的效率，研究者们结合自动化装置开发了基于喷涂辅助的层层组装技术和基于旋涂辅助的层层组装技术。通过喷涂辅助的方式加速了层层组装的过程，从而极大提高了组装的效率。

需要指出的是，尽管这些自动化机械辅助的方式能极大提高层层组装的效率，然而这些方法依然会带来极大的原材料耗费，因此在构建仿生涂层的应用中依然受到一定的限制。为了突破这一限制，人们采用聚电解质复合物纳米胶束作为构筑单元，采用喷涂的装置原位沉积得到聚电解质涂层，在提高制备效率的同时极大地减少材料的耗费，并且能在三维负载界面上进行涂层的构建，为推动聚电解质涂层的工业化应用提供了可行手段。

5.4 ▶ 基于多酚类的仿生界面

海洋生物贻贝（mussel）能够通过足丝（byssus）而黏附于礁石、船底等各种表面，并且具有极强的耐水性和耐候性，使得贻贝在海水巨浪的冲刷下仍能紧密地附着在基底表面。贻贝伸出的足丝非常细，却能让其牢牢黏附在礁石上（图 5.10）。研究发现，这是因为其足丝蛋白的氨基酸序列中含有多个多巴残基，正是这些多巴残基中的儿茶酚基团与氨基共同作用产生的强黏附性，导致贻贝足丝即使是在潮湿的环境中，也能与礁石表面有非常强的相互作用[44]。

不仅如此，除了要黏附在礁石上，贻贝足丝还要承受由风浪的冲击引起的拉伸作用力。有研究表明，贻贝足丝具有高弹性模量的秘密在于其足丝蛋白 Mefp5 中多巴残基与金属离子配位的自增强结构[97]。

对海洋贻贝足丝蛋白的研究使人们将视野投向了一类具有相似结构的化合物上——多酚类化合物。这一类化合物同样具有多个酚羟基，由邻位酚羟基构成的邻苯二酚结构，使其具有与贻贝足丝蛋白相近的性质。

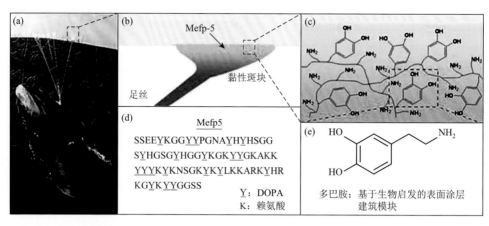

图 5.10 （a）附在商业化 PTFE 上的贻贝；（b，c）Mefp-5 界面位置的示意图，以及贻贝足丝组成（胺和邻苯二酚基团）的简化示意图；（d）Mefp-5 的氨基酸序列；（e）多巴胺分子式

　　多酚类化合物广泛存在于自然界中，大分子酚类化合物如土壤中的腐殖质，树中的木质素，皮肤和头发中的黑色素等。小分子酚类化合物也扮演着重要角色，如人们日常饮食中的抗氧化酚类，植物细胞间信息传递物水杨酸和神经元间信息传递物儿茶酚胺，昆虫角质层中起硬化交联剂作用的酚类物质等[98]。常见的多酚类化合物如图 5.11 所示。

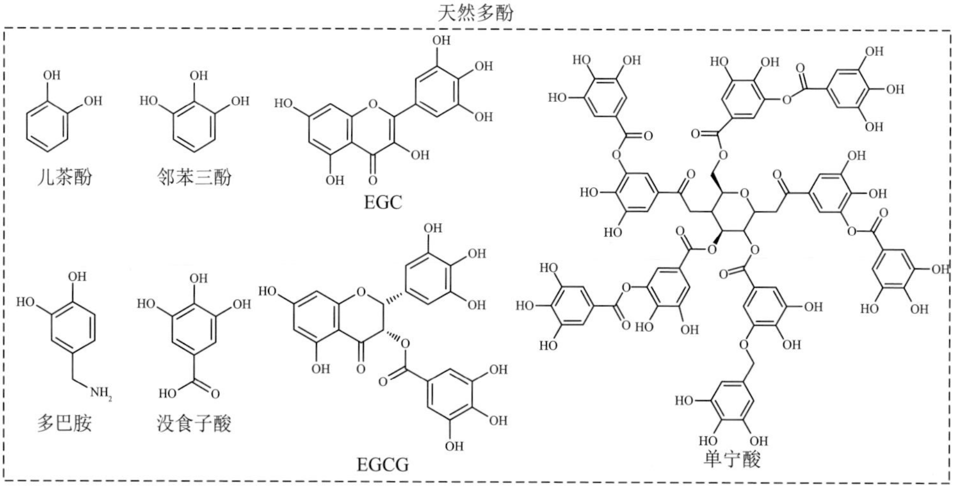

天然多酚

儿茶酚　　　邻苯三酚　　　　　　EGC

多巴胺　　　没食子酸　　　　　EGCG　　　　　　　　　单宁酸

图 5.11 自然界多酚种类

　　多酚在多种化学工业中已广泛使用了几十年，直到 2007 年报道了受贻贝启发的不依赖于基材的涂层策略后，多酚才成为材料工程中重要的一员。酚类基团

具有丰富的官能活性，如具有弱酸性，可以提供电子或电子对，形成反应活性中间体，发生自由基或亲电反应，可螯合金属离子，易于键接表面，形成 π-π 堆积结构等。近年来，仿生多酚类材料因其良好的黏附性能、自组装性能和电学性能而备受研究者关注[99-101]。本节中主要介绍聚多巴胺与以单宁酸为代表的植物多酚的仿生界面性质及应用。

5.4.1 基于聚多巴胺的仿生界面

聚多巴胺（polydopamine，PDA）是由多巴胺（dopamine）单体氧化自聚合得到的聚合物。近年来，PDA 作为一种几乎通用的仿生涂层材料和黏性底漆而成为研究热点。2007 年，Messersmith 教授在 *Science* 杂志上发表一篇重要论文，首次将 PDA 作为一种表面修饰材料加以应用推广[44]。在此之前，研究者认识到的多巴胺局限于作为生物类神经递质的应用研究。Messersmith 教授及他的课题组首次发现 PDA 具有广泛黏附性和二次反应性，广泛黏附性能够使 PDA 广泛修饰在有机和无机材料表面[102-106]，而 PDA 涂层所具有的二次反应性又使多巴胺即使聚合修饰在基材表面上后，仍然具有可以再次修饰于生物分子及与药物反应的能力[44]。这两种性质帮助 PDA 在生物材料多个领域实现应用，如生物分子的固定修饰及基因传递等。除此之外，研究者还发展出紫外聚合[107]、电化学聚合[103]等方法。关于这方面的研究在近些年层出不穷。

1. 聚多巴胺涂层机理

1）传统多巴胺聚合机理研究

PDA 的聚合机理是研究 PDA 形成机制的重要课题之一。基于 PDA 不同的聚合方法，研究者可以设计出针对不同生物材料应用的方案。使用恰当的 PDA 聚合流程会降低细胞毒性，简化操作流程，因此关注研究 PDA 的聚合机理是必要的。通常，多巴胺的聚合机理被总结为如图 5.12 所示[108]。

在特定的条件下，多巴胺会首先氧化成多巴胺醌（dopamine quinone），多巴胺醌的氨基会自身形成五元环，转化为无色多巴胺铬（leucodopaminechrome），后者会进一步氧化成多巴胺铬（dopaminechrome）。以上两者是反应中的中间体，这些多巴胺铬最后形成 5, 6-二羟基吲哚（5, 6-dihydtoxylindole）和 5, 6-吲哚醌（5, 6-indolequinone），后两者苯环上对位会互相反应形成化学键，进而构建起 PDA 的聚合物链。这是解释多巴胺如何聚合形成 PDA 的经典研究理论。

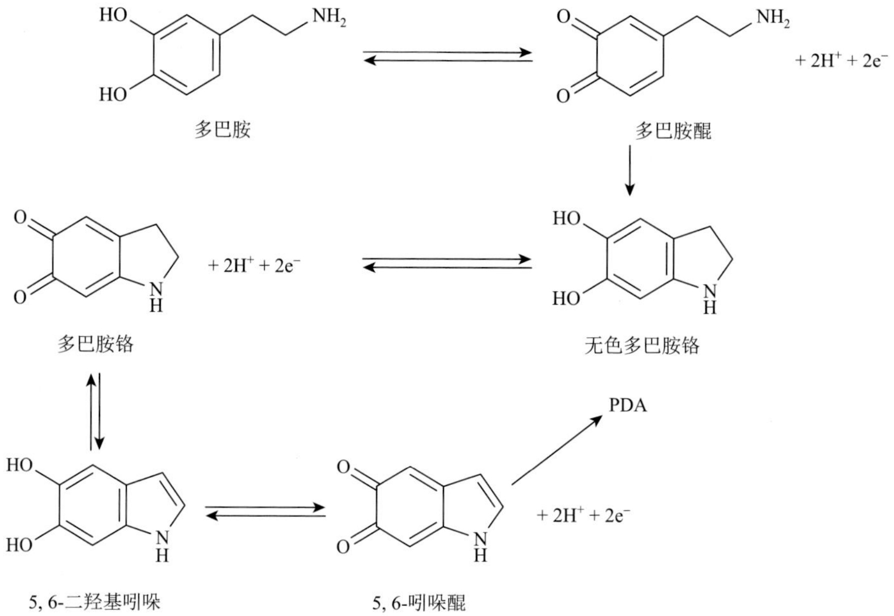

图 5.12　聚多巴胺形成的传统机理[108]

2）聚多巴胺的反应基团（儿茶酚基团与氨基基团）

从前人的研究中，我们得知：PDA 的主要反应基团有两个，分别是氨基基团与儿茶酚基团[109]。Krogsgaard 和她的同事在综述中总结了一系列拥有这两个基团的多巴胺可能参与的反应[109]。儿茶酚基团可以与羟基反应形成氢键，可以与金属离子（如三价铁离子）络合，形成配位键，也可与非金属如硼离子等形成配位键。更进一步的是，儿茶酚基团在多巴胺氧化过程中形成的醌也可能与苯环等基团发生 π-π 键的相互作用。在某些特定的条件下，儿茶酚基团也可与氨基发生相互作用。研究表明，儿茶酚基团有助于 PDA 附着在基质表面，这些反应总结于图 5.13 中[110]。

氨基对于多巴胺来说是一个重要的反应基团，可以参与多种重要反应。例如，氨基可以与羧基在温和条件下进行反应。这就是为什么 PDA 可以与生物分子包括多肽、蛋白质等形成二次反应的机理——因为 PDA 在形成时会残留大量的氨基，而这些残留的氨基就可以与生物分子发生反应[109-111]。在传统的对多巴胺聚合机理的阐述中，氨基被认为会参与多巴胺分子之间的聚合反应，而且在 PDA 二次反应时残留的氨基仍然存在。

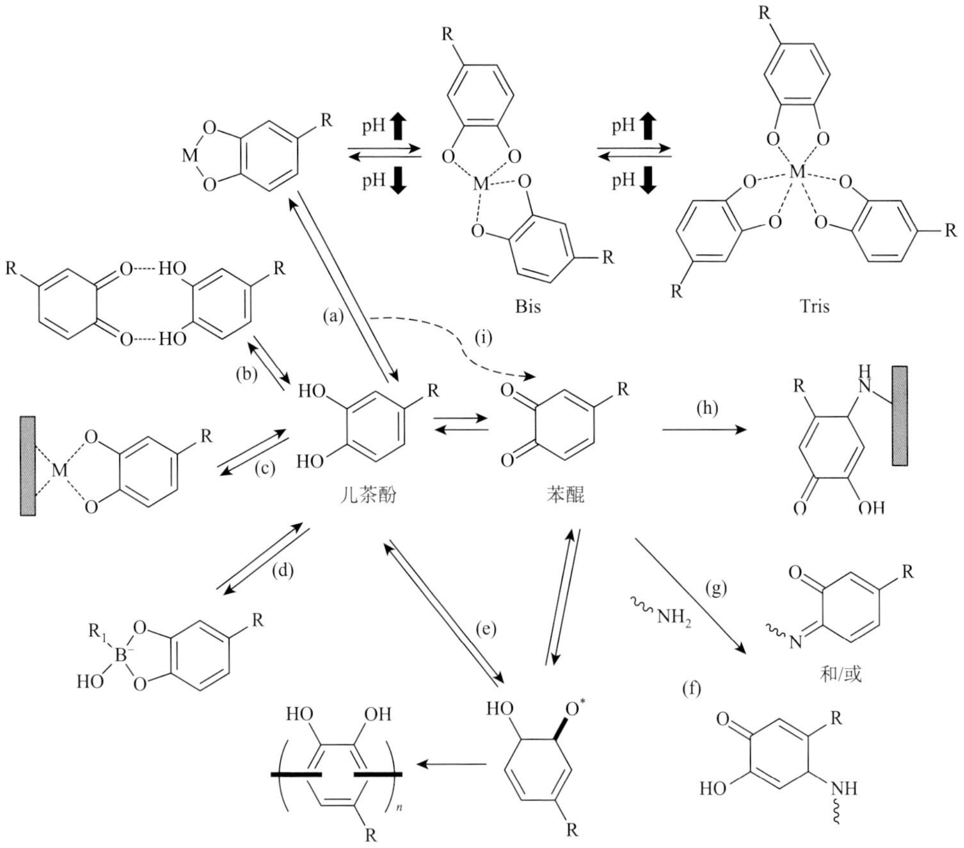

图 5.13　聚多巴胺中儿茶酚可以参与反应的总结[109]

2. 不同方式制备聚多巴胺涂层

1）传统的自聚合制备聚多巴胺涂层

传统的 PDA 涂层是通过多巴胺在碱性环境下自聚形成的，即使在近些年 PDA 快速增长的应用中，这种传统的多巴胺自聚合方法仍旧占据主流地位[112]。此方法首创于 Messersmith 教授课题组，他们将多巴胺溶解在三羟甲基氨基甲烷（Tris）酸碱度（pH）为 8.5 的缓冲液中。在多巴胺 Tris 缓冲液中浸泡的基质经过一段时间后便可附着一层薄而致密的 PDA 涂层，这种方法操作简便，反应条件温和，从 2007 年起直至现在仍被广泛应用[112-115]。

事实上，在碱性缓冲液中聚合的多巴胺依赖的是氧气的氧化作用。一些研究者将氧气从缓冲液中排出，并注入等量的氮气后，多巴胺在聚合液中的聚合速率下降乃至消失。这是一种典型的控制多巴胺聚合的方法手段[116]。多巴胺在充满氮气的缓冲液中不能聚合，研究者可以趁此机会加入其他的氧化剂或采用其他的氧化方法来研究影响多巴胺聚合的不同因素及条件。当然，这种充氮气的方法不仅仅受限于在碱性缓冲液环境中，其他水性溶液都可以。理论上所有碱性溶液都可以作为多巴胺聚合的环境，包括氨水及其他[117]。一些研究者更倾向于使用氨水作为创造碱性环境的条件[117, 118]，氨水的优势在于挥发后可以最大限度减小残留，这对于一些特殊的涂层制备要求来说是一个极大的优势[119-121]。

紫外光也可以直接或间接地促使多巴胺发生聚合反应[122-124]。直接的途径是将多巴胺溶液放置在紫外光照射下，在适当的条件和足够的紫外光强度照射中，多巴胺会发生聚合[123, 124]。间接的途径是有一些化合物可以在紫外光照射下产生碱性物质，如氨气[125]。这种化合物溶解在多巴胺水溶液中，在紫外光照射下可以引起溶液 pH 变化，进而引发多巴胺聚合[122]。

另外，对于 PDA 可修饰黏附的表面，研究者的认识也随着研究的深入而愈加广泛。在最开始的研究中，Messersmith 教授发现 PDA 可以在金属表面和非金属表面聚合并黏附[112]。在随后的研究中，PDA 被广泛应用在多种聚合物表面改性中，包括聚（乳酸-己内酯）共聚物（PLCL）、聚二甲基硅氧烷（polydimethylsiloxane，PDMS）等。除了二维平面以外，PDA 也被用来在三维拓扑结构表面进行修饰[106, 113, 126]。研究者将多巴胺修饰在仿壁虎脚部结构的拓扑表面上，构建了一种可在干/湿环境下使用的类不干胶表面[127]。在球体上修饰 PDA 也是研究者重点研究的一个方向，通过在纳米粒子上修饰 PDA，研究者可以通过 PDA 的二次反应性方便地在修饰有 PDA 涂层的纳米粒子表面二次修饰生物分子或药物分子[128-131]。这种方法比通常的球囊载药或介孔载药更加方便并能够提高载药效率，深受研究者喜爱。举例来说，PDA 修饰在聚苯乙烯（polystyrene，PS）纳米粒子表面可以二次反应修饰银离子，从而使纳米粒子具有抗菌的作用[131]。PDA 也可以修饰在二氧化硅纳米粒子表面，二次反应修饰连接温度响应性聚合物，从而使纳米粒子具有温度响应性特征[130]。一些研究者甚至在 PDA 修饰的纳米粒子表面加入药物功能配体，使纳米粒子具有部分癌症治疗的功能[129]。这些都是 PDA 在表面黏附修饰方面针对于不同修饰材料基质的应用[132]。

除了规则的拓扑表面，PDA 也可以用来修饰复杂的三维表面，如碳纳米管[115]、钛纳米管[133]或心血管支架表面[134]。在传统聚合物修饰涂层领域，三维复杂表面修饰均匀致密聚合物涂层是较为困难的，而利用多巴胺修饰可以很好地解决这些问题，并且还能二次修饰连接生物分子和药物。这些特性都有助于 PDA 涂层在工业领域的广泛应用。

2）氧化剂制备聚多巴胺涂层

从本质上来说，多巴胺的聚合是氧化还原反应，因此氧化剂可以在适当条件下引发多巴胺的聚合。传统的方法实质上是使多巴胺在碱性环境中受氧气的氧化作用而产生自聚。而如果更换氧化剂，碱性溶液环境并不是必备的条件。以通常对多巴胺氧化过程的认识来说，多巴胺氧化的第一步是释放氢离子从而氧化成多巴胺醌[108, 135]。由于这一步是可逆反应，碱性环境通常起到与氢离子结合，促进多巴胺进行氧化反应过程的作用。在某些特定的氧化体系中，氧化剂自己足以完成将多巴胺氧化成多巴胺醌的过程，因此在这些特定的氧化剂参与的氧化反应中，碱性环境的条件并不是必要的。即使在酸性溶液中，如果氧化剂氧化能力足够强，也可以使多巴胺聚合。例如，研究者发现在铜离子的参与下，氧气能够在 pH = 3.5 的酸性溶液中使多巴胺氧化聚合[135]。

促使多巴胺聚合的氧化剂可分为金属类和非金属类。在当前的研究中，铜离子、锌离子和镍离子已经被证实能够促进多巴胺的氧化反应[135]。Bernsmann 等绘制了多巴胺在金属离子存在下的酸性溶液中聚合的膜增长曲线，用以与传统方法中在 Tris 缓冲溶液中增长的曲线相比较[135]。这些实验初步证明了除氧气外额外的氧化剂存在对于 PDA 膜的增厚有直观的影响[135]。除金属离子外，还有一类非金属氧化剂，主要包括过氧化氢和过硫酸铵，也经常被用于对多巴胺的氧化聚合[136, 137]。因为部分邻苯二酚类化合物相较于多巴胺不容易被氧化，因此在做对照组实验时需要用过氧化氢或过硫酸铵代替氧气作为氧化剂促进氧化[138]。Zhang 等详细比较了金属氧化剂和非金属氧化剂对于 PDA 涂层沉积速率、均一性和稳定性的影响[137]。他们得出结论，在比较的各个实验方法中，由硫酸铜和过氧化氢作为氧化剂得到的 PDA 涂层具有最为理想的厚度、均一性和极高的稳定性[137]，由此他们认为：金属氧化剂和非金属氧化剂的结合对于 PDA 涂层的制备可能比传统的氧气聚合更为理想。

3）电化学法聚合多巴胺

因为多巴胺聚合是氧化还原反应，电聚合也是多巴胺在复杂表面修饰涂层的一个重要手段。关于多巴胺的电化学研究早在 2006 年的《固体薄膜》（*Thin Solid Films*）杂志上已经发表[108]，但对于当时的研究者来说，多巴胺只是作为一种潜在的电极材料应用而非聚合物涂层应用，电化学法制备 PDA 涂层这一领域的工作是由 Ji 等在 2014 年完成的。考虑到电化学法对于精确控制氧化还原反应有巨大的优势，这一工作在导电聚合物表面均匀修饰 PDA 涂层方面有巨大优势（图 5.14）[116]。

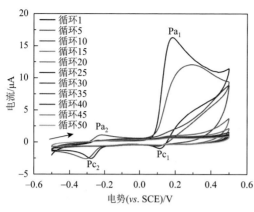
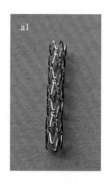
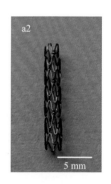

图 5.14 电化学法在三维复杂金属表面修饰聚多巴胺涂层[116]

与传统多巴胺自聚法相比，电聚合多巴胺能够非常有效地提高多巴胺分子的利用效率。相比于在溶液中自聚的传统方法，电聚合法可以精确地把多巴胺分子集合到需要修饰的材料表面，减少在溶液中聚集浪费多巴胺的情况，从而制备更加薄和平整致密的 PDA 涂层。基于以上所述的电化学法聚合多巴胺的几个优点，这种方法有望在工业领域推广应用。

基于以上的研究，一些研究小组也在电聚合多巴胺方面做了一些应用研究。举例来说，由于掌握了多巴胺的电化学性质，可以利用碳纳米管检测溶液中的多巴胺[139]。利用 PDA 的广泛黏附和二次反应性也能帮助其他分子如透明质酸（hyaluronic acid，HA）等连接到基质表面，此策略提供了一个修饰电极的新思路和新方向[140]。

综合来说，多巴胺聚合有以上几种方法，每种方法都有各自的优缺点。在这些研究基础上，我们把影响聚合的因素列在表 5.1 中。根据这张表，研究者可以从自身研究目的出发选择不同的聚合方法。

表 5.1 多巴胺的聚合影响因素

因素	聚多巴胺涂层	参考文献
氧化剂	对聚多巴胺涂层的可持续增长有影响	[136, 137]
多巴胺聚合液溶液浓度	初始多巴胺聚合浓度的提高对于聚多巴胺涂层的快速增长有促进作用	[141]
温度	适当提高反应温度有助于提高聚合速率	[111]
聚合时间	适当延长聚合时间有助于提高聚多巴胺涂层厚度	[112]
酸碱值（pH）	pH≤4.5——对聚合有限制（需要额外的氧化剂辅助聚合） pH 7——较为缓慢的聚合速率 pH 8.5——较为快速的聚合速率 pH≥11——不利于聚多巴胺涂层的稳定	[135]
电化学法	取决于电压、电极和电化学聚合的具体方法	[140]

3. 聚多巴胺涂层的广泛黏附性

由于儿茶酚基团能和多种分子形成氢键，PDA 可以广泛黏附在多种材料表面[112]，这种广泛黏附性赋予了其多种应用。举例来说，PDA 涂层被应用于金属基材的三维复杂表面，如钛纳米管表面等[142]。Xu 和他的同事在聚合物链上连接多巴胺分子，然后利用多巴胺的聚合和广泛黏附性质将这种固定有多巴胺的聚合物修饰在不锈钢和钛表面。这个研究是一项对于如何固定聚合物到金属表面非常成功的运用[143]。PDA 同样也被应用于非金属聚合物表面的修饰改性，如关于 PDA 在 PLCL 表面修饰的研究就非常多[106, 113]。甚至有些研究中，多巴胺被用于修饰有复杂化学组成的纳米粒子材料表面[129, 130]。

基于 PDA 的广泛黏附性质和壁虎生物结构启发，研究者开发了在干湿环境都可反复使用的新型不干胶[127]。他们的方案是制备了一个类似壁虎结构的纳米尺度阵列结构，然后用 PDA 涂层修饰。在这个设计方案中，特殊的纳米尺度阵列结构提供了新型胶黏剂的反复使用性，而 PDA 涂层提供了在干湿环境下都能起到黏附作用的用途（图 5.15）。在此之后，另外一些研究小组也做了一些衍生和类似的关于 PDA 衍生物的胶黏剂应用。

另外一个重要的领域将 PDA 应用于生物敷料及临床医用领域的医用胶黏剂研究，如 Brubaker 和她的同事开发的针对人体组织黏合的胶黏剂[144]。研究者先将多巴胺连接在 PEG 分子链上，然后利用多巴胺的聚合性能制备了一种具有广泛黏附性的用于组织修复的水凝胶材料。这种具有广泛黏附性的材料可以直接固定在二维受体组织表面，研究者利用这种材料做了小鼠的胰岛移植实验（图 5.16）[144]。

研究者成功地利用这种新型胶黏剂将胰岛组织移植到肝外组织的表面，克服了现有胰岛移植手术的缺陷，在可以预见的未来这种新型可用于组织工程的胶黏剂有更为广阔的发展前景[144]。类似的修饰方案也同样应用于透明质酸（HA），Jisoo Shin 和他的同事用 PDA 和透明质酸作为主要成分制备了一种可注射的水凝胶，这种水凝胶可用来修复肝脏和心脏组织（图 5.17）[145]。

这项研究再次表明经过多巴胺的修饰连接，可以使聚合物制备的水凝胶有广泛黏附性。而这种黏附性可以应用在多种组织工程领域，有着广阔的发展前景和重要的临床实践意义。

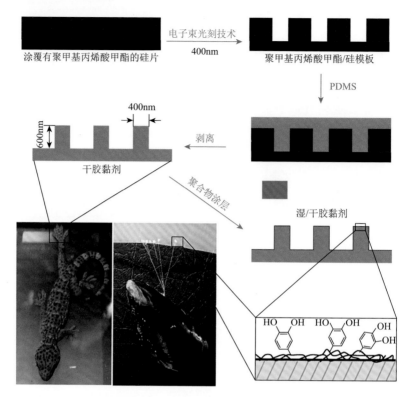

图 5.15 利用聚多巴胺制备可反复使用的干/湿两用胶黏剂[127]

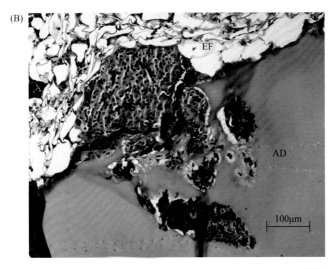

图 5.16　利用聚多巴胺制备的用于生物组织工程的胶黏剂[144]

EF：附睾的脂肪组织；AD：黏合剂

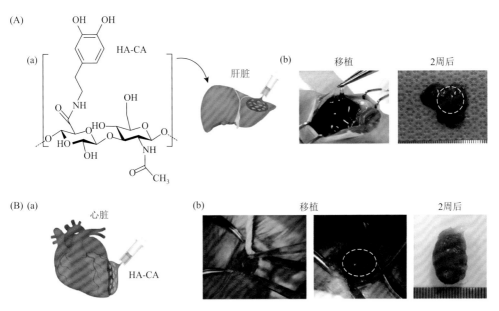

图 5.17　可用来修复肝脏及心脏组织的多巴胺-透明质酸可注射水凝胶[145]

　　PDA 的广泛黏附性同样可用来增强聚合物膜的附着力。例如，使用化学方法聚合得到的多巴胺-吡咯聚合膜相较于纯聚吡咯膜，其对基质表面的附着力大有上升。应用在工业中，这种多巴胺-吡咯聚合膜对玻璃基材的附着力有着明显增强（图 5.18）[138]。

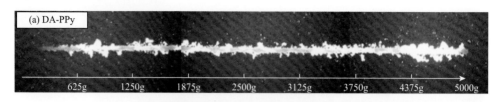

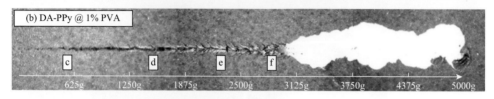

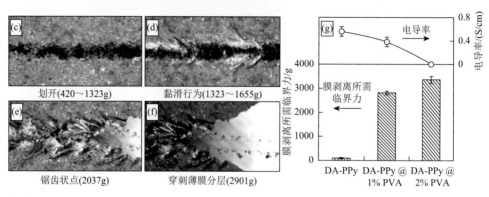

图 5.18　多巴胺和吡咯聚合膜对于基质材料黏附性的加强[138]

4. 聚多巴胺涂层的二次反应性

由于多巴胺分子有两个主要的功能基团：氨基和儿茶酚基团。儿茶酚基团被认为是主要帮助 PDA 广泛黏附各种表面的主要作用基团，氨基是被认为主要起 PDA 二次反应性的功能基团。原因是在多巴胺的聚合过程中，一部分氨基会参与反应，但仍有大量的氨基剩余，这部分未参与反应的氨基就被认为是帮助 PDA 进行二次反应的主要基团。根据连接生物分子的不同类型 PDA 涂层的二次反应可以总结为以下几类。

1）按照反应类型分类

在 PDA 涂层和分子之间主要有两种反应类型。一种类型是在多巴胺聚合前将多巴胺分子与要反应的分子连接，然后将修饰后的多巴胺分子聚合成 PDA 涂层。另一种类型是先在基质表面聚合多巴胺涂层，然后再采用其他方式将需要修饰的分子修饰在 PDA 涂层表面。两种方法在实际的研究中都非常常见。

　　在 Ma 和他的同事的研究中，多巴胺分子首先通过 EDC 和 NHS 的作用，被分别连接在一个高度磺化线型类肝素聚合物（HepLP）和肝素分子上[146]。经过多巴胺修饰的分子在基质表面聚合，形成了携有二次反应分子的 PDA 涂层（图 5.19）[146]。在 Duan 的工作中，将 PAA 与多巴胺分子也用 EDC/NHS 方法结合，然后将连接有 PAA 的多巴胺再进行材料表面的聚合修饰[147]。这种方法是先将多巴胺与分子连接，然后利用多巴胺的自聚合来制备涂层修饰。

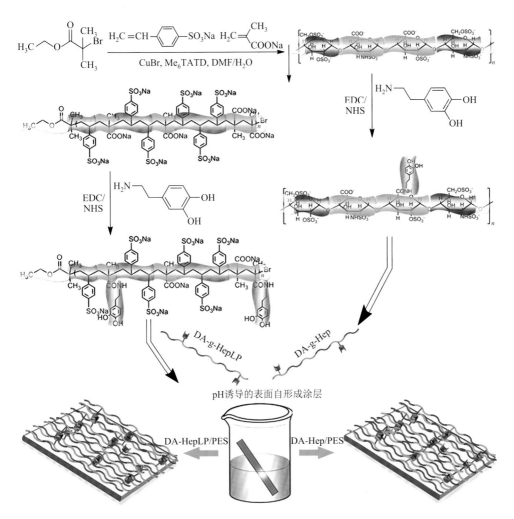

图 5.19　将修饰有多巴胺的分子聚合沉积修饰在基质表面[146]

　　先将多巴胺在生物材料基底表面修饰一层涂层，然后将其他分子连接在这层 PDA 涂层上构造功能化表面[148]，这种功能化表面在一定程度上可以控制细胞的行为，包括细胞黏附、增殖、分化、迁移以及图案化等，在组织工程中有重要应用。类似的应用可在 Wan 等的工作中找到，他们将 PDA 涂层修饰在电极表面之后又固定了生物分子在其表面，包括牛血清白蛋白 V 和硫酸盐还原细菌[149]。Huang 等用 PDA 涂层修饰方法对冠心病支架表面进行修饰，挖掘了该方法潜在的应用前景和效果[150]。该课题组应用透明质酸（HA）修饰在 PDA 涂层表面，不仅改善了内皮细胞的黏附性，也阻止了平滑肌细胞的黏附和增殖[150]。这种功能化的透明质酸/PDA 涂层显著改善了基材表面的血液相容性，为抑制吞噬细胞的黏附、活化和抑制炎症细胞因子的释放提供了极为有利的帮助[150]。

2）按照反应分子种类分类

A. 生物分子

由于 PDA 涂层操作简便，并具有广泛黏附性、二次反应性和良好的生物相容性，在其上修饰生物分子的表面改性是一种常用的修饰基材表面的方法，避免了复杂的合成路线。这种方法越来越多地应用到近年的生物材料研究中。

Lee 等在 PDA 涂层上固定生物分子，这对于控制细胞行为如黏附、增殖、分化是非常有利的[113]。他们将 PDA 修饰在 PLCL 膜表面，进一步将精氨酸-甘氨酸-天冬氨酸（Arg-Gly-Asp，RGD）序列、血管内皮生长因子（VEGF）和成纤维细胞生长因子（basic fibroblast growth factor，bFGF）固定在 PDA 涂层表面。细胞培养在这种修饰有生物因子的 PDA 涂层上（图 5.20）。通过对比实验，这三种因子对内皮细胞的作用效果可以被定性地衡量，同时，不同生物因子之间的协同效应也可以被设计成实验观察。类似的研究结论和设计实验过程可以参见 Shin 小组发表的相关论文[106]。

除了固定生长因子以外，具有各种用途的多肽序列也是研究者们热衷于固定在 PDA 表面的生物分子。Cui 等设计了一个具有两性离子的多肽序列（EKEKEKE-PPPPC），这个序列可以阻止血清蛋白、革兰氏阳性菌、革兰氏阴性菌和哺乳细胞吸附到材料表面[151]。当研究者把这种多肽序列固定在 PDA 涂层表面之后，PDA 涂层修饰的基材表面也非常方便地具有了这些功能特性。而 PDA 涂层作为介导生物分子修饰方法具有运用简便的特点，使得 PDA 涂层成为一种很有前景的涂层技术[151]。

B. 聚合物

采用聚合物在 PDA 涂层上修饰也很普遍。研究者将两性聚硫代甜菜碱丙烯酸

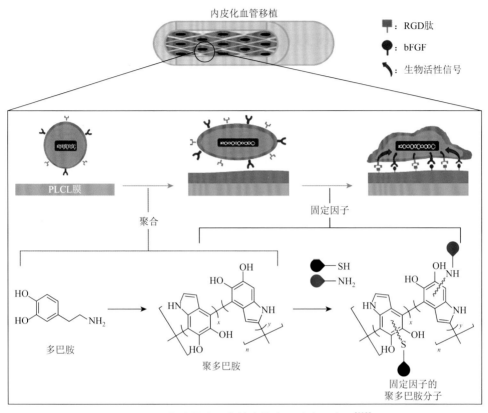

图 5.20 将生物分子修饰在聚多巴胺涂层表面[113]

甲酯[poly(sulfobetaine methacrylate)，polySBMA]修饰在钛表面的 PDA 涂层上[152]，得到的表面显示出极高的抗非特异性蛋白质吸附能力，对于不同种类的血细胞及人纤维细胞都有阻抗黏附能力，对于大肠杆菌和金黄色葡萄球菌的抗黏附性能也非常良好（图 5.21）[152]。

　　另一种方式是不通过直接修饰聚合物改性 PDA 涂层的表面性质，而是通过与 *N, N*-二甲基乙烯基二胺（*N, N*-dimethylethylenediamine，DMDA）迈克尔加成构建叔胺结构，通过开环反应制备两性离子表面[153]。这提供了另一种直接利用 PDA 涂层表面制备抗非特异性黏附界面的方法（图 5.22）[153]。

　　除了抗蛋白质吸附和细胞黏附，利用聚合物修饰 PDA 也同样应用于其他方面。举例来说，Amin 和他的课题组做了一个在 PDA 纳米片表面直接光接枝的聚合物刷来控制细胞的黏附行为[154]。聚合物刷通过自发的光接枝和光聚合在不需要催化剂作用下连接在 PDA 纳米片上。细胞黏附实验表明修饰前的 PDA 纳米薄片可以促进细胞的黏附和生长，但修饰有聚（3-磺丙基甲基丙烯酸酯）[poly

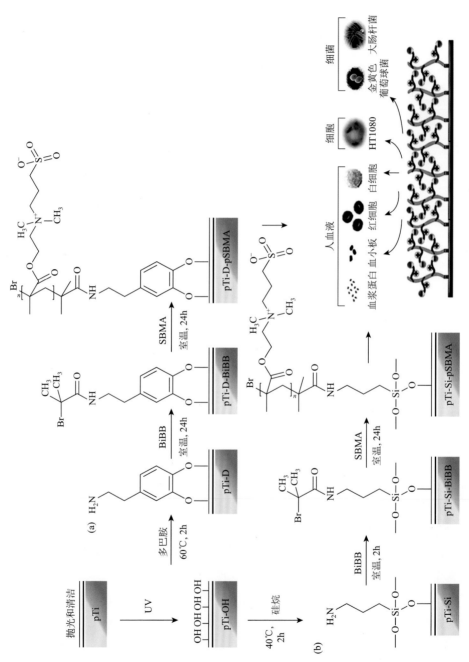

图 5.21 在聚多巴胺涂层上修饰两性聚合物抗血液蛋白质、细胞以及细菌的黏附[152]

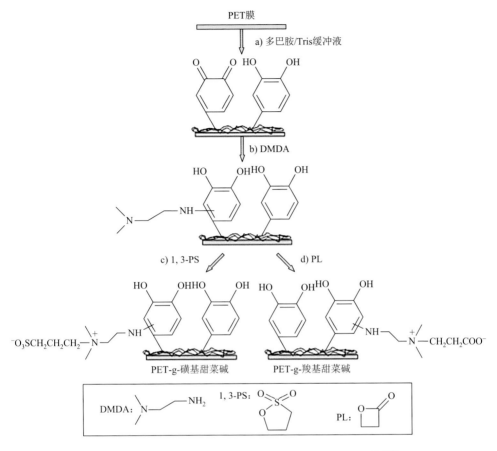

图 5.22　利用聚多巴胺涂层自身构建两性离子界面结构[153]

(3-sulfopropyl methacrylate)]聚合物的 PDA 具有抗黏附性能。由此,研究者认为这种 PDA 纳米薄片有望成为功能二维材料的新平台,在表面涂层、生物技术、医药等领域有新的应用[154]。

聚合物同样可以修饰在有 PDA 的纳米粒子表面。Tian 等在二氧化硅纳米粒子表面聚合了多巴胺,然后在其上连接了聚乙二醇-甲基丙烯酸甲酯与 *N*-(3-氨基丙烯)甲基丙烯酰胺的共聚物(PEGMA-*co*-NAPAM)[130]。这一策略非常简单有效,并且适用性广泛,通过 PDA 介导的聚合物改性得到的纳米粒子在溶液中分散性非常优秀。这些二氧化硅纳米粒子可用于纳米器件来控制药物的传递和释放[130]。当然,聚合物也可被固定在其他更为复杂的表面。例如,PDA 可修饰在多壁碳纳米管(multi-walled carbon nanotubes,MWCNTs)上,聚合物可连接在聚多巴胺-碳纳米管表面[155]。研究者在聚多巴胺-碳纳米管表面固定了刺激响应性聚合物,改性后的碳纳米管表面出现了刺激响应性的特点，拓展了碳纳米管在不同领域的应用[155]。

C. 金属离子

金属离子同样被应用于 PDA 表面的修饰。在 Cong 等的研究中，银离子被固定到 PDA 修饰的聚苯乙烯纳米粒子表面[131]。这些修饰后的纳米粒子对大肠杆菌和金黄色葡萄球菌表现出良好的抗菌能力，可以应用于制备抗菌生物材料[131]。因为多巴胺可以自聚形成 PDA 纳米粒子，所以银离子也可以直接修饰到 PDA 纳米粒子表面[118]。铜离子和铁离子的修饰也有个别课题组在进行研究，基于金属离子与双酚类物质的相互作用开发敏感和选择性的检测应用[156]。

D. 药物分子

一些特定种类的药物可以通过共价键或非共价键相互作用固定到 PDA 表面，如硼替佐米（bortezomib，BTZ）和阿霉素（doxorubicin，DOX）。PDA 首先修饰在磁性纳米粒子表面，然后将 DOX 药物固定在 PDA 修饰的纳米载体上[157]。通过体外海拉（HeLa）细胞实验，证实了这种复合纳米载体具有杀灭癌细胞的作用[157]。

BTZ 和 DOX 也以类似的方法被固定在载体表面。例如，在 Zhang 等的研究中，利用 PEG 自组装成胶束，PDA 修饰在纳米胶束表面，BTZ 和 DOX 同样固定在纳米载体表面[158]。由于 BTZ 与 PDA 含有的儿茶酚基团可以形成 pH 响应的硼酸-儿茶酚键，所以得到的药物载体也具有刺激响应性。这种胶束药物可以实现近红外/pH 响应性的药物持续释放，应用于针对乳腺癌的化学/光热治疗的联合疗法[158]。

5. 仿生聚多巴胺在生物医用材料中的应用

1）基于聚多巴胺的促内皮化表面

近来的一系列研究表明，PDA 涂层表面具有良好的细胞相容性，能够促进内皮细胞等多种类型的细胞在不同基材上的黏附与铺展[159-162]。Park 等[160]通过多巴胺的碱性溶液自聚合对静电纺丝方法制备的三维 PCL 纳米纤维基底进行表面改性，发现与未改性的表面相比，PDA 修饰的 PCL 纳米纤维膜表面可以显著促进人脐静脉内皮细胞（HUVECs）的黏附、铺展和功能表达。进一步的研究发现，该方法不受基底种类和形状的限制，通常细胞黏附较差的表面如聚二甲基硅氧烷、硅橡胶、聚四氟乙烯和聚乙烯等，经过 PDA 修饰后均可以实现 HUVECs 的良好黏附和铺展。研究者认为，PDA 涂层的表面张力（39.2dynes/cm）处在适合细胞黏附的表面张力范围内（35～40dynes/cm）。当 PDA 涂层与细胞培养液接触时，血清中大量存在的细胞外基质黏附蛋白会在 PDA 涂层表面发生吸附，并且吸附于 PDA 表面的细胞外基质黏附蛋白能够保持其活性构象，因而 PDA 涂层表面可以促进细胞的黏附和铺展，表现出良好的细胞相容性[159-161]。

基于 PDA 表面的二次反应性，以 PDA 作为中间层将活性短肽[163]和生长因子[164]固定于材料表面也被用于构建内皮相容性表面。Wang 等[165]通过多巴胺的氧化自聚合在钛合金表面修饰了 PDA 涂层，进而以 PDA 作为中间界层固定了能够特异性促进内皮细胞有丝分裂的内皮细胞生长因子（VEGF），体外细胞实验结果表明，与未修饰的钛合金表面相比，VEGF 修饰后的表面可以显著促进人真皮微血管内皮细胞的活力与增殖，还能够诱导间充质干细胞向内皮细胞的分化。

2）基于聚多巴胺的抗凝血表面

以 PDA 作为中间层，利用其二次反应性在材料表面固定具有抗凝血活性的生物活性分子是一种简单、有效的构建抗凝血表面的方法[166]。Huang 等[167]利用 PDA 作为中间层在 316L 不锈钢表面修饰了凝血酶抑制剂。石英晶体微天平、X 射线光电子能谱等结果表明，PDA 表面成功修饰了 bivalirudin。体外抗凝血实验表明，与 316L 不锈钢和 PDA 涂层表面相比，固定了 bivalirudin 的表面能够大大延长凝血时间、显著抑制血小板和纤维蛋白原的激活。

多巴胺小分子中具有反应活性的氨基，通过化学反应将多巴胺接枝到亲水性聚合物链上以赋予聚合物具有黏附功能的侧基或端基，也是构建抗凝血表面的重要方法[168, 169]。Lee 等[169]借助 EDC/NHS 的催化作用，通过肝素分子上的羧基与多巴胺中氨基之间的酰胺化反应将儿茶酚基团引入到肝素分子链上，将聚氨酯基底浸入含有儿茶酚基团的肝素（heparin）的弱碱性 Tris 溶液中浸泡 10h 后即可在聚氨酯表面得到一个稳定的肝素涂层。与未修饰的聚氨酯表面相比，肝素修饰的聚氨酯表面能够显著抑制血小板和血浆蛋白的黏附。

3）基于聚多巴胺的抗菌表面

基于 PDA 的潜在反应性，可以利用"graft from"或"graft to"的策略，在 PDA 涂层表面修饰能够阻抗细菌黏附或接触杀菌的聚合物以构建抗菌表面。

"Graft from"策略，即先将聚合引发基团引入 PDA 涂层表面，然后从 PDA 涂层表面引发单体的聚合。例如，Kang 等[170]首先利用多巴胺的氧化自聚合在不锈钢表面修饰了 PDA 涂层，进而通过 PDA 与 2-溴异丁酰溴（BIBB）之间的反应将原子转移自由基聚合（ATRP）引发剂固定在 PDA 涂层表面，然后通过 ATRP 反应实现甲基丙烯酸羟乙酯（HEMA）在不锈钢表面 PDA 涂层上的接枝聚合。随后利用丁二酸酐将聚甲基丙烯酸羟乙酯中的部分羟基转化为羧基并接枝壳聚糖，即可得到一个兼具阻抗蛋白质黏附和抗菌功能的表面（图 5.23）。其中，聚甲基丙烯酸羟乙酯聚合刷赋予了该表面良好的抗蛋白质污染性能，壳聚糖赋予了该表面良好的抗菌污染性能。

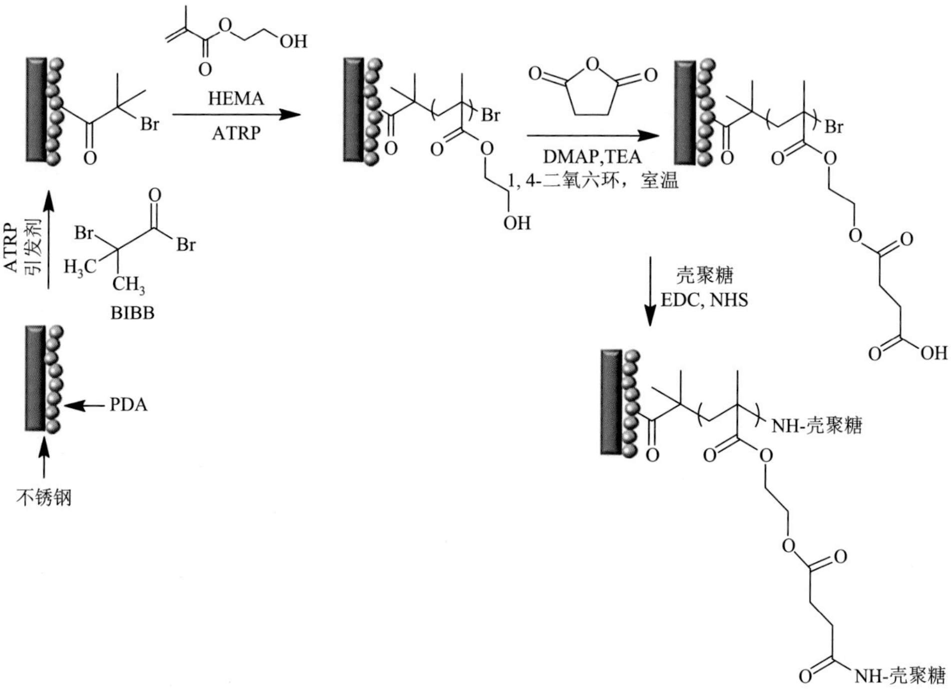

图 5.23　阻抗蛋白质黏附和抗菌功能的表面合成流程图[170, 171]

"Graft to" 策略，指通过 PDA 的二次反应性将功能性聚合物链固定于 PDA 涂层表面。例如，Costa 等[74]通过开环聚合反应制备了一系列末端含有巯基、侧链上含有季铵盐的 PEG-b-碳酸酯嵌段共聚物，进而利用弱碱性条件下 PDA 与巯基之间的反应性将该嵌段共聚物固定于硅橡胶表面。与未修饰的硅橡胶表面相比，固定了含季铵盐侧链的 PEG-b-碳酸酯嵌段共聚物硅橡胶表面可以显著抑制耐甲氧西林的金黄色葡萄球菌（methicillin-resistant *S. aureus*）的黏附及生物膜的形成，同时该表面还能够有效抑制血浆蛋白和血小板的黏附。

5.4.2　基于其他多酚类的仿生界面（以单宁酸为代表）

从 5.4.1 节中可以看到，PDA 因其优异的表面化学性质而受到广泛研究，但

PDA 的高成本和 PDA 形成的深色涂层可能会限制其在许多领域的应用[172]。研究人员发现植物多酚可能以单层吸附物或多组分涂层的成分沉积在不同的基质上形成无色涂层[101, 173-175]。作为一种低成本的植物多酚，单宁酸（tannic acid，TA）具有很高的表面结合亲和力，可以很容易沉积在基质表面上，用作多酚药物或与其他组分进一步相互作用的试剂。

单宁酸，又称鞣酸，是一种天然的多酚类产物，属于水解类单宁，可水解为没食子酸和葡萄糖，其化学式通常写为 $C_{76}H_{52}O_{46}$，但实际上它是不同酯化度的聚葡萄糖五倍子酸酯（polygalloyl glucose）的混合物[100]。单宁酸可作为皮革鞣制剂，啤酒和葡萄酒的澄清剂等，是传统的工业原料。由于单宁酸具有多个酚羟基，它表现出丰富的化学和生物学特性，如与蛋白质、多糖和生物碱结合性能，金属离子配位性，对材料表面的黏附性，可捕捉自由基的抗氧化性，抗肿瘤性，抑菌性等，近年来在生物材料领域引起了广泛关注。

1. 多酚涂层机理

与多巴胺相同，在碱性环境下，多酚极易被氧化而后发生自聚，氧化自聚的机理至今不太明确，酚羟基氧化成酮，随后经加成反应、π-π 堆积形成聚集体是目前被大家认可的途径。其中氧化最具有标志性的研究工作来自 Messersmith 课题组[176]，他们证明了红酒、可可、绿茶提取物这些天然含多酚的液体在聚碳酸酯、聚四氟乙烯、不锈钢等材料表面都能形成无色涂层，为了将涂层可视化，他们将涂层浸入硝酸银溶液，因多酚的还原性，能得到一层黑色的银粒子。这类无色涂层具有一定的抗黏附性能、抗菌性以及清除细胞内自由基的能力（图 5.24）。Geißler 等探究了连苯三酚（pyrogallol，PG）与 TA 的涂层沉积动力学[177]。石英晶体微天平的结果显示，TA 涂层在 5h 内增长完全，而 PG 涂层则会在 24h 内一直增长，且最终厚度大于前者，还发现在涂层的形成过程中，需要 Na^+、Mg^{2+} 的辅助。Hong

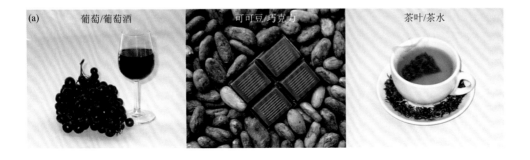

(a)　葡萄/葡萄酒　　　　　可可豆/巧克力　　　　　　茶叶/茶水

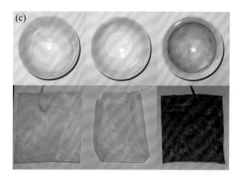
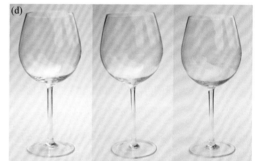

图 5.24 富含多酚的食物及饮料在表面沉积薄涂层[176]

等发现伯胺对于多酚涂层的性质有重要的影响，带有氨基的 2-乙胺基-连苯三酚（PAE）多酚分子形成的新涂层有着更广的适用范围[178]，且涂层更稳定。

紫外照射能引发活性氧产生，从而加速多酚聚合，运用紫外的优点在于紫外可以从时空上控制单体聚合。Levkin 课题组利用酸性环境及添加抗氧化剂抑制单体的自聚，施加紫外照射可有效地在时间和空间上控制多酚化合物的氧化自聚和沉积，并且实现了多种表面图案化构建[179, 180]。

除了上述方法氧化多酚外，多酚还能通过漆酶氧化[181-183]、高碘酸钠[184]氧化形成涂层，且适用于多种材料表面。

2. 金属-多酚配位网络仿生原理及性质

多酚类分子除了与多巴胺类似的广泛黏附性、自聚性、二次反应性等特点外，还有一个重要的仿生特点是分子中儿茶酚基团与铁离子的配位交联作用。

贻贝足丝［图 5.25（a）］被一层角质外层［图 5.25（b）］包裹保护着，尽管该角质层的硬度只有约 0.1GPa，却能使贻贝适应潮间带湍急海浪带来的大周期应变力[185]。在应变过程中，角质层可在微观尺度上抑制裂纹的扩展［图 5.25（c）］，从而防止宏观上的破坏[186, 187]。研究表明，少量的铁（<1%，质量分数）在此机理中扮演了重要角色，即与角质层蛋白 mefp-1 中的类儿茶酚氨基酸二羟基苯丙氨酸（dihydroxy-phenylalanine，DOPA，多巴）相结合[97, 188, 189]［图 5.25（d）］。三配位和二配位儿茶酚-铁离子配合物具有已知最高的金属-配体螯合物稳定常数（$\lg K \approx 37 \sim 40$），其强度接近于共价键[190]。Harrington 等提出了一个模型，其中儿茶酚-铁离子配合物在角质层中起到牺牲型载荷交联作用，可提升材料的可伸展性，因而贻贝足丝角质层具有较高的断裂形变（约 100%），展示出良好的机械强度。与共价键相比，金属-多巴键预示着在角质层中发生的破坏可通过断开的儿茶酚-铁离子配合物的重新形成而自修复[97]。

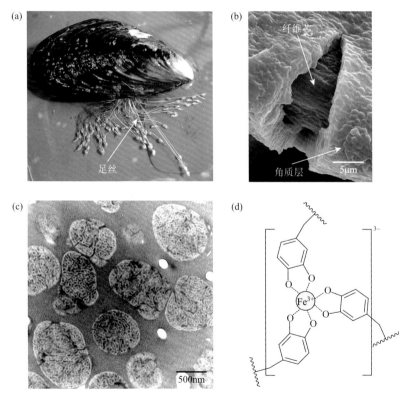

图 5.25　贻贝足丝角质层[97]

（a）贻贝足丝；（b）角质外层；（c）角质层显微结构；（d）三配位儿茶酚铁离子配合物

儿茶酚-铁离子配位结构会随着 pH 改变而发生变化[97]，一共有三种配位结构[191]：单配位、双配位与三配位。如图 5.26 所示，在强酸性条件下（pH≈2），螯合结构呈现单配位形式，当 3＜pH＜6，为双配位结构，当 pH＞7，为三配位结构。因此，在弱碱性的海水环境（pH≈8）中贻贝角质层中可形成稳定的多巴-铁离子交联结构[185]。值得一提的是，该配位作用通常伴有颜色变化，邻苯二酚-铁离子配合物三种配位态在可见光吸收光谱中对应的吸收峰依次为 714nm、573nm 和 473nm，因此可作为鉴定配位态的一种表征手段[192]。含有儿茶酚基团的衍生物都具有相似的性质。

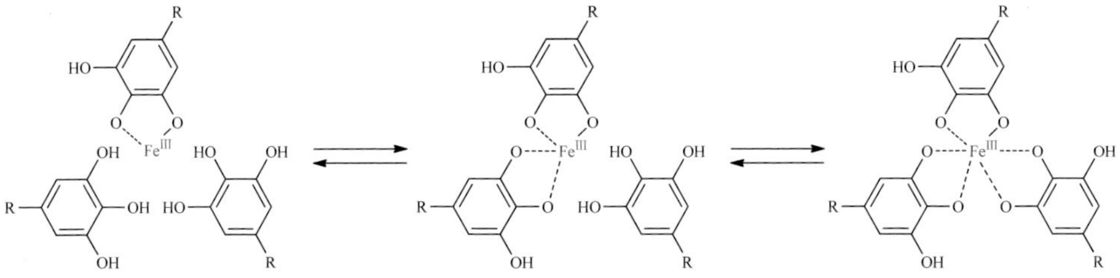

单复合体 (pH＜2)　　　双复合体 (3＜pH＜6)　　　三复合体 (pH＞7)

图 5.26　TA-Fe(Ⅲ)配合物的 pH 依赖性[191]

Caruso 课题组将该种螯合结构命名为金属-多酚配位网络（metal-phenolic network，MPN），并开展了一系列的研究，拓展了其在材料工程领域的应用。他们采用一步法，将基底置于 TA-Fe(III)配合物的溶液中后将溶液 pH 调至碱性，利用 pH 变化驱使基底表面吸附的配合物之间发生进一步交联，在多种平面基底材料、微米级和纳米级粒子模板以及细菌表面成功制备了 TA-Fe(III)配合物涂层[100]，并进一步得到了具有 pH 响应的微胶囊。

针对配合物组装步骤离散、易停止生长等缺点，Caruso 等进一步将生锈的铁钉作为固定铁源，使得反应从离散变为连续[193]，且能通过调整反应时间来控制膜的增长（图 5.27）。此外，利用电化学手段也能实现膜连续增长。Maerten 等在 Fe(Ⅱ)-TA 的混合物上施加阳极电流，Fe(Ⅱ)在电极表面氧化，膜的厚度可以通过施加电流时间、电流密度、Fe(Ⅱ)与 TA 物质的量比来调整[194]。

3. 多酚仿生界面在生物医用材料中的应用

因同样具有邻苯二酚、邻苯三酚等结构，植物多酚的仿生界面与 PDA 具有相同的广泛黏附性与二次反应性，相关应用在此不再赘述。相较于多巴胺，更多

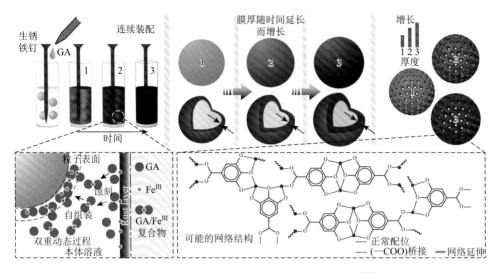

图 5.27 生锈铁钉作为铁源实现膜的连续增长[193]

的研究关注多酚-金属离子之间的螯合作用与相关应用，以及多酚与其他分子形成氢键的能力。

1）MPN 医用功能化应用

A. 药物递送应用

因肿瘤组织微环境具有比健康组织更低的 pH，结合细胞内外的 pH 改变，MPN 也同样被广泛用于肿瘤治疗的载药平台。Ping 等利用 TA 与 Al(III) 的螯合作用，制备了 MPN 载药胶囊，该胶囊呈现出高载药量与 pH 敏感性，且增强了对癌细胞的杀伤作用[195]。进一步基于多酚分子与 Fe(III) 的螯合作用制备了 Pt 前药分子，该分子延长了药物半衰期，且比游离顺铂药物具有更好的抑瘤效果。

而结合多酚的还原性，粒子表面还能有进一步的修饰。Liang 等报道了一种基于金属-TA 结构的 pH 响应释放系统[196]。他们首先将多酚吸附在玉米醇溶蛋白纳米粒子上，然后添加金属离子溶液形成 pH 依赖性的多价配位键。金属多酚薄膜的引入使得负载的客体分子实现 pH 依赖性的可控释放，并且释放行为受金属离子种类的影响。另外，与玉米蛋白纳米粒子相比，该纳米粒子在细胞培养基中表现出良好的稳定性。由于 TA 还具有还原性质，纳米粒子表面的 TA 可以将 Au^{3+} 原位还原为 AuNPs，这为癌症的光热协同治疗提供了可能性。

因单宁酸分子对蛋白质的非特异性吸附作用的影响，这些微载体进入人体环境后，血清蛋白很可能与载体相互作用，从而干扰其在体内的长效循环以及细胞对其的摄取。因此，Ju 等用 PEG 对 TA 进行功能化修饰，而后依次通过金属离子配位作用组装，采用牺牲模板法得到微胶囊。结果表明，PEG 的引入不会影响微胶囊的降解性，而且 PEG 修饰后的胶囊能有效抑制非特异性蛋白质吸附和细胞缔合[197]。而后他们又报道了一种基于透明质酸（HA）的金属酚类胶囊，用于改善系统的特异性靶向。高分子量的 HA 与 TA 结合物受到蛋白质电晕的影响可忽略不计，从而使得整个体系具有特异性靶向[198]。基于这些研究，他们小组进一步在金属碳酸钙模板上通过金属离子交联了酚官能化的 HA 和 PEG 涂层，通过调节 HA 与 PEG 的比例，能得到对 CD44$^+$细胞系的特异性靶向，减少与 CD44$^-$细胞的非特异性作用[199]。

B. 医学成像应用

2014 年，Caruso 课题组将 MPN 网络从 Fe（III）扩展到了 18 种金属元素[200]：Al(III)、Eu(III)、V(III)、Gd(III)、Cr(III)、Mn(II)、Fe(III)、Co(II)、Ni(II)、Cu(II)、Zn(II)、Zr(IV)、Mo(II)、Ru(III)、Rh(III)、Cd(II)、Ce(III)、Tb(III)，不同金属离子的加入拓展了这类材料的应用领域，如医学成像领域。放射性 ^{64}Cu(II)的掺入使得金属-TA 胶囊在正电子发射断层扫描（PET）和磁共振成像中发挥作用。结果表明 ^{64}Cu(II)-TA 空心胶囊或 ^{64}Cu(II)-TA 薄膜包被的纳米粒子是有效的 PET 活性载体，可用作追踪载体生物分布的探针。而镧系元素[如 Eu(III) 和 Tb(III)]的引入可赋予纳米粒子较好的荧光特性，可用于生物医学荧光成像领域。

C. 其他生物医学应用

该种金属-多酚络合物可在纳米粒子表面形成壳层，因此也被用于细胞包封。这种坚硬且具细胞相容性的外壳为包封的细胞提供了物理屏障，从而增加了细胞的体外稳定性。此外，包封在酵母细胞外的金属有机膜可以对外部刺激产生反应，在温和条件下降解并重新释放出具有活性的细胞[201]。

2）多酚其他生物医学应用

与 PDA 相似的是，以单宁酸为代表的多酚分子可作为单一组分，或复合其他组分，用于材料表面功能涂层的制备，其富含的酚羟基在涂层中同样可提供二次反应活性，所不同的是，单宁酸还具有多样的化学和生物学特性，使其在生物医用材料领域受到越来越多的关注。

单宁酸可以在弱碱性条件下在多种材料表面自发沉积，形成无色的单宁酸涂层，可作为活性底层进行进一步的化学修饰。如利用其还原性，单宁酸涂层在硝酸银溶液中浸泡后其表面可形成纳米银颗粒[101]。Sukhishvili 等利用单宁酸的静电作用将带正电的妥布霉素、庆大霉素和多黏菌素 B 固定于材料表面涂层中，可实现由细菌生长环境 pH 变化使静电作用减弱而引发的抗生素释放，从而发展出植入材料表面自抵抗抑菌的功能[202]。他们还利用单宁酸与电中性聚合物的氢键相互作用和与聚阳离子静电作用相结合，利用层层组装技术成功制备得到在较广 pH 范围内都稳定的多层膜[203]。Shukla 等利用单宁酸与蛋白质的氢键作用，通过将单宁酸和凝血酶在医用止血明胶海绵上进行层层组装，可有效负载凝血酶提高材料的止血性能[204]。Kiechel 等利用单宁酸与多糖的非共价作用，采用单宁酸交联电纺壳聚糖纤维，提高纤维膜材料的化学稳定性[205]。

参 考 文 献

[1] Discher D E，Mooney D J，Zandstra P W. Growth factors，matrices，and forces combine and control stem cells. Science，2009，324（5935）：1673-1677.

[2] Levental K R，Yu H M，Kass L，et al. Matrix crosslinking forces tumor progression by enhancing integrin signaling. Cell，2009，139（5）：891-906.

[3] Discher D E，Janmey P，Wang Y L. Tissue cells feel and respond to the stiffness of their substrate. Science，2005，310（5751）：1139-1143.

[4] Khan K M，Scott A. Mechanotherapy：How physical therapists' prescription of exercise promotes tissue repair. British Journal of Sports Medicine，2009，43（4）：247-251.

[5] Geiger B，Bershadsky A，Pankov R，et al. Transmembrane extracellular matrix-cytoskeleton crosstalk. Nature Reviews Molecular Cell Biology，2001，2（11）：793-805.

[6] Geiger B，Spatz J P，Bershadsky A D. Environmental sensing through focal adhesions. Nature Reviews Molecular Cell Biology，2009，10（1）：21-33.

[7] Wells R G. The role of matrix stiffness in regulating cell behavior. Hepatology，2008，47（4）：1394-1400.

[8] Browning M B，Guiza V，Russell B，et al. Endothelial cell response to chemical，biological，and physical cues in bioactive hydrogels. Tissue Engineering Part A，2014，20（23-24）：3130-3141.

[9] Ataollahi F，Pramanik S，Moradi A，et al. Endothelial cell responses in terms of adhesion，proliferation，and morphology to stiffness of polydimethylsiloxane elastomer substrates. Journal of Biomedical Materials Research Part A，2015，103（7）：2203-2213.

[10] Byfield F J，Reen R K，Shentu T P，et al. Endothelial actin and cell stiffness is modulated by substrate stiffness in 2D and 3D. Journal of Biomechanics，2009，42（8）：1114-1119.

[11] Yeh Y T，Hur S S，Chang J，et al. Matrix stiffness regulates endothelial cell proliferation through septin 9. PLoS One，2012，7（10）：e46889.

[12] Juin A，Planus E，Guillemot F，et al. Extracellular matrix rigidity controls podosome induction in microvascular endothelial cells. Biology of the Cell，2013，105（1）：46-57.

[13] Sieminski A L，Hebbel R P，Gooch K J. The relative magnitudes of endothelial force generation and matrix stiffness modulate capillary morphogenesis *in vitro*. Experimental Cell Research，2004，297（2）：574-584.

[14] Califano J P，Reinhart-King C A. A balance of substrate mechanics and matrix chemistry

regulates endothelial cell network assembly. Cellular and Molecular Bioengineering，2008，1（2-3）：122-132.

[15] Dejana E. Endothelial cell-cell junctions：happy together. Nature Reviews Molecular Cell Biology，2004，5（4）：261-270.

[16] Stroka K M，Aranda-Espinoza H. Endothelial cell substrate stiffness influences neutrophil transmigration via myosin light chain kinase-dependent cell contraction. Blood，2011，118（6）：1632-1640.

[17] Krishnan R，Klumpers D D，Park C Y，et al. Substrate stiffening promotes endothelial monolayer disruption through enhanced physical forces. American Journal of Physiology，2011，300（1）：C146-C154.

[18] Huynh J，Nishimura N，Rana K，et al. Age-related intimal stiffening enhances endothelial permeability and leukocyte transmigration. Science Translational Medicine，2011，3（112）：112-122.

[19] Birukova A A，Tian X Y，Cokic I，et al. Endothelial barrier disruption and recovery is controlled by substrate stiffness. Microvascular Research，2013，87：50-57.

[20] Hardin C，Rajendran K，Manomohan G，et al. Glassy dynamics. Cell mechanics，and endothelial permeability. Journal of Physical Chemistry B，2013，117（42）：12850-12856.

[21] Prasain N，Stevens T. The actin cytoskeleton in endothelial cell phenotypes. Microvascular Research，2009，77（1）：53-63.

[22] Fels J，Jeggle P，Liashkovich I，et al. Nanomechanics of vascular endothelium. Cell and Tissue Research，2014，355（3）：727-737.

[23] Stroka K M，Aranda-Espinoza H. Effects of morphology *vs.* cell-cell interactions on endothelial cell stiffness. Cellular and Molecular Bioengineering，2011，4（1）：9-27.

[24] Tian X L，Li Y. Endothelial cell senescence and age-related vascular diseases. Journal of Genetics and Genomics，2014，41（9）：485-495.

[25] Veerasamy M，Ford G A，Neely D，et al. Association of aging, arterial stiffness, and cardiovascular disease a review. Cardiology in Review，2014，22（5）：223-232.

[26] Ohayon J，Gharib A M，Garcia A，et al. Is arterial wall-strain stiffening an additional process responsible for atherosclerosis in coronary bifurcations？An *in vivo* study based on dynamic CT and MRI. American Journal of Physiology，2011，301（3）：H1097-H1106.

[27] Singer S J，Nicolson G L. The fluid mosaic model of the structure of cell membranes. Science，1972，175（4023）：720-731.

[28] Umeda T，Nakaya T，Imoto M. The convenient preparation of a vinyl monomer containing a phospholipid analogue. Macromolecular Rapid Communications，1982，3（7）：457-459.

[29] Nishizawa K，Konno T，Takai M，et al. Bioconjugated phospholipid polymer biointerface for enzyme-linked immunosorbent assay. Biomacromolecules，2008，9（1）：403-407.

[30] Lewis A L. Phosphorylcholine-based polymers and their use in the prevention of biofouling. Colloids and Surfaces B：Biointerfaces，2000，18（3）：261-275.

[31] Lewis A L，Tolhurst L A，Stratford P W. Analysis of a phosphorylcholine-based polymer coating on a coronary stent pre- and post-implantation. Biomaterials，2002，23（7）：1697-1706.

[32] New G，Moses J W，Roubin G S，et al. Estrogen-eluting，phosphorylcholine-coated stent implantation is associated with reduced neointimal formation but no delay in vascular repair in a porcine coronary model. Catheterization and Cardiovascular Interventions，2002，57（2）：266-271.

[33] Parker A P，Reynolds P A，Lewis A L，et al. Investigation into potential mechanisms promoting biocompatibility of polymeric biomaterials containing the phosphorylcholine moiety：a physicochemical and biological study. Colloids and Surfaces B：Biointerfaces，2005，46（4）：204-217.

[34] Bird R，Hall B，Chapman D，et al. Material thrombelastography：an assessment of phosphorycholine compounds as models for biornaterials. Thrombosis Research，1988，51：471-483.

[35] Ishihara K，Oshida H，Endo Y，et al. Hemocompatibility of human whole blood on polymers with a phospholipid polar group and its mechanism. Journal of Biomedical Materials Research，1992，26：1543-1552.

[36] Ishihara K，Nomura H，Mihara T，et al. Why do phospholipid polymers reduce protein adsorption？Journal of Biomedical Materials Research，1998，39：323-330.

[37] Jiang S，Cao Z. Ultralow-fouling，functionalizable，and hydrolyzable zwitterionic materials and their derivatives for biological applications. Advanced Materials，2010，22（9）：920-932.

[38] Chen S，Jiang S. An new avenue to nonfouling materials. Advanced Materials，2008，20（2）：335-338.

[39] Kudaibergenov S，Jaeger W，Laschewsky A. Polymeric betaines：synthesis，characterization，and application//Supramolecular Polymers Polymeric Betains Oligomers. Berlin，Heidelberg：Springer，2006：157-224.

[40] Zhang Z，Vaisocherová H，Cheng G，et al. Nonfouling behavior of polycarboxybetaine-grafted surfaces：structural and environmental effects. Biomacromolecules，2008，9（10）：2686-2692.

[41] Zhang Z，Chen S，Jiang S. Dual-functional biomimetic materials：nonfouling poly（carboxybetaine）with active functional groups for protein immobilization. Biomacromolecules，2006，7（12）：3311-3315.

[42] Zhang Z，Chao T，Chen S，et al. Superlow fouling sulfobetaine and carboxybetaine polymers on glass slides. Langmuir，2006，22（24）：10072-10077.

[43] Tada S，Inaba C，Mizukami K，et al. Anti-biofouling properties of polymers with a carboxybetaine moiety. Macromolecular Bioscience，2009，9（1）：63-70.

[44] Lee H，Dellatore S M，Miller W M，et al. Mussel-inspired surface chemistry for multifunctional coatings. Science，2007，318（5849）：426-430.

[45] Zhao Y H W K，Bai R B. Highly hydrophilic and low-protein-fouling polypropylene membrane prepared by surface modification with sulfobetaine-based zwitterionic polymer through a combined surface polymerization method. Journal of Membrane Science，2010，62：326-333.

[46] Ladd J，Zhang Z C S，Hower J C，et al. Zwitterionic polymers exhibiting high resistance to nonspecific protein adsorption from human serum and plasma. Biomacromolecules，2008，9：1357-1361.

[47] Cheng G Z Z，Chen S F，Bryers J D，et al. Inhibition of bacterial adhesion and biofilm

formation on zwitterionic surfaces. Biomaterials，2007，28：4192-4199.

[48] Yang W Z L，Wang S L，White A D，et al. Functionalizable and ultrastable nanoparticles coated with zwitterionic poly（carboxybetaine）in undiluted blood serum. Biornaterials，2009，30：5617-5621.

[49] Holmlin R E，Chen X X，Chapman R G，et al. Zwitterionic SAMs that resist nonspecific adsorption of protein from aqueous buffer. Langmuir，2001，17：2841-2850.

[50] Chen S，Yu F，Yu Q，et al. Strong resistance of a thin crystalline layer of balanced charged groups to protein adsorption. Langmuir，2006，22（19）：8186-8191.

[51] Bernards M T，Cheng G，Zhang Z，et al. Nonfouling polymer brushes via surface-initiated，two-component atom transfer radical polymerization. Macromolecules，2008，41（12）：4216-4219.

[52] Chen S，Cao Z，Jiang S. Ultra-low fouling peptide surfaces derived from natural amino acids. Biomaterials，2009，30（29）：5892-5896.

[53] Frantz C，Stewart K M，Weaver V M. The extracellular matrix at a glance. Journal of Cell Science，2010，123（24）：4195-200.

[54] Hynes R O. The extracellular matrix：not just pretty fibrils. Science，2009，326（5957）：1216-1219.

[55] Page-McCaw A，Ewald A J，Werb Z. Matrix metalloproteinases and the regulation of tissue remodelling. Nature Reviews Molecular Cell Biology，2007，8（3）：221-233.

[56] Gattazzo F，Urciuolo A，Bonaldo P. Extracellular matrix：a dynamic microenvironment for stem cell niche. BBA-Gen Subjects，2014，1840（8）：2506-2519.

[57] Daley W P，Peters S B，Larsen M. Extracellular matrix dynamics in development and regenerative medicine. Journal of Cell Science，2008，121（3）：255-264.

[58] Theocharis A D，Skandalis S S，Gialeli C，et al. Extracellular matrix structure. Advanced Drug Delivery Reviews，2016，97：4-27.

[59] Bosman F T，Stamenkovic I. Functional structure and composition of the extracellular matrix. Journal of Pathology，2003，200（4）：423-428.

[60] Rozario T，DeSimone D W. The extracellular matrix in development and morphogenesis：a dynamic view. Developmental Biology，2010，341（1）：126-140.

[61] Lopez J I，Mouw J K，Weaver V M. Biomechanical regulation of cell orientation and fate. Oncogene，2008，27（55）：6981-6993.

[62] Engler A J，Humbert P O，Wehrle-Haller B，et al. Multiscale modeling of form and function. Science，2009，324（5924）：208-212.

[63] Egeblad M，Rasch M G，Weaver V M. Dynamic interplay between the collagen scaffold and tumor evolution. Current Opinion in Cell Biology，2010，22（5）：697-706.

[64] Butcher D T，Alliston T，Weaver V M，et al. A tense situation：forcing tumour progression. Nature Reviews Cancer，2009，9（2）：108-122.

[65] Samuel M S，Lopez J I，McGhee E J. Actomyosin-mediated cellular tension drives increased tissue stiffness and beta-catenin activation to induce epidermal hyperplasia and tumor growth. Cancer Cell，2011，19（6）：776-791.

[66] Brizzi M F, Tarone G, Defilippi P. Extracellular matrix, integrins, and growth factors as tailors of the stem cell niche. Current Opinion in Cell Biology, 2012, 24 (5): 645-651.

[67] Silver F H, DeVore D, Siperko L M. Invited Review: Role of mechanophysiology in aging of ECM: effects of changes in mechanochemical transduction. Journal of Applied Physiology, 2003, 95 (5): 2134-2141.

[68] An S S, Kim J, Ahn K, et al. Cell stiffness, contractile stress and the role of extracellular matrix. Biochemical and Biophysical Research Communications, 2009, 382 (4): 697-703.

[69] Walker G A, Masters K S, Shah D N, et al. Valvular myofibroblast activation by transforming growth factor-beta-Implications for pathological extracellular matrix remodeling in heart valve disease. Circulation Research, 2004, 95 (3): 253-260.

[70] Rabkin-Aikawa E, Farber M, Aikawa M, et al. Dynamic and reversible changes of interstitial cell phenotype during remodeling of cardiac valves. Journal of Heart Valve Disease, 2004, 13 (5): 841-847.

[71] Awada H K, Hwang M T P, Wang Y D. Towards comprehensive cardiac repair and regeneration after myocardial infarction: aspects to consider and proteins to deliver. Biomaterials, 2016, 82: 94-112.

[72] Decher G. Fuzzy nanoassemblies: toward layered polymeric multicomposites. Science, 1997, 277 (5330): 1232-1237.

[73] Borges J, Mano J F. Molecular interactions driving the layer-by-layer assembly of multilayers. Chemical Reviews, 2014, 114 (18): 8883-8942.

[74] Costa R R, Mano J F. Polyelectrolyte multilayered assemblies in biomedical technologies. Chemical Society Reviews, 2014, 43 (10): 3453-3479.

[75] Ariga K, Yamauchi Y, Rydzek G, et al. Layer-by-layer nanoarchitectonics: invention, innovation, and evolution. Chemistry Letters, 2014, 43 (1): 36-68.

[76] de Villiers M M, Otto D P, Strydom S J, et al. Introduction to nanocoatings produced by layer-by-layer (LbL) self-assembly. Advanced Drug Delivery Reviews, 2011, 63 (9): 701-715.

[77] de Koker S, Hoogenboom R, de Geest B G, et al. Polymeric multilayer capsules for drug delivery. Chemical Society Reviews, 2012, 41 (7): 2867-2884.

[78] Boudou T, Crouzier T, Ren K F, et al. Multiple functionalities of polyelectrolyte multilayer films: new biomedical applications. Advanced Materials, 2010, 22 (4): 441-467.

[79] Hammond P T. Layer-by-layer approaches to staging medicine from surfaces. AichE Journal, 2015, 61 (4): 1106-1117.

[80] Hammond P T. Engineering materials layer-by-layer: challenges and opportunities in multilayer assembly. AichE Journal, 2011, 57 (11): 2928-2940.

[81] Zelikin A N. Drug releasing polymer thin films: new era of surface-mediated drug delivery. ACS Nano, 2010, 4 (5): 2494-2509.

[82] Schneider G, Decher G. From functional core/shell nanoparticles prepared via layer-by-layer deposition to empty nanospheres. Nano Letters, 2004, 4 (10): 1833-1839.

[83] Bechler S L, Si Y, Yu Y, et al. Reduction of intimal hyperplasia in injured rat arteries promoted by catheter balloons coated with polyelectrolyte multilayers that contain plasmid DNA encoding

PKC delta. Biomaterials，2013，34（1）：226-236.

[84] Jewell C M，Zhang J T，Fredin N J，et al. Release of plasmid DNA from intravascular stents coated with ultrathin multilayered polyelectrolyte films. Biomacromolecules，2006，7（9）：2483-2491.

[85] Gribova V，Auzely-Velty R，Picart C. Polyelectrolyte multilayer assemblies on materials surfaces：from cell adhesion to tissue engineering. Chemistry of Materials，2012，24（5）：854-869.

[86] Li X J，Luo Q J，Huang Y，et al. The responses of preosteoblasts to collagen/hyaluronic acid polyelectrolyte multilayer coating on titanium. Polymers for Advanced Technologies，2012，23（4）：756-764.

[87] Zhang K，Li J A，Deng K. The endothelialization and hemocompatibility of the functional multilayer on titanium surface constructed with type IV collagen and heparin. Colloid Surface B，2013，108：295-304.

[88] Shah N J，Macdonald M L，Beben Y M，et al. Tunable dual growth factor delivery from polyelectrolyte multilayer films. Biomaterials，2011，32（26）：6183-6193.

[89] Muller S，Koenig G，Charpiot A，et al. VEGF-functionalized polyelectrolyte multilayers as proangiogenic prosthetic coatings. Advanced Functional Materials，2008，18（12）：1767-1775.

[90] Wittmer C R，Phelps J A，Lepus C M，et al. Multilayer nanofilms as substrates for hepatocellular applications. Biomaterials，2008，29（30）：4082-4090.

[91] Werner S，Huck O，Frisch B，et al. The effect of microstructured surfaces and laminin-derived peptide coatings on soft tissue interactions with titanium dental implants. Biomaterials，2009，30（12）：2291-2301.

[92] Thompson M T，Berg M C，Tobias I S，et al. Tuning compliance of nanoscale polyelectrolyte multilayers to modulate cell adhesion. Biomaterials，2005，26（34）：6836-6845.

[93] Schneider A，Francius G，Obeid R，et al. Polyelectrolyte multilayers with a tunable Young's modulus：influence of film stiffness on cell adhesion. Langmuir，2006，22（3）：1193-1200.

[94] Vazquez C P，Boudou T，Dulong V，et al. Variation of polyelectrolyte film stiffness by photo-cross-linking：a new way to control cell adhesion. Langmuir，2009，25（6）：3556-3563.

[95] Jan E，Kotov N A. Successful differentiation of mouse neural stem cells on layer-by-layer assembled single-walled carbon nanotube composite. Nano Letters，2007，7（5）：1123-1128.

[96] Schmidt S，Madaboosi N，Uhlig K，et al. Control of cell adhesion by mechanical reinforcement of soft polyelectrolyte films with nanoparticles. Langmuir，2012，28（18）：7249-7257.

[97] Harrington M J，Masic A，Holten-Andersen N，et al. Iron-clad fibers：a metal-based biological strategy for hard flexible coatings. Science，2010，328（5975）：216-220.

[98] Bentley W E，Payne G F. Nature's other self-assemblers. Science，2013，341（6142）：136-137.

[99] Wang A J，Liao Q C，Feng J J，et al. *In situ* synthesis of polydopamine-Ag hollow microspheres for hydrogen peroxide sensing. Electrochimica Acta，2012，61：31-35.

[100] Ejima H，Richardson J J，Liang K，et al. One-step assembly of coordination complexes for versatile film and particle engineering. Science，2013，341（6142）：154.

[101] Sileika T S，Barrett D G，Zhang R，et al. Colorless multifunctional coatings inspired by polyphenols found in tea，chocolate，and wine. Angewandte Chemie International Edition，2013，52（41）：

10766-10770.

[102] Li B C，Chang H，Ren K F，et al. Substrate-mediated delivery of gene complex nanoparticles via polydopamine coating for enhancing competitiveness of endothelial cells. Colloids and Surfaces B：Biointerfaces，2016，147：172-179.

[103] Wang J L，Li B C，Li Z J，et al. Electropolymerization of dopamine for surface modification of complex-shaped cardiovascular stents. Biomaterials，2014，35（27）：7679-7689.

[104] Zhang R，Su S，Hu K，et al. Smart micelle@polydopamine core-shell nanoparticles for highly effective chemo-photothermal combination therapy. Nanoscale，2015，7（46）：19722-19731.

[105] Ghavaminejad A，Samarikhalaj M，Aguilar L E，et al. pH/NIR light-controlled multidrug release via a mussel-inspired nanocomposite hydrogel for chemo-photothermal cancer therapy. Scientific Reports，2016，6（1）：33594.

[106] Shin Y M，Lee Y B，Kim S J，et al. Mussel-inspired immobilization of vascular endothelial growth factor（VEGF）for enhanced endothelialization of vascular grafts. Biomacromolecules，2012，13（7）：2020-2028.

[107] Du X，Li L，Li J，et al. UV-triggered dopamine polymerization：control of polymerization，surface coating，and photopatterning. Advanced Materials，2014，26（47）：8029-8033.

[108] Li Y，Liu M，Xiang C，et al. Electrochemical quartz crystal microbalance study on growth and property of the polymer deposit at gold electrodes during oxidation of dopamine in aqueous solutions. Thin Solid Films，2006，497（1）：270-278.

[109] Krogsgaard M，Nue V，Birkedal H. Mussel-inspired materials：self-healing through coordination chemistry. Chemistry-A European Journal，2016，22（3）：844-857.

[110] Hong S，Na Y S，Choi S，et al. Non-covalent self-assembly and covalent polymerization Co-contribute to polydopamine formation. Advanced Functional Materials，2012，22（22）：4711-4717.

[111] Wu T F，Hong J D. Dopamine-melanin nanofilms for biomimetic structural coloration. Biomacromolecules，2015，16（2）：660-666.

[112] Lee H，Dellatore S M，Miller W M，et al. Mussel-inspired surface chemistry for multifunctional coatings. Science，2007，318（5849）：426-430.

[113] Lee Y B，Shin Y M，Lee J H，et al. Polydopamine-mediated immobilization of multiple bioactive molecules for the development of functional vascular graft materials. Biomaterials，2012，33（33）：8343-8352.

[114] Kao C T，Lin C C，Chen Y W，et al. Poly（dopamine）coating of 3D printed poly（lactic acid）scaffolds for bone tissue engineering. Materials Science and Engineering C：Materials for Biological，2015，56：165-173.

[115] Sun X，Shao H，Xiang K，et al. Poly (dopamine)-modified carbon nanotube multilayered film and its effects on macrophages. Carbon，2017，113：176-191.

[116] Wang J L，Li B C，Li Z J，et al. Electropolymerization of dopamine for surface modification of complex-shaped cardiovascular stents. Biomaterials，2014，35（27）：7679-7689.

[117] Liu Y L，Ai K L，Liu J H，et al. Dopamine-melanin colloidal nanospheres：an efficient near-infrared photothermal therapeutic agent for *in vivo* cancer therapy. Advanced Materials，2013，

25 (9): 1353-1359.

[118] Wu C, Zhang G, Xia T, et al. Bioinspired synthesis of polydopamine/Ag nanocomposite particles with antibacterial activities. Materials Science and Engineering C: Materials for Biological, 2015, 55: 155-165.

[119] Yan J, Yang L, Lin M F. Polydopamine spheres as active templates for convenient synthesis of various nanostructures. Small, 2013, 9 (4): 596-603.

[120] Cho S, Kim S H. Hydroxide ion-mediated synthesis of monodisperse dopamine-melanin nanospheres. Journal of Colloid and Interface Science, 2015, 458: 87-93.

[121] Ni Y Z, Tong G S, Wang J, et al. One-pot preparation of pomegranate-like polydopamine stabilized small gold nanoparticles with superior stability for recyclable nanocatalysts. RSC Advances, 2016, 6 (47): 40698-40705.

[122] Perrot D, Croutxe-Barghorn C, Allonas X. Towards mussel-like on-demand coatings: light-triggered polymerization of dopamine through a photoinduced pH jump. Polymer Chemistry, 2016, 7 (15): 2635-2638.

[123] Du X, Li L, Behboodi-Sadabad F, et al. Bio-inspired strategy for controlled dopamine polymerization in basic solutions. Polymer Chemistry, 2017, 8 (14): 2145-2151.

[124] Du X, Li L X, Li J S, et al. UV-triggered dopamine polymerization: control of polymerization, surface coating, and photopatterning. Advanced Materials, 2014, 26 (47): 8029-8033.

[125] Salmi H, Xavier A, Ley C, et al. Photopolymerization using photolatent amine catalysts. Journal of Photopolymer Science and Technology, 2012, 25 (2): 147-151.

[126] Zhang W, Yang F K, Han Y, et al. Surface and tribological behaviors of the bioinspired polydopamine thin films under dry and wet conditions. Biomacromolecules, 2013, 14 (2): 394-405.

[127] Lee H, Lee B P, Messersmith P B. A reversible wet/dry adhesive inspired by mussels and geckos. Nature, 2007, 448: 338-341.

[128] Chen X, Yan Y, Mullner M, et al. Engineering fluorescent poly (dopamine) capsules. Langmuir, 2014, 30 (10): 2921-2925.

[129] Park J, Brust T F, Lee H J, et al. Polydopamine-based simple and versatile surface modification of polymeric nano drug carriers. ACS Nano, 2014, 8 (4): 3347-3356.

[130] Tian J, Zhang H, Liu M, et al. A bioinspired strategy for surface modification of silica nanoparticles. Applied Surface Science, 2015, 357: 1996-2003.

[131] Cong Y, Xia T, Zou M, et al. Mussel-inspired polydopamine coating as a versatile platform for synthesizing polystyrene/Ag nanocomposite particles with enhanced antibacterial activities. Journal of Materials Chemistry B, 2014, 2 (22): 3450-3461.

[132] Sun K, Xie Y, Ye D, et al. Mussel-inspired anchoring for patterning cells using polydopamine. Langmuir, 2012, 28 (4): 2131-2136.

[133] Zhong S, Luo R, Wang X, et al. Effects of polydopamine functionalized titanium dioxide nanotubes on endothelial cell and smooth muscle cell. Colloid Surface B: Biointerfaces, 2014, 116: 553-560.

[134] Bae I H, Park I K, Park D S, et al. Thromboresistant and endothelialization effects of dopamine-mediated heparin coating on a stent material surface. Journal of Materials Science: Materials in

Medicine，2012，23（5）：1259-1269.

[135] Bernsmann F，Ball V，Addiego F，et al. Dopamine-melanin film deposition depends on the used oxidant and buffer solution. Langmuir，2011，27（6）：2819-2825.

[136] Wei Q，Zhang F L，Li J，et al. Oxidant-induced dopamine polymerization for multifunctional coatings. Polymer Chemistry，2010，1（9）：1430-1433.

[137] Zhang C，Ou Y，Lei W X，et al. CuSO$_4$/H$_2$O$_2$-induced rapid deposition of polydopamine coatings with high uniformity and enhanced stability. Angewandte Chemie International Edition，2016，55（9）：3054-3057.

[138] Zhang W，Pan Z，Yang F K，et al. A facile *in situ* approach to polypyrrole functionalization through bioinspired catechols. Advanced Functional Materials，2015，25（10）：1588-1597.

[139] Sainio S，Palomaki T，Tujunen N，et al. Integrated carbon nanostructures for detection of neurotransmitters. Molecular Neurobiology，2015，52（2）：859-866.

[140] Kim S，Jang Y，Jang L K，et al. Electrochemical deposition of dopamine-hyaluronic acid conjugates for anti-biofouling bioelectrodes. Journal of Materials Chemistry B，2017，5：4507-4513.

[141] Ding Y，Weng L T，Yang M，et al. Insights into the aggregation/deposition and structure of a polydopamine film. Langmuir，2014，30（41）：12258-12269.

[142] Wang Z，Xing M，Ojo O，et al. Mussel-inspired ultrathin film on oxidized Ti-6Al-4V surface for enhanced BMSC activities and antibacterial capability. RSC Advances，2014，4（99）：55790-55799.

[143] Xu L Q，Pranantyo D，Liu J B，et al. Layer-by-layer deposition of antifouling coatings on stainless steel via catechol-amine reaction. RSC Advances，2014，4（61）：32335-32344.

[144] Brubaker C E，Kissler H，Wang L J，et al. Biological performance of mussel-inspired adhesive in extrahepatic islet transplantation. Biomaterials，2010，31（3）：420-427.

[145] Shin J，Lee J S，Lee C，et al. Tissue adhesive catechol-modified hyaluronic acid hydrogel for effective，minimally invasive cell therapy. Advanced Functional Materials，2015，25（25）：3814-3824.

[146] Ma L，Qin H，Cheng C，et al. Mussel-inspired self-coating at macro-interface with improved biocompatibility and bioactivity via dopamine grafted heparin-like polymers and heparin. Journal of Materials Chemistry B，2014，2（4）：363-375.

[147] Duan L J，Liu Y，Kim J，et al. Bioinspired and biocompatible adhesive coatings using poly (acrylic acid)-grafted dopamine. Journal of Applied Polymer Science，2013，130（1）：131-137.

[148] Madhurakkat Perikamana S K，Lee J，Lee Y B，et al. Materials from mussel-inspired chemistry for cell and tissue engineering applications. Biomacromolecules，2015，16（9）：2541-2555.

[149] Wan Y，Zhang D，Wang Y，et al. Direct immobilisation of antibodies on a bioinspired architecture as a sensing platform. Biosensors & Bioelectronics，2011，26（5）：2595-2600.

[150] Wu F，Li J，Zhang K，et al. Multifunctional coating based on hyaluronic acid and dopamine conjugate for potential application on surface modification of cardiovascular implanted devices. ACS Applied Materials Interfaces，2016，8（1）：109-121.

[151] Cui J W，Ju Y，Liang K，et al. Nanoscale engineering of low-fouling surfaces through

polydopamine immobilisation of zwitterionic peptides. Soft Matter，2014，10（15）：2656-2663.

[152] Yu B Y，Zhen J，Chang Y，et al. Surface zwitterionization of titanium for a general bio-inert control of plasma proteins，blood cells，tissue cells，and bacteria. Langmuir，2014，30（25）：7502-7512.

[153] Cai X M，Yuan J，Chen S C，et al. Hemocompatibility improvement of poly（ethylene terephthalate）via self-polymerization of dopamine and covalent graft of zwitterions. Materials Science and Engineering C：Materials for Biological，2014，36：42-48.

[154] Hafner D，Ziegler L，Ichwan M，et al. Mussel-inspired polymer carpets：direct photografting of polymer brushes on polydopamine nanosheets for controlled cell adhesion. Advanced Materials，2016，28：1489-1494.

[155] Zhang X，Ji J，Zhang X. Mussel inspired modification of carbon nanotubes using RAFT derived stimuli-responsive polymers. RSC Advances，2013，3（44）：21817-21823.

[156] Zou H Y，Lan J，Huang C Z，et al. Dopamine derived copper nanocrystals used as an efficient sensing，catalysis and antibacterial agent. RSC Advances，2015，5（69）：55832-55838.

[157] Mrowczynski R，Jurga-Stopa J，Markiewicz R，et al. Assessment of polydopamine coated magnetic nanoparticles in doxorubicin delivery. RSC Advances，2016，6（7）：5936-5943.

[158] Zhang R，Su S，Hu K，et al. Smart micelle@polydopamine core-shell nanoparticles for highly effective chemo-photothermal combination therapy. Nanoscale，2015，7（46）：19722-19731.

[159] Ku S H，Ryu J，Hong S K，et al. General functionalization route for cell adhesion on non-wetting surfaces. Biomaterials，2010，31（9）：2535-2541.

[160] Ku S H，Park C B. Human endothelial cell growth on mussel-inspired nanofiber scaffold for vascular tissue engineering. Biomaterials，2010，31（36）：9431-9437.

[161] Tsai W B，Chen W T，Chien H W，et al. Poly（dopamine）coating of scaffolds for articular cartilage tissue engineering. Acta Biomaterialia，2011，7（12）：4187-4194.

[162] Shin Y M，Lee Y B，Shin H. Time-dependent mussel-inspired functionalization of poly（L-lactide-*co*-epsilon-caprolactone）substrates for tunable cell behaviors. Colloid Surface B，2011，87（1）：79-87.

[163] 肖琳琳，魏雨，计剑. 基于聚多巴胺辅助自组装单分子层技术的 PTFE 表面修饰及其内皮细胞选择性黏附研究. 高分子学报，2010，1（4）：479-483.

[164] Shen W X，Cai K Y，Yang Z X，et al. Improved endothelialization of NiTi alloy by VEGF functionalized nanocoating. Colloid Surface B，2012，94：347-353.

[165] Poh C K，Shi Z L，Lim T Y，et al. The effect of VEGF functionalization of titanium on endothelial cells *in vitro*. Biomaterials，2010，31（7）：1578-1585.

[166] Zhou Y J，Weng Y J，Zhang L P，et al. Cystamine immobilization on TiO_2 film surfaces and the influence on inhibition of collagen-induced platelet activation. Applied Surface Science，2011，258（5）：1776-1783.

[167] Lu L，Li Q L，Maitz M F，et al. Immobilization of the direct thrombin inhibitor-bivalirudin on 316L stainless steel via polydopamine and the resulting effects on hemocompatibility *in vitro*. Journal of Biomedical Materials Research，2012，100（9）：2421-2430.

[168] Yao Y，Fukazawa K，Ma W Y，et al. Platelet adhesion-resistance of titanium substrate with

mussel-inspired adhesive polymer bearing phosphorylcholine group. Applied Surface Science, 2012, 258 (14): 5418-5423.

[169] You I, Kang S M, Byun Y, et al. Enhancement of blood compatibility of poly (urethane) substrates by mussel-inspired adhesive heparin coating. Bioconjugate Chemistry, 2011, 22 (7): 1264-1269.

[170] Yang W J, Cai T, Neoh K G, et al. Biomimetic anchors for antifouling and antibacterial polymer brushes on stainless steel. Langmuir, 2011, 27 (11): 7065-7076.

[171] Faure E, Falentin-Daudre C, Jerome C, et al. Catechols as versatile platforms in polymer chemistry. Progress in Polymer Science, 2013, 38 (1): 236-270.

[172] Kohri M, Kohma H, Shinoda Y, et al. A colorless functional polydopamine thin layer as a basis for polymer capsules. Polymer Chemistry, 2013, 4 (9): 2696-2702.

[173] Lin D, Xing B. Tannic acid adsorption and its role for stabilizing carbon nanotube suspensions. Environmental Science & Technology, 2008, 42 (16): 5917-5923.

[174] Wu H, Wu C, He Q, et al. Collagen fiber with surface-grafted polyphenol as a novel support for Pd (0) nanoparticles: synthesis, characterization and catalytic application. Materials Science and Engineering C, 2010, 30 (5): 770-776.

[175] Huang J, Huang K, Liu S, et al. Adsorption properties of tea polyphenols onto three polymeric adsorbents with amide group. Journal of Colloid and Interface Science, 2007, 315 (2): 407-414.

[176] Sileika T S, Barrett D G, Zhang R, et al. Colorless multifunctional coatings inspired by polyphenols found in tea, chocolate, and wine. Angewandte Chemie International Edition, 2013, 52 (41): 10766-10770.

[177] Geißler S, Barrantes A. Tengvall P, et al. Deposition kinetics of bioinspired phenolic coatings on titanium surfaces. Langmuir, 2016, 32 (32): 8050-8060.

[178] Hong S, Yeom J, Song I T, et al. Pyrogallol 2-aminoethane: a plant flavonoid-inspired molecule for material-independent surface chemistry. Advanced Materials Interfaces, 2014, 1 (4): 1400113.

[179] Behboodi-Sadabad F, Zhang H, Trouillet V, et al. UV-triggered polymerization, deposition, and patterning of plant phenolic compounds. Advanced Functional Materials, 2017, 27 (22): 1700127.

[180] Behboodi-Sadabad F, Zhang H, Trouillet V, et al. Bioinspired strategy for controlled polymerization and photopatterning of plant polyphenols. Chemistry of Materials, 2018, 30 (6): 1937-1946.

[181] Qiu W Z, Zhong Q Z, Du Y. Enzyme-triggered coatings of tea catechins/chitosan for nanofiltration membranes with high performance. Green Chemistry, 2016, 18 (23): 6205-6208.

[182] Dhand C, Harini S, Venkatesh M, et al. Multifunctional polyphenols-and catecholamines-based self-defensive films for health care applications. ACS Applied Materials & Interfaces, 2016, 8 (2): 1220-1232.

[183] Jeon J R, Kim J H, Chang Y S, et al. Enzymatic polymerization of plant-derived phenols for material-independent and multifunctional coating. Journal of Materials Chemistry B, 2013, 1 (47): 6501-6509.

[184] Ball V. Stabilization of [poly(allylamine)-tannic acid]$_n$ multilayer films in acidic and basic conditions after crosslinking with NaIO$_4$. RSC Advances, 2015, 5 (69): 55920-55925.

[185] Holten-Andersen N, Harrington M J, Birkedal H, et al. pH-induced metal-ligand cross-links inspired by mussel yield self-healing polymer networks with near-covalent elastic moduli. Proceedings of the National Academy of Sciences of the United States of America, 2011, 108 (7): 2651-2655.

[186] Holten-Andersen N, Fantner G E, Hohlbauch S, et al. Protective coatings on extensible biofibres. Nature Materials, 2007, 6 (9): 669-672.

[187] Holten-Andersen N, Zhao H, Waite J H. Stiff coatings on compliant biofibers: the cuticle of mytilus californianus byssal threads. Biochemistry, 2009, 48 (12): 2752-2759.

[188] Holten-Andersen N, Mates T E, Toprak M S, et al. Metals and the integrity of a biological coating: the cuticle of mussel byssus. Langmuir, 2009, 25 (6): 3323-3326.

[189] Zeng H, Hwang D S, Israelachvili J N, et al. Strong reversible Fe^{3+}-mediated bridging between dopa-containing protein films in water. Proceedings of the National Academy of Sciences of the United States of America, 2010, 107 (29): 12850-12853.

[190] Sever M J, Weisser J T, Monahan J, et al. Metal-mediated cross-linking in the generation of a marine-mussel adhesive. Angewandte Chemie International Edition, 2004, 43 (4): 448-450.

[191] Shin M, Park E, Lee H. Plant-inspired pyrogallol-containing functional materials. Advanced Functional Materials, 2019, 29 (43): 1903022.

[192] Powell H, Taylor M. Interactions of iron (II) and iron (III) with gallic acid and its homologues: a potentiometric and spectrophotometric study. Australian Journal of Chemistry, 1982, 35 (4): 739-756.

[193] Rahim M A, Björnmalm M, Bertleff-Zieschang N, et al. Rust-mediated continuous assembly of metal-phenolic networks. Advanced Materials, 2017, 29 (22): 1606717.

[194] Maerten C, Lopez L, Lupattelli P, et al. Electrotriggered confined self-assembly of metal-polyphenol nanocoatings using a morphogenic approach. Chemistry of Materials, 2017, 29 (22): 9668-9679.

[195] Ping Y, Guo J, Ejima H, et al. pH-responsive capsules engineered from metal-phenolic networks for anticancer drug delivery. Small, 2015, 11 (17): 2032-2036.

[196] Liang H, Zhou B, Li J, et al. Supramolecular design of coordination bonding architecture on zein nanoparticles for pH-responsive anticancer drug delivery. Colloids and Surfaces B: Biointerfaces, 2015, 136: 1224-1233.

[197] Ju Y, Cui J, Müllner M, et al. Engineering low-fouling and pH-degradable capsules through the assembly of metal-phenolic networks. Biomacromolecules, 2015, 16 (3): 807-814.

[198] Ju Y, Dai Q, Cui J, et al. Improving targeting of metal-phenolic capsules by the presence of protein coronas. ACS Applied Materials & Interfaces, 2016, 8 (35): 22914-22922.

[199] Ju Y, Cui J, Sun H, et al. Engineered metal-phenolic capsules show tunable targeted delivery to cancer cells. Biomacromolecules, 2016, 17 (6): 2268-2276.

[200] Guo J, Ping Y, Ejima H, et al. Engineering multifunctional capsules through the assembly of metal-phenolic networks. Angewandte Chemie International Edition, 2014, 53 (22): 5546-5551.

[201] Park J H，Kim K，Lee J，et al. A cytoprotective and degradable metal-polyphenol nanoshell for single-cell encapsulation. Angewandte Chemie International Edition，2014，53（46）：12420-12425.

[202] Zhuk I，Jariwala F，Attygalle A B，et al. Self-defensive layer-by-layer films with bacteria-triggered antibiotic release. ACS Nano，2014，8（8）：7733-7745.

[203] Erel-Unal I，Sukhishvili S A. Hydrogen-bonded multilayers of a neutral polymer and a polyphenol. Macromolecules，2008，41（11）：3962-3970.

[204] Shukla A，Fang J C，Puranam S，et al. Hemostatic multilayer coatings. Advanced Materials，2012，24（4）：492-496.

[205] Kiechel M A，Schauer C L. Non-covalent crosslinkers for electrospun chitosan fibers. Carbohydrate Polymers，2013，95（1）：123-133.

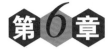

第6章

>>

用于肿瘤基因治疗的仿病毒基因载体

6.1 引言

　　癌症是一系列由于癌变细胞在人体内不受控地分裂及扩散到正常组织和器官所引起的疾病的统称。根据世界卫生组织在 2015 年的统计,癌症已经成为全球 91 个国家中 70 岁以下人群的第一或第二大死因[1]。2017 年我国每年新发癌症病例约 429 万例,死亡病例约 281 万例[2]。2020 年我国新发癌症病例达到 457 万例,死亡病例 300 万例。随着癌症发病率和死亡率的不断增长,其已经成为我国目前主要的公共卫生问题之一[3]。因此,如何有效地治疗癌症,已经成为当前医学研究的热点。目前,癌症的主要治疗方法有手术治疗、放疗及化疗。然而,这些治疗方法往往对人体具有较大的侵入性,并且放疗和化疗在杀死癌细胞的同时,也会对正常的细胞和组织造成较大损伤,因而给患者带来疼痛及呕吐等副作用,使患者在接受治疗的同时遭受极大的痛苦。因此,人们对于癌症治疗的新手段具有迫切的需求。

　　基因治疗是指将人类的正常基因或具有治疗效果的基因通过一定的方式导入目的细胞的一种治疗手段,以用来纠正基因表达的缺陷或者达到治疗疾病的目的[4, 5]。由于可以直接促进细胞内蛋白质的产生或者调节基因的表达,基因治疗不仅可以用于遗传性疾病的治疗,也可以用于获得性疾病的治疗[6]。基因治疗已成为目前癌症治疗中的研究热点之一。常用于基因治疗的基因包括质粒 DNA(pDNA)、小干扰 RNA(siRNA)及信使 RNA(mRNA)等。pDNA 需要在细胞核内表达,而 mRNA 及 siRNA 在细胞质中便可以发挥作用。相比于传统化疗药物,这些基因往往都有更大的分子量。由于它们在生理环境中普遍具有较强的负电荷,不易于穿过同样具有负电荷的细胞膜从而被细胞内吞。此外,基因自身的生理稳定性较差,很容易在血液循环的过程中发生降解或被肾脏清除[7]。例如,研究发现裸 pDNA 在老鼠血液中的半衰期仅有 10min[8]。也正是由于以上这些原因，在基因治疗中往往需要使用载体来对基因进行负载，以实现对其的保护及促进基因的传递效果。因此，目前基因治疗的关键问题之一便是如何制备具有高效、安全以及组织特异性的基因载体[4]。

病毒是一类由蛋白质外壳及其所包裹的基因而构成的微生物。作为一种天然的感染性病原体，病毒具有高效的基因转染效果。因此，近年来，病毒作为一种基因载体而被进行了广泛的研究。由于病毒的蛋白质外壳具有不同的形状，病毒也具有各种各样的形态，如丝状、球状及杆状等。著名的马尔堡病毒（Marburg virus）便是一种典型的"丝状"病毒。病毒的感染能力也与其形状相关。研究表明，长度约为 790nm 的马尔堡病毒具有最强的感染能力[9]。此外，根据病毒所携带基因的作用场所不同，病毒可以分为核病毒与胞质病毒。核病毒可以将目的基因传递到细胞核内，并实现基因转染。这类病毒，包括腺病毒（HdV）和单纯疱疹病毒（HSV）等 DNA 病毒及艾滋病病毒（HIV）等 RNA 病毒，已被作为载体来用于基因治疗[10, 11]。而对于如辛德比斯病毒（SINV）及西尼罗病毒（WNV）等胞质病毒，其绝大多数均为 RNA 病毒。这些病毒在细胞质中便可实现感染效果，它们也被用于 RNA 治疗的研究。虽然病毒载体具有很高的转染效率，但其当前的应用也存在较大问题。首先，病毒载体所能够负载的基因的尺寸具有很大的局限性。对于尺寸较大的基因，病毒载体无法有效负载。其次，病毒载体难以被大规模制备，这就不利于其商业化应用。同时，病毒具有固有的免疫原性和高毒性，其蛋白质外壳及部分核酸会被机体免疫系统识别，从而诱发人体免疫反应[12]。此外，病毒的遗传物质会发生随机整合，因而在其治疗的过程中，病毒载体也有激活人体癌基因的风险[13]。也正是这些问题限制了病毒载体的应用。

在基因治疗中，研究发展高效安全的非病毒基因载体具有很大的必要性。理想的非病毒基因载体需要能够有效缔合基因，保护其在传递过程中不被降解，并可以有效进入目的细胞并释放基因，实现基因的高效表达。近年来，由于非病毒基因载体具有良好的基因缔合能力、低免疫原性、易于大规模制备、良好的生物相容性以及结构易于设计等优点[14]而被广泛地用于肿瘤治疗的研究。

6.2　非病毒基因载体的种类

根据组成成分的不同，非病毒基因载体可以分为脂质体载体、阳离子聚合物载体及纳米粒子载体等[5, 14]。

6.2.1 脂质体载体

脂质体载体是一类由两亲性分子在水溶液中自发组装所形成的具有双层膜结构的微型泡囊体。构成脂质体的两亲性小分子通常由亲水性头部、疏水性尾部以及连接两部分的连接键构成。这些小分子的亲水性头部通常含有氨基等基团，而疏水性尾部常常由两条饱和或不饱和烷基链组成。因此，这些分子可以在水溶液环境中自组装形成双层囊泡结构。一些常用的脂质体分子结构如图 6.1 所示。

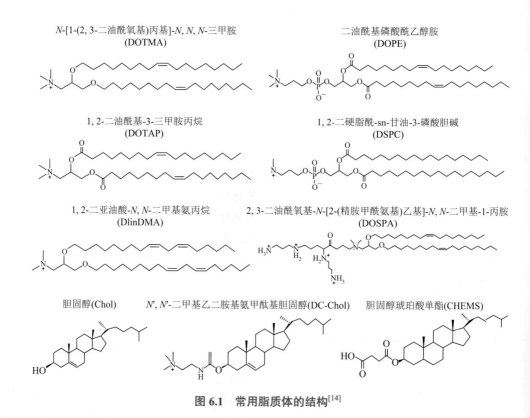

N-[1-(2, 3-二油酰氧基)丙基]-*N*, *N*, *N*-三甲胺
(DOTMA)

二油酰基磷酸酰乙醇胺
(DOPE)

1, 2-二油酰基-3-三甲胺丙烷
(DOTAP)

1, 2-二硬脂酰-sn-甘油-3-磷酸胆碱
(DSPC)

1, 2-二亚油酸-*N*, *N*-二甲基氨丙烷
(DlinDMA)

2, 3-二油酰氧基-*N*-[2-(精胺甲酰氨基)乙基]-*N*, *N*-二甲基-1-丙胺
(DOSPA)

胆固醇(Chol)　　*N'*, *N'*-二甲基乙二胺基氨甲酰基胆固醇(DC-Chol)　　胆固醇琥珀酸单酯(CHEMS)

图 6.1　常用脂质体的结构[14]

根据构成脂质体的小分子所带电荷的不同，脂质体可以分为阳离子型脂质体、阴离子型脂质体及中性脂质体。对于非病毒基因载体而言，阳离子型脂质体由于可以有效缔合基因而被广泛地使用，这也是目前最常使用的一类脂质体。由于这一类脂质体带有正电荷，其可以有效地通过静电作用与带有负电荷的基因进行组装，从而保护基因不被核酸酶降解。其中，Lipofectin 及 Lipofectamine 已经

通过了临床测试并实现了商业化应用。此外，阳离子型脂质体也会常常与一些具有辅助功能的脂质分子混合使用来促进基因转染效果[15, 16]。例如，添加二油酰基磷酸酰乙醇胺（DOPE）可以促进脂质体从溶酶体中逃离，同时促进被负载的核酸的释放[17]。添加胆固醇可以提高脂质体的稳定性，从而延长其在血液内循环的时间[18]。因此，这些辅助性的分子也常常被用于脂质体载体的构建中。除阳离子型脂质体外，中性脂质体也常常被用作基因载体，电中性的脂类结构可以促进载体的细胞膜穿透效果。

　　根据脂质体载体与基因缔合过程中的脂质体/基因比例、样品加入顺序及制备温度等不同的条件，缔合基因后的基因传递体系的尺寸大小通常在 50nm～1μm[19]。Krauss 等[20]在 1995 年使用白介素-4 基因转染来增强黑色素瘤细胞的免疫原性，从而使机体产生免疫效应，以实现抗肿瘤的目的。在其进行的 I 期临床试验中，他们使用脂质体负载了 HLAB7 pDNA 并在患者的黑色素瘤瘤体内进行注射。结果显示在 30 例患者中，30%患者的肿瘤局部浸润 T 细胞增加，瘤体减小。

　　目前，基于脂质体的脂质-聚合物混合型载体也逐渐成为研究的热点。这种载体可以结合脂质体与聚合物的优点，拓展了载体的可设计性。Li 等[21]发现，在小鼠血清中，阳离子型脂质体会发生聚集，载体尺寸会显著增加。而在组装体表面修饰聚乙二醇可以有效防止基因传递体系的聚集，延长其血液循环时间，从而促进基因转染。尽管脂质体具有以上各种优点，但由于脂质体的细胞毒性、制备的不稳定性及高昂的价格等因素，其使用也受到了一定程度的限制。

6.2.2　阳离子聚合物载体

　　阳离子聚合物，由于可以有效地缔合基因而受到了广泛的关注。与其他的非病毒基因载体相比，阳离子聚合物具有更灵活的结构和更高的分子量，并且易于被各种其他的功能性分子所修饰，从而成为基因治疗研究的热点。常用的阳离子聚合物载体有聚乙烯亚胺（PEI）[22, 23]、聚-L-赖氨酸（PLL）[24]、壳聚糖[25]、聚烯丙基胺（PAH）[26]及聚酰胺胺（PAMAM）树状大分子等。常见的阳离子聚合物载体结构如图 6.2 所示。这些阳离子聚合物往往含有大量的氨基，这些氨基离子化后所产生的正电荷可以有效地与带有负电荷的基因通过静电作用自组装形成具有纳米尺寸的组装体，同时保护基因不被核酸酶分解而失去治疗效果。

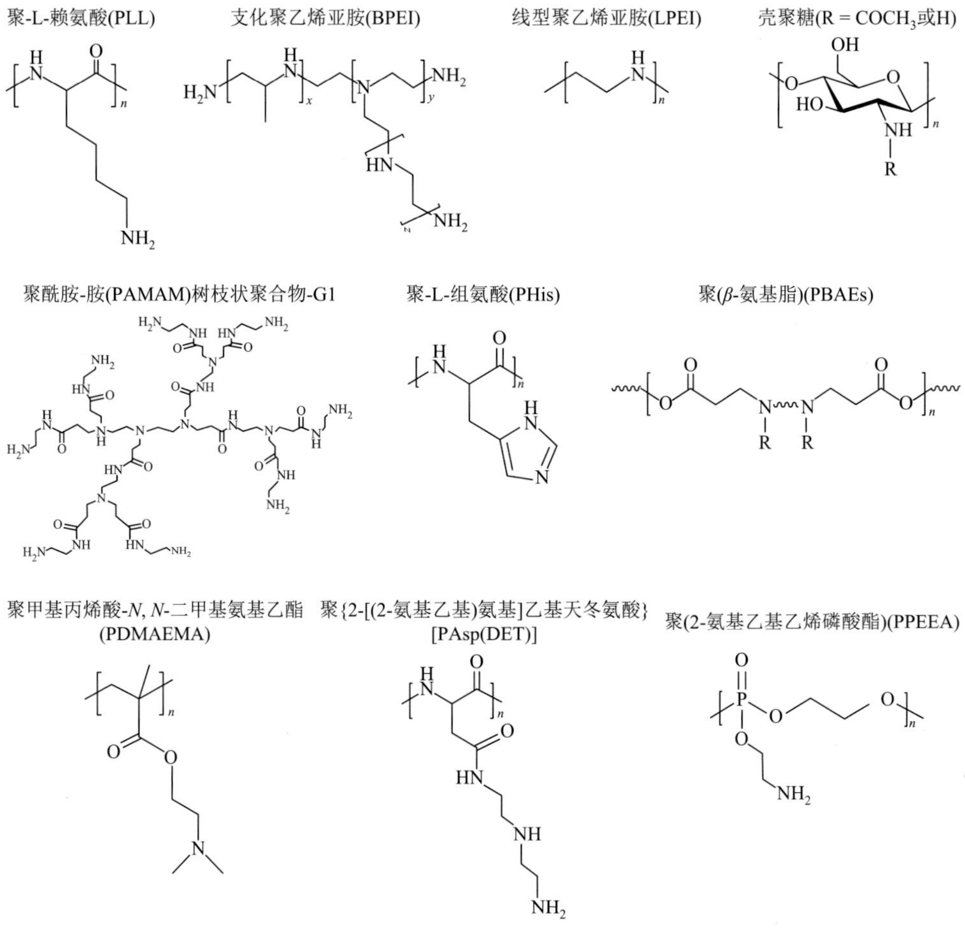

聚-L-赖氨酸(PLL)　　　支化聚乙烯亚胺(BPEI)　　　线型聚乙烯亚胺(LPEI)　　　壳聚糖(R = COCH₃或H)

聚酰胺-胺(PAMAM)树枝状聚合物-G1　　　　聚-L-组氨酸(PHis)　　　　聚(β-氨基脂)(PBAEs)

聚甲基丙烯酸-N, N-二甲基氨基乙酯　　聚{2-[(2-氨基乙基)氨基]乙基天冬氨酸}　　聚(2-氨基乙基乙烯磷酸酯)(PPEEA)
(PDMAEMA)　　　　　　　　　　[PAsp(DET)]

图 6.2　常用阳离子聚合物的结构[14]

  PEI，特别是分子量为 25000 的 PEI，是目前非病毒基因载体中最有效的载体之一。在一系列不同种类的细胞中，PEI 都表现出良好的转染效果[27]。这种良好的转染结果源于其较好的"质子海绵效应"。PEI 具有超支化结构和大量的伯胺、仲胺和叔胺基团，这些基团在生理环境中并不能完全质子化。而当 PEI/基因组装体被细胞内吞而进入内涵体/溶酶体后，此时环境中的低 pH 促使氨基质子化，从而导致水分子及氯离子内流，造成内涵体/溶酶体破裂，因而基因传递体系可以有效地实现逃离溶酶体[28, 29]。PEI 的转染效果与其分子量相关，高分子量的 PEI 往往具有更好的转染效果。而分子量为 25000 的 PEI 被作为基因转染的黄金标准[30]。然而，高分子量的 PEI 也往往具有较高的细胞毒性。此外，PEI/基因组装体的稳定性问题也限制了其在临床中的应用。

　　PLL 是另一种常用的阳离子聚合物基因载体。多肽是蛋白质的重要组成部分，而 PLL 是一种多肽类阳离子聚合物，因此 PLL 是一种良好的生物可降解材料并且不容易引起人体的免疫清除作用。然而，由于 PLL/基因组装体不易逃离溶酶体，其具有较差的转染效果[31]。因此，在 PLL 作为基因载体的研究中，研究者也往往会使用可以促进溶酶体逃离的基团来对其进行修饰，以提高转染效率[32, 33]。

　　另一种常用的阳离子聚合物基因载体为壳聚糖。壳聚糖是一种天然多聚糖，可以由甲壳类动物壳中的几丁质脱乙酰化作用后制备得到。壳聚糖具有良好的生物相容性、低毒性、价格便宜及低免疫原性等优点[34, 35]。其转染效果与其分子量和脱乙酰化程度有关。

　　总体而言，阳离子聚合物载体的转染效果与许多因素有关，如聚合物中各级胺的数量、侧链种类与长度、聚合物分子量及 N/P 比（聚合物中氮元素与基因中磷元素的摩尔比）等。这也在很大程度上为阳离子聚合物载体的设计和改进提供了一定的思路和空间。而且，由于阳离子聚合物往往具有丰富的可修饰基团，这也促使其成为当前的研究热点。但是，聚阳离子载体的细胞毒性、稳定性及癌细胞靶向性等仍是目前限制其临床应用的关键问题。

6.2.3　纳米粒子载体

　　纳米粒子由于具有可控的形貌和尺寸及稳定的化学性质而常常被用于非病毒基因载体的研究[14]。一些聚合物也常被修饰到纳米粒子的表面来改进载体的性能。例如，一些无机粒子表面在被修饰阳离子聚合物后可以更好地缔合基因。纳米粒子载体包括金属及金属氧化物纳米粒子[36-39]、二氧化硅纳米粒子[40]及碳纳米材料[41]等。

　　金属及金属氧化物纳米粒子，包括金纳米粒子、银纳米粒子及氧化铁纳米粒子等。由于这些粒子具有独特的光学性能、热性能和电磁学性能，因而被广泛地用于基因载体的研究。Lei 等[42]使用带有正电荷的金纳米簇（GNCs）负载 siRNA 用于胰腺癌的治疗［图 6.3（a）］。通过金纳米簇的负载，siRNA 在血清中的稳定性及癌细胞对其的内吞效果均得到了提升。这种金纳米簇-siRNA 组装体可以有效下调胰腺癌 Panc-1 细胞中的神经生长因子（NGF）的表达，从而有效抑制胰腺癌的进一步发展。Yi 等[43]合成了 cRGD 肽-聚乙二醇-聚赖氨酸-硫辛酸（cRGD-PEG-PLL-LA），并通过静电作用将 siRNA 与这种聚合物相缔合。载有 siRNA 的聚合物（uPIC）与巯基化聚乙二醇（PEG-SH）通过金硫键进一步修饰到金纳米球表面，从而获得基因传递体系 cRGD-uPIC-AuNP［图 6.3（b）］。这种基因传递体系的尺寸约为 40nm。由于 cRGD 肽的作用，cRGD-uPIC-AuNP 可以有效靶向宫颈癌 HeLa 细胞，并使 E6 癌基因沉默，从而实现抗癌的效果。

除上述优点外，金属及金属氧化物纳米粒子由于具有可调节的尺寸、形状、结构及组成成分等特性，可以产生不同的光学特性。这种最大吸收波长的可控性可应用在肿瘤的成像及光热协同治疗中[44, 45]。例如，金纳米杆可以有效地吸收近红外光并产生热量，用于肿瘤的光热治疗。Duan 等[46]使用金纳米杆制备了一种 ASQ-PGEA 纳米载体用于肿瘤的多模式成像及光热/药物/基因联合治疗［图 6.3（c）］。他们首先制备了介孔硅及金刚烷（Ad）修饰的金纳米杆 ASQ-Ad。进一步将环糊精（CD）修饰到乙醇胺改性的聚（甲基丙烯酸缩水甘油酯）（PGEA）上，获得了阳离子聚合物 CD-PGEA。利用环糊精与金刚烷之间的主客体作用将 CD-PGEA 修饰到 ASQ-Ad 上，从而制备了基因载体 ASQ-PGEA。该载体可以通过介孔硅的孔洞有效负载抗癌药物阿霉素（DOX），并利用带有正电荷的乙醇胺缔合抑癌基因 *p53*，实现了抗癌药物与基因的共负载。在近红外光照时，可利用金纳米杆的光热效应杀死癌细胞。与此同时，温度的提高可以有效促进抗癌药物阿霉素的释放，进一步提高癌症治疗效果。由于金纳米杆对于近红外光具有较强的吸收并可以遮挡 X 射线，ASQ-PGEA 载体也可以用于光声（PA）与电子计算机断层扫描（CT）成像。这种 ASQ-PGEA 粒子溶液的 X 射线衰减强度与其溶液浓度呈线性关系。动物实验表明，在注射该粒子后，小鼠的神经胶质瘤可以有效进行 CT 及 PA 成像。

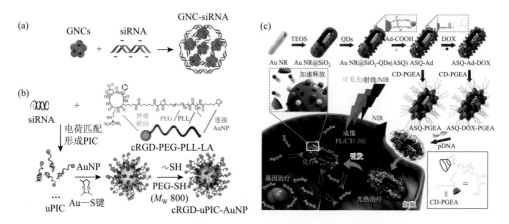

图 6.3　（a）GNC-siRNA 组装体[42]及（b）cRGD-uPIC-AuNP 组装体[43]制备流程示意图；（c）ASQ-DOX-PGEA/pDNA 组装体传递基因过程示意图[46]

二氧化硅纳米粒子是另一类常用的纳米粒子载体。其中，介孔二氧化硅纳米粒子具有均匀的孔径、高的比表面积及良好的生物相容性，因此被广泛地用于药物及基因传递载体的研究[47-50]。这些粒子表面通常会使用硅烷类分子［如 3-氨基丙基三乙氧基硅烷（APTES）、四（2-羟基乙基）原硅酸（TEOS）、3-巯丙基三乙氧基硅烷（MPTES）等］来进行修饰而使粒子带有氨基或巯基等基团。根据孔径的大小，介孔二氧化硅纳米粒子可以分为小孔及大孔二氧化硅纳米粒子。对于小孔二氧化硅纳米粒子而言，其孔径较小（<3nm），基因只能通过静电作用被负载在粒子的表面。在这种负载方式中，基因直接暴露在传递体系的外层，从而更易被酶降解，因而降低了基因的转染效果。而对于大孔二氧化硅纳米粒子，基因可以直接负载到孔洞中，可以有效避免基因被酶降解，转染效果也可以得到提高。Shen 等[51]制备了一种聚阳离子修饰的大孔介孔二氧化硅纳米粒子（PCPS）用于负载 siRNA（图 6.4）。他们首先制备了盘状介孔二氧化硅纳米粒子，在其表面修饰了精氨酸与 PEI。这种载体具有 80%的孔隙率，并且孔径为 45～80nm。其可以有效利用 PEI 的正电荷来负载 siRNA。在使用载体负载 STAT3 及 GRP78 siRNA 并对乳腺癌细胞系 MDA-MB-231 进行治疗后，91%的 STAT3 及 83%的 GRP78 基因表达可以被有效抑制，从而实现对乳腺癌的治疗。

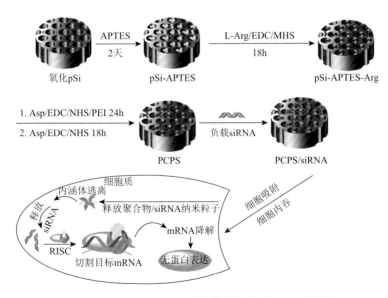

图 6.4　PCPS/siRNA 组装体传递基因过程示意图[51]

碳纳米材料，包括石墨烯、碳纳米管、富勒烯等，也常常作为非病毒基因载体。相比于商业化的基因转染试剂，碳纳米材料即使是在很高的使用浓度下，都具有较低的细胞毒性[52]。碳纳米材料的主要缺点是其较差的生物相容性及水溶性，目前研究中主要通过调节粒子的大小及对其表面进行化学修饰来改善碳纳米材料的这些缺点[52]。

6.3　非病毒基因传递体系的传递途径

对于癌症的基因治疗，为了实现高效的基因转染，基因传递体系要克服一系列的细胞外及细胞内的传递屏障。了解这些屏障，对于非病毒基因载体的设计具有重要的意义。大多数用于肿瘤治疗的非病毒基因传递体系的传递步骤包括：①在血液中循环；②在肿瘤部位处蓄积及向肿瘤组织深处渗透；③被肿瘤细胞内吞；④逃离溶酶体；⑤释放基因并实现表达[5, 14]。其过程如图 6.5 所示。

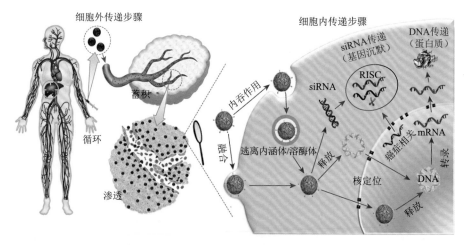

图 6.5　细胞外及细胞内基因传递过程示意图[14]

6.3.1　在血液中循环

在通过静脉注射到血液中后，非病毒基因传递体系会接触大量的蛋白质、无机盐等血液成分。这些成分会与基因传递体系发生相互作用。其中，血清中大量存在的表面带有负电荷的硫酸化糖胺聚糖等分子会和基因发生竞争作用，使基因从载体中释放。同时，血浆蛋白在传递体系表面的吸附会改变载体的稳定性，这也可能导致基因的提前释放[53]。而被提前释放的基因会在血液中迅速被核酸酶分解，失去治疗作用。此外，血浆蛋白的吸附也可能会造成载体的聚集，使其尺寸增加，这就使非病毒基因传递体系更容易被单核巨噬细胞系统（MPS）及网状内皮系统（RES）清除，无法到达靶向细胞，失去治疗效果[54,55]。通过提高非病毒基因载体的稳定性可以有效延长其血液循环时间，从而利于基因的传递。

6.3.2 在肿瘤部位蓄积及向肿瘤组织深处渗透

基因传递体系在肿瘤组织中的蓄积主要是通过被动靶向及主动靶向来实现的。

被动靶向是指当在血液中循环的基因传递体系到达肿瘤组织处时，其往往会通过实体瘤的高通透性和滞留效应（EPR effect）而被动地蓄积到肿瘤组织中。这种被动靶向与肿瘤微血管的结构特征有关。肿瘤组织的迅速生长会导致肿瘤处过度表达一些调节血管生成因子（如血管内皮生长因子），因而促使肿瘤血管结构变异及血管通透性增加[56]。相对于正常组织而言，肿瘤处微血管的内皮细胞具有更大的细胞间隙，通常超过 200nm，而正常组织不超过 5nm。这就使得一定尺寸的纳米粒子更容易在血液循环时进入肿瘤组织[57]。根据肿瘤的种类、发展阶段及肿瘤产生位置的不同，其组织附近微血管的通透性也不同。相应地，可以实现被动靶向的粒子的尺寸也不完全相同[58]。据文献报道，这些肿瘤血管渗漏空隙允许滞留的粒子的尺寸范围可达 200～2000nm[59,60]。

与被动靶向相对应的主动靶向，是指在基因传递体系中修饰可以与癌细胞特异性作用的靶向分子，以促使基因传递体系选择性地在肿瘤组织中积累及提高其在肿瘤内的滞留时间[61]。这些方式利用了癌组织与正常组织的差异，例如一些含有 RGD 或 NGR（天冬酰胺酸-甘氨酸-精氨酸）序列基元的肽链[62,63]可以特异性识别肿瘤脉管表面的标记物，因此可以促进基因传递体系在肿瘤内更快速及高效地蓄积[64]。

在到达肿瘤组织处后，基因传递体系还需要向实体瘤内部扩散或渗透，从而可以对实体瘤内部的癌细胞进行治疗。然而，这一过程常常会受到高密度的细胞外基质及组织间隙液压等因素的阻碍[65-69]。对于非病毒基因载体而言，其在肿瘤组织内的渗透性往往与其尺寸有关。

6.3.3 肿瘤细胞内吞

非病毒基因传递体系所遇到的下一个传递屏障是细胞膜。由于细胞膜表面带有负电荷，同样带有负电荷的核酸很难被癌细胞内吞，而使用带有正电荷的载体对基因进行负载后，可以有效提高细胞膜与基因传递体系的相互作用。负载基因后的传递体系由于尺寸问题而很难受到扩散作用通过细胞膜，其往往是通过细胞内吞作用进入细胞的[70]。根据被内吞的物质的尺寸，细胞的内吞作用可以分为吞噬作用（phagocytosis）及胞饮作用（pinocytosis）。巨噬细胞、中性粒细胞及单核细胞可以通过吞噬作用来内化尺寸较大的病原体，如细菌、细胞碎片等。而所有细胞都可以通过胞饮作用，即利用细胞膜内陷来内化物质。胞饮作用又进一步可以分为巨胞饮、网格蛋白介导的细胞内吞和小凹蛋白介导的内吞。粒子的尺寸、形状及表面化学性质等因素都会影响细胞对传递体系的内吞途径[71]。一些研究中也通过在非病毒基因载体中修饰可以与癌细胞细胞膜表面特定受体分子相互作用的配体，来增强癌细胞对其的内吞[72]。Sun 等[73]使用环糊精与金刚烷的主客体作用，将金刚烷-GRGDS 肽（AdGRGDS）修饰到聚乙烯亚胺-环糊精（PEI-CD）链上，该基因载体可有效负载 pGL-3 基因（图 6.6）。由于 GRGDS 肽的靶向作用，PEI-CD/AdGRGDS 基因载体比 PEI-CD 更容易被宫颈癌 HeLa 细胞所内吞。并且，在 BALB/c 小鼠的 H22 肿瘤模型中，PEI-CD/AdGRGDS/pGL-3 组装体处理 48h 后细胞中的 pGL-3 表达效果约为 PEI-CD/pGL-3 组装体处理后的 10 倍。

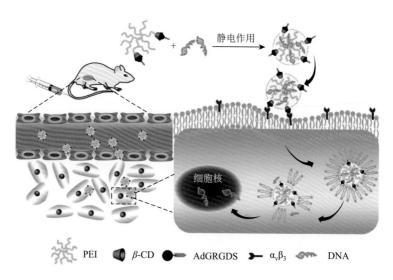

图 6.6　PEI-CD/AdGRGDS/pGL-3 组装体传递基因过程示意图[73]

6.3.4　逃离溶酶体

非病毒基因传递体系在被细胞内吞后进入溶酶体，由于溶酶体内 pH 较低（pH 5.0～6.5）且具有大量的核酸酶，基因易发生降解[74]。因此，快速逃离溶酶体也成为实现基因高效表达的一个关键。

常用的阳离子聚合物载体聚乙烯亚胺，其"质子海绵效应"可以有效促进溶酶体逃离，因而具有良好的细胞转染效果。目前，也有大量的研究关注于如何增强载体的溶酶体逃离能力，如使用穿膜肽进行修饰[75, 76]、使用光化学内化（PCI）[77, 78]及利用载体的光热效应来促进溶酶体的逃离[79]。Kim 等[79]制备了一种基于石墨烯的基因载体并利用近红外光促进其溶酶体逃离。他们将低分子量聚乙烯亚胺接枝到氧化石墨烯上，之后将其还原为石墨烯，并将聚乙二醇修饰到聚乙烯亚胺表面从而得到基因载体 PEG-BPEI-rGO（图 6.7）。在近红外光照射下，石墨烯吸收光能产热，导致溶酶体膜破裂，从而促进基因传递体系的溶酶体逃离。也正是因为具有更好的溶酶体逃离效果，在 6W/cm² 近红外光照 20min 后，这种基因传递体系在 PC-3 细胞中的转染效果可达未光照时的 2～3 倍。

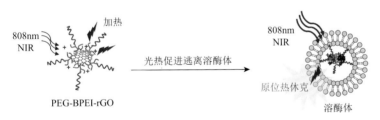

图 6.7　PEG-BPEI-rGO 用于光热促进的基因传递过程示意图[79]

6.3.5　释放基因并实现表达

在进入目的细胞后，理想的非病毒基因传递体系能够有效地释放基因，从而实现治疗效果。对于 siRNA 及 mRNA 载体而言，基因需要有效地从载体中释放到细胞质中。而对于 pDNA 载体而言，只有基因在进入细胞核后才可以实现高效的表达。研究表明，只有一些小于 9nm 的小分子可以通过核孔传递进入细胞核，而大分子难以通过核孔进行传递[80]。针对这一障碍，使用核定位信号肽（NLS 肽）来修饰基因载体可以有效促使细胞质内的可溶性蛋白（importin-α 及 importin-β）与其相互作用，形成核孔复合物并实现核孔传递[81]，从而促进 pDNA 的表达。

上述便为非病毒基因传递体系在癌症治疗中需要克服的一系列传递屏障。在自然界中，病毒作为一种由蛋白质与基因构成的传染性病原体，可以有效克服多种传递障碍，感染宿主细胞。受到病毒的启发，利用非病毒基因载体对病毒进行仿生模拟，来克服多重细胞外及细胞内的传递障碍，也成为癌症基因治疗研究中的热点。

6.4 病毒仿生的非病毒基因载体

目前已发现的病毒约有 30000 种，可以分为 71 个科、164 个属和 3600 个种[82]。也可以根据受干扰的宿主不同，将病毒分为植物病毒、噬菌体及动物病毒[83]。病毒具有有序的结构，并且可以克服一系列宿主体内的传递障碍，实现对目标细胞的感染。然而，直接利用病毒的病毒载体由于其潜在的免疫原性及安全性风险，受到了应用上的限制。从数十年前开始，研究者就已经使用非病毒基因载体来模拟病毒[84]。在了解病毒的物理化学特性的基础上，人们使用非病毒材料对病毒进行了一系列的仿生模拟，以实现理想的基因转染效果。根据所仿生的病毒的特性，这些载体可以分为对病毒结构仿生的非病毒基因载体、对病毒形貌仿生的非病毒基因载体及对病毒传递过程仿生的非病毒基因载体。

6.4.1 对结构仿生的非病毒基因载体

病毒是一类由蛋白质外壳以及其包裹的病毒基因（DNA 或 RNA）所构成的微生物[85]。一些病毒，如 T4 噬菌体，也同时具有由蛋白质构成的长短不一的尾丝，这些尾丝有助于其感染宿主细胞[86]。

对于一部分病毒而言，可将基因直接组装到蛋白质外壳上[84]。虽然病毒在组合基因的过程中存在一定的特异性相互作用，但蛋白质外壳与基因之间的非特异性静电作用是促使基因成功被这种病毒负载的重要作用力。一些基因载体，如阳离子聚合物及纳米粒子等，便模拟这一过程，通过正、负电荷相互作用来直接负载基因。尽管这些载体可以有效负载基因，但是这种静电作用在一定程度上会限制基因的释放。因此，在这一类载体中，如何实现基因负载与释放的平衡是研究的重点之一。

对于另一部分病毒，其采用的是一种分步组装的过程，它们首先合成蛋白质外壳，通过转运蛋白将基因运送到壳内，从而形成一种核壳结构[84]。而许多的非病毒基因载体便对这一结构进行了仿生。在这些载体中，基因首先通过静电作用与阳离子聚合物（如 PEI、PLL 等）结合形成核，之后使用脂质体对基因/聚阳离子缔合物进行包裹形成外壳，从而形成核壳结构。这一类基因载体往往结合了脂质体与聚合物载体的优点，如使用阳离子脂质体来作为外壳可以有效增强细胞的内吞效果和提高基因传递效率。Wang 等[87]使用 TAT 肽修饰的金纳米簇，并负载 Cas9 蛋白及 sgPIk1 质粒作为传递体系的核（GCP），之后利用 [1-（2,3-二油酰基）]-N, N, N-三甲胺丙烷甲基硫酸盐（DOTAP）/二油酰基磷脂酰乙醇胺（DOPE）/胆固醇/聚乙二醇-磷脂作为外壳，制备了金纳米簇-脂质体基因传递体系（LGCP）（图 6.8）。该传递体系所传递的 Cas9 蛋白与 sgRNA 可以有效下调 A375 人恶性黑色素瘤细胞中 70%的 PIk1 蛋白表达，从而造成癌细胞的凋亡。在动物实验中，这种载体具有 75%的抑瘤率。并且，由于脂质体外壳的负载，LGCP 在细胞及动物实验中均比无脂质体外壳的 GCP 具有更好的治疗效果。

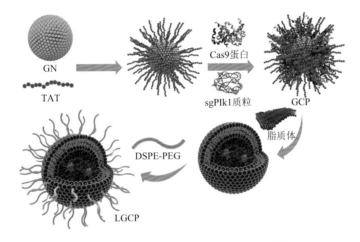

图 6.8　LGCP 组装体制备过程示意图[87]

6.4.2　对病毒形貌仿生的非病毒基因载体

根据形貌的不同，病毒可以分为球状、杆状、丝状及砖状病毒等。如最为著名的烟草花叶病毒便为一种杆状病毒。病毒的形貌是影响其生物学特性的重要因素。例如，丝状的马尔堡病毒被证明在长度为 790nm 时具有最强的感染能力[9]。

在纳米粒子的研究中，人们发现纳米粒子的形貌可以影响其在生物体内的分布及细胞内吞行为。例如，杆状粒子更大的比表面积可以使其与细胞膜具有更多的接触，因此比球状粒子更容易被细胞内吞[88]。并且杆状粒子比相同尺寸的球状粒子具有更好的穿膜及扩散能力，可以更加快速地积累在肿瘤组织中[89]。研究表明长径比为 3 的杆状纳米粒子穿透组织的速率约为球状粒子的 4 倍[90]。Lee 等[91]使用二氧化硅包裹的金纳米杆模拟狂犬病毒，制备了一种 RVG-PEG-AuNRs@SiO$_2$纳米粒子用于脑部肿瘤的光热治疗 [图 6.9（a）]。这种杆状粒子的长径比为 2.34，接近于长径比为 2.4 的狂犬病毒。其在血液循环时可以有效克服血脑屏障，到达脑部肿瘤处。Hu 等[92]使用含有喜树碱药物前药的聚合物，通过调节制备过程中溶剂的类型及加水的速度，制备了球状、光滑盘状、复合囊泡状及交叠片层状四种形状的药物载体 [图 6.9（b）]。在血液循环时间测试中，交叠片层状粒子具有最长的血液循环时间，显著高于球状、光滑盘状及复合囊泡状粒子。这可能是由于交叠片层状粒子的尺寸小于血红细胞并且同时与血红细胞具有相似的结构。

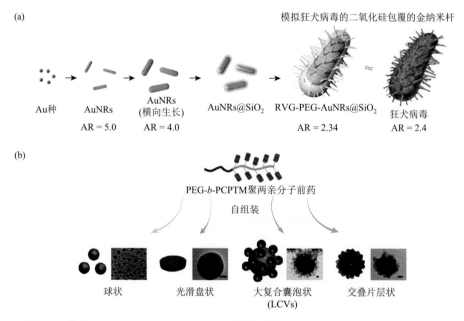

图 6.9　（a）RVG-PEG-AuNRs@SiO$_2$ 纳米粒子[91]；（b）不同形貌 PEG-*b*-PCPTM
纳米粒子[92]制备示意图

在非病毒基因载体的研究中，为了获得最佳的转染效果，研究者对病毒的形貌进行了模拟从而制备了不同形貌的基因载体。Yan 等[93]制备了金纳米球（Au NS）、金纳米八面体（Au NO）、低长径比金纳米杆（Au NR）、高长径比金纳米杆

（Au LNR）及箭头形金纳米杆（Au AHNR）五种金纳米粒子，之后使用牛血清白蛋白修饰并诱发甲基丙烯酸 *N, N*-二甲基氨基乙酯（DMAEMA）在其表面聚合，从而制备了不同形貌的基因载体 [图 6.10（a）]。在肝癌 HepG2 细胞系中的转染测试结果表明，低长径比金纳米杆、高长径比金纳米杆及箭头形金纳米杆比金纳米球与金纳米八面体具有更好的细胞内吞与转染效果。在 HepG2 细胞中内吞 4h 后，箭头形金纳米杆、高长径比金纳米杆及金纳米球的细胞内吞率分别为 86%、74%及 58%。Jiang 等[94]使用聚乙二醇-聚氨基磷酸酯（PEG-PPA）与基因在不同极性的溶剂中缔合，从而制备了一系列具有不同长径比的基因传递体系 [图 6.10（b）]。其中，581nm 长度的传递体系在肝脏中具有最好的基因表达效果，约为长度为 130nm 的传递体系的 126 倍，为球状传递体系的 1680 倍。其优异的转染效果源自其形貌所导致的更好的细胞内吞效果。

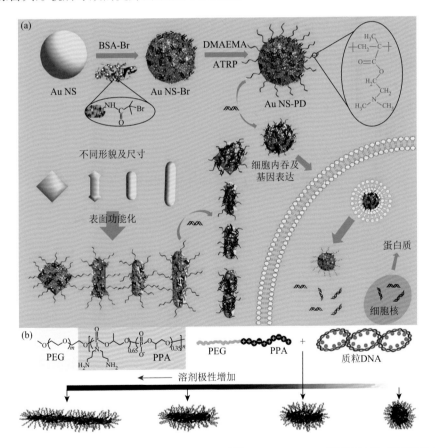

图 6.10　（a）阳离子聚合物修饰的金纳米粒子[93]；（b）PEG-PPA[94]用于制备不同形貌的基因组装体示意图

6.4.3 对病毒传递过程仿生的非病毒基因载体

除了对病毒的结构及形貌的仿生外，另一种在非病毒基因载体设计中常用的思路便是对病毒的传递过程进行仿生。病毒在感染人或动物时，首先可以在生物体内实现"隐身"，既不会在血液循环中与血液成分相互作用，也不会被网状内皮系统（RES）及免疫系统清除从而失去感染能力。此外，在与目的细胞作用时，病毒可以通过表面的特异性蛋白或多糖与目的细胞表面的配体相互作用，从而实现对特定细胞种类的靶向识别。除了在细胞外传递过程中表现出的稳定性外，病毒也可以有效地在到达靶细胞内后释放出负载的遗传物质。在非病毒基因载体的制备过程中，对于病毒传递过程的仿生也围绕着这几个方面。

1. 非病毒基因传递体系在细胞外传递过程中的"隐身"

病毒在生物体内的"隐身"是非病毒基因传递体系的研究中最常仿生的特性之一。在通过静脉注射进入血液后，非病毒基因传递体系会与血液中大量的蛋白质及多糖等成分发生作用。如前所述，蛋白质的吸附及硫酸化糖胺聚糖的竞争作用会改变载体的稳定性，从而导致基因的提前释放，失去治疗效果。此外，吸附血浆蛋白后的基因传递体系往往容易发生聚集，因而更容易被单核巨噬细胞系统及网状内皮系统清除，无法有效地实现基因转染。因此，如何在血液循环中实现"隐身"，避免与血液中各种成分相互作用而丧失治疗效果，对于非病毒基因传递体系而言就显得尤为重要。

在非病毒基因载体中修饰聚乙二醇（PEG）是目前最为常用的实现其在血液中传递时"隐身"的手段。PEG 是具有乙二醇重复单元的聚合物，具有良好的亲水性和柔顺性。研究表明，PEG 化可以有效减少血清蛋白对纳米粒子的吸附，减少肾脏的清除作用以及延长其血液循环时间[95]。使用 PEG 对带有正电荷的基因载体进行表面修饰后，PEG 链段良好的柔顺性和电荷屏蔽效果可以有效减弱基因传递体系与血液成分的非特异性吸附作用，因而使传递体系具有更好的稳定性和更长的血液循环时间。Kim 等[96]在阳离子脂质体（DOTAP：DOPE）的制备过程中加入二硬脂酰基磷脂酰乙醇胺-聚乙二醇（DSPE-PEG）并作为基因载体负载 pEGFP 基因。使用 DSPE-PEG 改性后的基因传递体系可以在血液中循环 24h，而未修饰的基因传递体系的血液循环时间仅为 12h。虽然 PEG 的修饰可以有效实现传递体系在血液循环过程中的"隐身"，但近期研究表明 PEG 会同时引发哺乳动物体内的

免疫原应答[97]，在多次给药后会引发加速血液清除（accelerated blood clearance）
现象，反而引起基因传递体系的血液循环时间的下降，降低传递效果[98]。因此，
目前也有越来越多的研究者积极寻找 PEG 的替代物。

　　非病毒基因传递体系另一种常用的实现"隐身"的方式是针对肿瘤组织弱酸
性微环境，构建 pH 响应的电荷反转表面。这些电荷反转的非病毒基因传递体系
往往在血液循环中（pH = 7.4）保持表面电荷为负电荷或电中性，从而避免与血液
中各种成分相互作用，实现"隐身"。而在其到达癌细胞的细胞外环境中时，由于
pH 的变化（pH 为 6.5～6.8[99]），其表面电荷转变为正电荷，从而更容易被癌细胞
内吞。这种电荷反转的特性通常需要通过载体中的酸响应化学键、可质子化聚合
物或两性离子聚合物来实现[100, 101]。Sun 等[102]使用大豆卵磷脂（SPC）、阳离子
脂质体 LG2C$_{14}$ 及其叠氮衍生物制备了一种电荷反转的脂质体用于 siRNA 的负载
[图 6.11（a）]。他们使用乙炔甲酸（PA）对这种脂质体进行修饰，从而使其在 pH

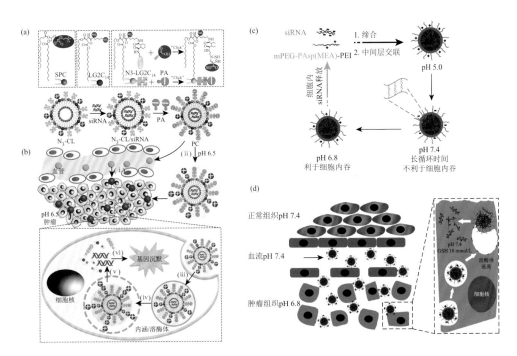

图 6.11　（a，b）pH 响应型电荷反转组装体（PC）的结构示意图（a）[102]及传递 siRNA 过程
示意图（b）[102]。其步骤包括：（i）带有负电荷的 PC 在肿瘤处蓄积；（ii）细胞外酸性微环境
中电荷反转；（iii）细胞内吞；（iv）溶酶体/内涵体中酸性环境促使 PC 中氨基质子化；（v）基
因释放；（vi）基因沉默。（c，d）pH 响应型 mPEG-PAsp(MEA)-PEI/siRNA 组装体的结构
示意图（c）[103]及电荷反转过程示意图（d）[103]

为 7.4 时带有负电荷。而当传递体系进入癌组织中时，LG2C$_{14}$ 的叠氮衍生物会发生质子化，传递体系电荷反转，从而更利于与负电性的细胞膜相互作用并被癌细胞内吞。Li 等[103]制备了聚乙烯亚胺-巯基乙胺修饰的聚天冬氨酸-聚乙二醇三嵌段聚合物［mPEG-PAsp(MEA)-PEI］作为 siRNA 载体［图 6.11（b）］。在 pH 为 7.4 的血液环境中，传递体系表面电位为–3.21mV，具有良好的血液循环稳定性。而当 pH 为 6.8 时，由于聚乙烯亚胺的质子化，传递体系的表面电位会变为 + 3.97mV。在 BALB/c 小鼠体内注射 5h 后，可发生电荷反转的传递体系的血浆清除率仅为 40%，而用于对照的表面为正电荷的非可电荷反转基因传递体系的血浆清除率高于 80%。

2. 非病毒基因传递体系对癌细胞的选择性靶向

病毒对于目的细胞或组织的靶向是通过特定的蛋白质或多糖与细胞表面配体的结合来实现的[104]。例如，烈性感冒病毒可以通过血凝素-1（hemagglutinin-1）与人类气管及支气管上皮细胞表面的唾液酸相互作用，从而实现靶向[105]。HIV 病毒可以与树突状细胞表面的 DC-SIGN 结合，从而通过树突细胞的迁移进入淋巴组织中的 CD4$^+$ T 细胞中[106]。狂犬病毒可以通过其表面的 rabies-G 与 p75NTR 受体相结合，从而实现对神经系统的感染[107]。对于非病毒基因传递体系而言，其对于肿瘤细胞的低特异选择性是目前研究中的重点问题之一。为了实现有效的癌细胞靶向，研究者对病毒靶向感染目的细胞的这一过程进行仿生，设计了不同的非病毒基因传递载体。

目前最常用的促进非病毒基因传递体系对癌细胞靶向的方法便是修饰特异的蛋白质或多肽配体。RGD 序列多肽（RGD motif）便是一种最常用的癌细胞靶向肽。RGD 序列多肽是一类含有精氨酸-甘氨酸-天门冬氨酸序列的短肽，最早被发现是细胞外基质蛋白与整合素的结合位点。RGD 序列多肽可以特异性地与肿瘤细胞表面过量表达的整合素 $\alpha_v\beta_3$ 相结合，从而将非病毒基因传递体系靶向到肿瘤细胞[108]。目前，大量的研究中已经使用 RGD 序列多肽与脂质体、纳米粒子、阳离子聚合物等结合来增强其对肿瘤细胞的靶向与细胞内吞[109]。Erbacher 等[110]使用多肽 CYGGRGDTP 来修饰聚乙烯亚胺，制备了基因载体 RGD-PEI。使用 RGD-PEI 负载基因后，其在 HeLa 及 MRC5 细胞中的转染效率分别比 PEI 高 10 倍与 100 倍。Kim 等[111]将环状 RGDfc 肽通过聚乙二醇作为连接分子修饰到聚（胱胺二丙烯酰胺-己二胺）（PAM-ABP）上，之后负载基因。这种 PA-PEG$_{1000}$-RGD 载体可以与癌细胞表面的整合素 $\alpha_v\beta_{3/5}$ 相互作用，因而乳腺癌 MCF7 及胰腺癌 PANC-1 细胞对其的内吞效率比未修饰 RGD 的传递体系高 20%～59%。除 RGD 肽外，常用的癌细胞靶向多肽及蛋白质还包括 RU-1 肽、RX-1 肽、LDI 肽及狂犬病毒糖蛋白等[112, 113]。

3. 细胞外传递过程中的稳定与细胞内的解离

病毒在传递过程中的另一个特性是其可以在细胞外传递过程中保持稳定，而在到达靶细胞内后释放出负载的遗传物质。而这也是目前非病毒基因传递体系设计中需要克服的重点问题之一。如前文所述，理想的非病毒基因传递体系需要在细胞外传递过程中保持稳定，如避免血浆蛋白的吸附及避免基因的提前释放等。而当传递体系被癌细胞内吞后，又可以有效地将负载的基因释放出来，从而达到理想的治疗效果。虽然在载体的表面修饰聚乙二醇等聚合物可以有效提高其在细胞外传递过程中的稳定性，但同时也会抑制溶酶体逃离及基因释放。为了解决稳定传递及有效释放基因这一矛盾，研究者们制备了刺激响应性载体来对病毒的这种传递过程进行仿生。这种刺激既可以是肿瘤细胞内与正常组织中化学环境的差异，也可以是外部人为施加刺激。常见的刺激包括 pH、谷胱甘肽浓度及光照等。

正常组织中的 pH 约为 7.4。在癌细胞内，溶酶体内的 pH 一般为 4.5～6.5[114]，远远低于正常组织。利用这一 pH 的差异，人们设计了一系列 pH 响应的非病毒基因载体以实现传递体系在癌细胞内的解离。常用的酸响应可断裂化学键有腙键、亚胺键、顺丁烯二酸酰胺键等[115-120]。Li 等[121]首先制备了寡聚精氨酸修饰的环糊精（CDR）以及亚胺键连接的偶氮苯-葡聚糖（Az-I-Dex），之后利用环糊精与偶氮苯的主客体作用将二者结合从而制备了一种酸敏感的基因传递载体 CDR/Az-I-Dex［图 6.12（a）］。负载基因后的 CDR/Az-I-Dex/DNA 在 pH 为 7.4 的模拟生理环境盐浓度的缓冲液中保持稳定。而在模拟溶酶体内 pH（pH = 5.4）具有相同盐浓度的溶液中，这种传递体系中的亚胺键会发生断裂并导致葡聚糖壳层的脱除，因而促使传递体系发生聚集，并同时促进基因的解离与释放。Zhu 等[122]合成苯硼酸修饰的胆固醇（Chol-PBA）与 1, 3-二醇改性的聚乙烯亚胺（OEI-EHDO），进一步通过苯硼酸与二醇之间形成的硼酸酯键将二者结合，从而制备了 pH 响应的基因载体 OEI-EHDO/Chol-PBA［图 6.12（b）］。在负载基因后，这种 OEI-EHDO/Chol-PBA/DNA 传递体系可以在 pH 为 7.4 的条件下保持 120h 的稳定，而当 pH 下降到 5.0 时（模拟溶酶体内酸性环境），由于硼酸酯键的断裂，传递体系会迅速发生解体。凝胶电泳测试结果证明，在 pH 为 5.0 时，传递体系中所负载的基因比在 pH 为 7.4 时更容易因肝素的竞争作用而从体系中释放。

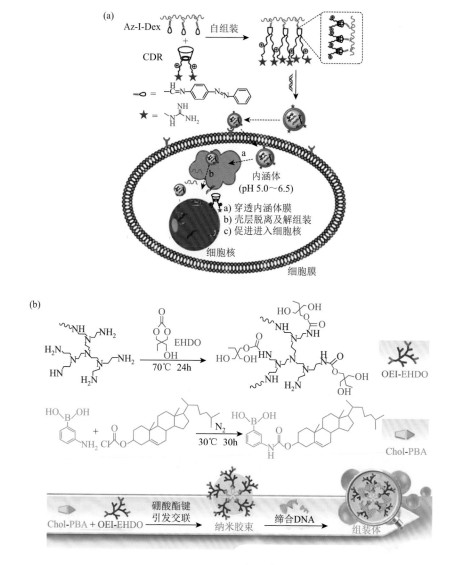

图 6.12 pH 响应的 **CDR/Az-I-Dex/DNA（a）**[121]及 **OEI-EHDO/Chol-PBA/DNA（b）**[122] 组装体传递基因示意图

此外，一些肿瘤细胞内的谷胱甘肽（GSH）浓度为细胞外环境中的 100～

1000 倍，而二硫键可以在这种还原性环境中通过巯基-二硫键的交换反应发生断裂[123]。利用二硫键的这一特性，研究者们开发了一系列对细胞内 GSH 进行响应的非病毒基因传递体系。Kim 等[124]使用二硫键将聚乙二醇与聚乙烯亚胺修饰在二硫化钼表面，从而制备了一种 GSH 响应的基因载体［图 6.13（a）］。这种载体在 PBS 中及含 10%血清的培养基中可以保持稳定。当在使用模拟癌细胞内 GSH 的二硫苏糖醇处理后，载体中的二硫键会发生断裂并导致体系解离，载体会迅速发生聚集。当在细胞实验中使用马来酸二乙酯抑制结肠癌 HCT116 细胞内的 GSH 作用后，负载基因的传递体系的细胞转染效果会下降到未抑制时的十分之一。这就表明传递体系的 GSH 响应性有利于转染效率的提高。Cai 等[125]合成了二硫键共价连接的聚乙二醇-聚赖氨酸（mPEG-SS-PEI）作为基因载体［图 6.13（b）］，负载基因后的传递体系在非还原性环境中会保持稳定，而在 10mmol/L GSH 的条件下，由于二硫键发生断裂，传递体系中的 PEG 壳层会迅速发生解离。这种 GSH 响应的基因传递体系在 293T 及 HeLa 细胞中都表现出比非响应性传递体系（PEG-PLL/DNA）更好的转染效果。除二硫键外，与其具有相似性质的双硒键也常常被用于制备 GSH 响应的非病毒基因传递体系。Li 等[126]合成了双硒键共价连接的聚乙二醇-聚乙烯亚胺 PEG-SeSe-PEI［图 6.13（c）］，由于 PEG 的屏蔽作用，负载基因后的传递体系可以在生理环境中保持稳定。而当其达癌细胞内后，由于双硒键的断裂，PEG 壳层可以有效脱除，并促使基因快速释放及溶酶体逃离，从而实现高效表达。

　　另外，一些外加的物理刺激也可以用于刺激响应型非病毒基因传递体系的设计。随着光纤技术的发展，制备光响应的智能传递体系成为当今研究的热点。由

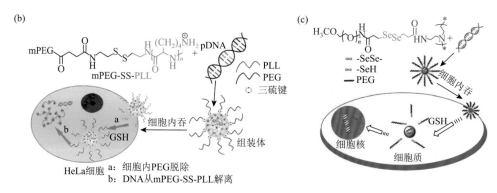

图 6.13 （a）MoS$_2$-PEI-PEG 合成路线示意图[124]；（b）mPEG-SS-PLL[125]及（c）PEG-SeSe-PEI[126] 用于谷胱甘肽响应的基因传递示意图

于光照的强度、时间、照射的位点便于调节，这些光响应的非病毒基因载体具有广阔的应用前景。Li 等[127]利用环糊精和偶氮苯的主客体作用设计了一种对紫外光响应的基因载体（图 6.14）。他们首先合成了偶氮苯修饰的聚乙二醇（Az-PEG）和环糊精修饰的聚乙烯亚胺（PEI-CD），利用偶氮苯与环糊精的主客体作用构建了非病毒基因载体 PEI-CD/Az-PEG。在波长为 365nm 的紫外光照射下，偶氮苯由反式结构转变为顺式，PEG 壳层的脱离有利于促进基因的释放，提高转染效果。

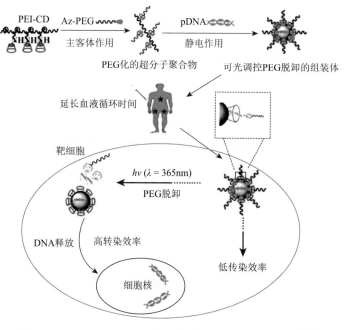

图 6.14 PEI-CD/Az-PEG 用于光响应的基因传递示意图[127]

　　除了对细胞微环境或外加的单一刺激进行响应的非病毒基因载体，一些研究者也设计了针对多重刺激响应的基因载体。相比于对单一刺激进行响应，具有多重刺激响应功能的基因载体可以更好地仿生模拟分步的、动态的病毒感染过程[64]，这样便会使非病毒基因传递体系具有更好的肿瘤靶向及转染效果。Chen 等[128]将含有二硫键侧基的阳离子聚合物通过亚胺键修饰到超支化聚合物 H40 上，从而制备了 pH 及 GSH 双响应的聚合物 H40-P(Asp-AED-ICA)-PEG-OCH$_3$，用于 siRNA 的传递［图 6.15（a）］。这种聚合物中的亚胺键及二硫键可以分别对酸性环境及 GSH 响应而发生断裂。在进入肿瘤细胞后，负载基因的传递体系可以在溶酶体内的酸性 pH 及 GSH 的双重刺激下发生解体并快速地释放基因。在 pH 为 5.3 及 GSH 浓度为 10mmol/L 的条件下处理 48h 后，传递体系内约 80%的基因会被释放。而在 pH 为 7.4 且无 GSH 的条件下处理相同时间后，基因的释放率仅为 7%。Du 等[129]通过葫芦[7]脲与萘（Np）及甲基紫精（Mv）的主客体作用，将聚乙烯亚胺-甲基紫精及聚乙二醇-萘修饰到金纳米球表面作为非病毒基因载体［图 6.15（b）］。由于聚乙二醇与萘之间连接的席夫碱键可以在癌细胞外环境中的酸性 pH 下响应断裂，同时聚乙烯亚胺与甲基紫精之间连接的二硫键可以在癌细胞内对 GSH 响应发生断裂，负载基因后的传递体系可以有效地靶向癌细胞、在癌细胞内解离及释放基因，从而具有更好的转染效果。

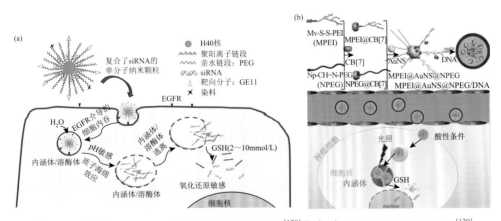

图 6.15　（a）H40-P(Asp-AED-ICA)-PEG-OCH$_3$[128]及（b）MPEI@AuNS@NPEG[129]
用于 pH/GSH 双响应的基因传递示意图

6.5　总结

　　在癌症的治疗中，基因治疗具有巨大的发展潜力。非病毒基因载体由于具有高基因负载量、低免疫原性、易于大规模制备、良好的生物相容性等优点而在癌症的基因治疗中具有不可替代的重要地位。如何通过改进非病毒基因载体的结构组成来提高其基因传递效率是目前非病毒基因载体研究中的关键。病毒作为一种天然的基因传递体系，可以有效地感染宿主并将遗传物质传送到目的细胞内。研究者们受此启发，通过丰富的化学合成技术，使用非病毒基因传递体系来对病毒进行仿生，从而有效地克服了非病毒基因传递体系在癌症治疗中面临的一系列细胞外及细胞内的传递障碍，并提高了基因转染效率。随着新材料的发展及我们对于病毒的进一步了解，相信非病毒基因载体在未来癌症的治疗中会具有广阔的发展和应用前景。

参 考 文 献

[1] 王宁，刘硕，杨雷. 2018 全球癌症统计报告解读. 肿瘤综合治疗电子杂志，2019，5（1）：87-97.

[2] 2017 年中国最新癌症数据. 中国肿瘤临床与康复，2017，24（6）：760.

[3] Chen W，Zheng R，Baade P D，et al. Cancer statistics in China，2015. CA：A Cancer Journal for Clinicians，2016，66（2）：115-132.

[4] 顾健人，曹雪涛. 基因治疗. 北京：科学出版社，2002：83.

[5] 王幽香，沈家骢. 超分子组装构建非病毒基因传递体系的研究进展. 科学通报，2004，49（1）：819-824.

[6] Dunbar C E，High K A，Joung J K，et al. Gene therapy comes of age. Science，2018，359（6372）：eaan4672.

[7] Lächelt U，Wagner E. Nucleic acid therapeutics using polyplexes：a journey of 50 years（and beyond）. Chemical Reviews，2015，115（19）：11043-11078.

[8] Kawabata K，Takakura Y，Hashida M. The fate of plasmid DNA after intravenous injection in mice：involvement of scavenger receptors in its hepatic uptake. Pharmaceutical Research，1995，12（6）：825-830.

[9] Welsch S，Kolesnikova L，Krähling V，et al. Electron tomography reveals the steps in filovirus budding. PLoS Pathogens，2010，6（4）：e1000875.

[10] Kamimura K，Suda T，Zhang G，et al. Advances in gene delivery systems. Pharmaceutical Medicine，2011，25（5）：293-306.

[11] Nayerossadat N，Maedeh T，Ali P A，et al. Viral and nonviral delivery systems for gene delivery. Advanced Biomedical Research，2012，1：27.

[12] Bouard D，Alazard-Dany N，Cosset F L. Viral vectors：from virology to transgene expression. British Journal of Pharmacology，2009，157（2）：153-165.

[13] Kimmelman J. Protection at the cutting edge：the case for central review of human gene transfer research. CMAJ，2003，169（8）：781-782.

[14] Zhou Z，Liu X，Zhu D，et al. Nonviral cancer gene therapy：delivery cascade and vector

nanoproperty integration. Advanced Drug Delivery Reviews，2017，115：115-154.

[15] Lasic D D，Templeton N S. Liposomes in gene therapy. Advanced Drug Delivery Reviews，1996，20（2-3）：221-266.

[16] Gao X，Huang L. Cationic liposome-mediated gene transfer. Gene Therapy，1995，2（10）：710-722.

[17] Hoekstra D，Rejman J，Wasungu L，et al. Gene delivery by cationic lipids：In and out of an endosome. Biochemical Society Transactions，2007，35（1）：68-71.

[18] Koynova R，Tenchov B. Cationic Lipids：Molecular Structure/Transfection Activity Relationships and Interactions with Biomembranes. Berlin，Heidelberg：Springer-Verlag，2010：51-93.

[19] Templeton N S，Lasic D D，Frederik P M，et al. Improved DNA：liposome complexes for increased systemic delivery and gene expression. Nature Biotechnology，1997，15（7）：647-652.

[20] Krauss J C，Cameron M J，Park A N，et al. Efficient transduction of early passage human melanoma to secrete IL-4. Journal of Immunological Methods，1995，183（2）：239-250.

[21] Li J M，Han J S，Huang Y，et al. A novel gene delivery system targeting cells expressing VEGF receptors. Cell Research，1999，9（1）：11-25.

[22] Fischer D，Bieber T，Li Y，et al. A novel non-viral vector for DNA delivery based on low molecular weight，branched polyethylenimine：effect of molecular weight on transfection efficiency and cytotoxicity. Pharmaceutical Research，1999，16（8）：1273-1279.

[23] Godbey W T，Wu K K，Mikos A G. Tracking the intracellular path of poly（ethylenimine）/DNA complexes for gene delivery. Proceedings of the National Academy of Sciences of the United States of America，1999，96（9）：5177-5181.

[24] Zauner W，Ogris M，Wagner E. Polylysine-based transfection systems utilizing receptor-mediated delivery. Advanced Drug Delivery Reviews，1998，30（1-3）：97-113.

[25] Borchard G. Chitosans for gene delivery. Advanced Drug Delivery Reviews，2001，52（2）：145-150.

[26] Pathak A，Patnaik S，Gupta K C. Recent trends in non-viral vector-mediated gene delivery. Biotechnology Journal：Healthcare Nutrition Technology，2009，4（11）：1559-1572.

[27] Patnaik S，Gupta K C. Novel polyethylenimine-derived nanoparticles for *in vivo* gene delivery. Expert Opinion on Drug Delivery，2013，10（2）：215-228.

[28] Pack D W，Hoffman A S，Pun S，et al. Design and development of polymers for gene delivery. Nature Reviews Drug Discovery，2005，4（7）：581-593.

[29] Behr J P. The proton sponge: a trick to enter cells the viruses did not exploit. CHIMIA International Journal for Chemistry，1997，51（1-2）：34-36.

[30] Huh S H，Do H J，Lim H Y，et al. Optimization of 25 kDa linear polyethylenimine for efficient gene delivery. Biologicals，2007，35（3）：165-171.

[31] Yang J，Liu H，Zhang X. Design，preparation and application of nucleic acid delivery carriers. Biotechnology Advances，2014，32（4）：804-817.

[32] Pichon C，Gonçalves C. Midoux P. Histidine-rich peptides and polymers for nucleic acids delivery. Advanced Drug Delivery Reviews，2001，53（1）：75-94.

[33] Putnam D，Gentry C A，Pack D W. Polymer-based gene delivery with low cytotoxicity by a

unique balance of side-chain termini. Proceedings of the National Academy of Sciences of the United States of America，2001，98（3）：1200-1205.

[34] Köping-Höggård M，Tubulekas I，Guan H，et al. Chitosan as a nonviral gene delivery system. Structure-property relationships and characteristics compared with polyethylenimine *in vitro* and after lung administration *in vivo*. Gene Therapy，2001，8（14）：1108-1121.

[35] Saranya N，Moorthi A，Saravanan S，et al. Chitosan and its derivatives for gene delivery. International Journal of Biological Macromolecules，2011，48（2）：234-238.

[36] Rosi N L，Giljohann D A，Thaxton C S，et al. Oligonucleotide-modified gold nanoparticles for intracellular gene regulation. Science，2006，312（5776）：1027-1030.

[37] Salem A K，Searson P C，Leong K W，et al. Multifunctional nanorods for gene delivery. Nature Materials，2003，2（10）：668-671.

[38] Medarova Z，Pham W，Farrar C，et al. *In vivo* imaging of siRNA delivery and silencing in tumors. Nature Medicine，2007，13（3）：372-377.

[39] Dobson J. Gene therapy progress and prospects：magnetic nanoparticle-based gene delivery. Gene Therapy，2006，13（4）：283-287.

[40] Torney F，Trewyn B G，Lin V S Y. Mesoporous silica nanoparticles deliver DNA and chemicals into plants. Nature Nanotechnology，2007，2（5）：295-300.

[41] Munk M，Ladeira L O，Carvalho B C，et al. Efficient delivery of DNA into bovine preimplantation embryos by multiwall carbon nanotubes. Scientific Reports，2016，6：33588.

[42] Lei Y，Tang L，Xie Y，et al. Gold nanoclusters-assisted delivery of NGF siRNA for effective treatment of pancreatic cancer. Nature Communications，2017，8：15130.

[43] Yi Y，Kim H J，Mi P，et al. Targeted systemic delivery of siRNA to cervical cancer model using cyclic RGD-installed unimer polyion complex-assembled gold nanoparticles. Journal of Controlled Release，2016，244：247-256.

[44] Jain P K，Huang X，El-Sayed I H. Noble metals on the nanoscale：optical and photothermal properties and some applications in imaging，sensing，biology，and medicine. Accounts of Chemical Research，2008，41（12）：1578-1586.

[45] Lee K S，El-Sayed M A. Gold and silver nanoparticles in sensing and imaging：sensitivity of plasmon response to size，shape，and metal composition. Journal of Physical Chemistry B，2006，110（39）：19220-19225.

[46] Duan S，Yang Y，Zhang C，et al. NIR-responsive polycationic gatekeeper-cloaked hetero-nanoparticles for multimodal imaging-guided triple-combination therapy of cancer. Small，2017，13（9）：1603133.

[47] Chen Y，Xu P，Wu M，et al. Colloidal RBC-shaped，hydrophilic，and hollow mesoporous carbon nanocapsules for highly efficient biomedical engineering. Advanced Materials，2014，26（25）：4294-4301.

[48] He Q，Gao Y，Zhang L，et al. A pH-responsive mesoporous silica nanoparticles-based multi-drug delivery system for overcoming multi-drug resistance. Biomaterials，2011，32（30）：7711-7720.

[49] Meng H，Liong M，Xia T，et al. Engineered design of mesoporous silica nanoparticles to

deliver doxorubicin and P-glycoprotein siRNA to overcome drug resistance in a cancer cell line. ACS Nano，2010，4（8）：4539-4550.

[50] Chen Y，Gao Y，Chen H，et al. Engineering inorganic nanoemulsions/nanoliposomes by fluoride-silica chemistry for efficient delivery/co-delivery of hydrophobic agents. Advanced Functional Materials，2012，22（8）：1586-1597.

[51] Shen J，Xu R，Mai J，et al. High capacity nanoporous silicon carrier for systemic delivery of gene silencing therapeutics. ACS Nano，2013，7（11）：9867-9880.

[52] Hong G，Diao S，Antaris A L，et al. Carbon nanomaterials for biological imaging and nanomedicinal therapy. Chemical Reviews，2015，115（19）：10816-10906.

[53] Lewis J G，Lin K Y，Kothavale A，et al. A serum-resistant cytofectin for cellular delivery of antisense oligodeoxynucleotides and plasmid DNA. Proceedings of the National Academy of Sciences of the United States of America，1996，93（8）：3176-3181.

[54] Mikhail A S，Allen C. Block copolymer micelles for delivery of cancer therapy：transport at the whole body，tissue and cellular levels. Journal of Controlled Release，2009，138（3）：214-223.

[55] Li S D，Huang L. Pharmacokinetics and biodistribution of nanoparticles. Molecular Pharmaceutics，2008，5（4）：496-504.

[56] Choi I K，Strauss R，Richter M，et al. Strategies to increase drug penetration in solid tumors. Frontiers in Oncology，2013，3：193.

[57] Rippe B，Rosengren B I，Carlsson O，et al. Transendothelial transport：the vesicle controversy. Journal of Vascular Research，2002，39（5）：375-390.

[58] Fukumura D，Jain R K. Tumor microvasculature and microenvironment：targets for anti-angiogenesis and normalization. Microvascular Research，2007，74（2-3）：72-84.

[59] Hobbs S K，Monsky W L，Yuan F，et al. Regulation of transport pathways in tumor vessels：role of tumor type and microenvironment. Proceedings of the National Academy of Sciences of the United States of America，1998，95（8）：4607-4612.

[60] Yuan F，Dellian M，Fukumura D，et al. Vascular permeability in a human tumor xenograft：molecular size dependence and cutoff size. Cancer Research，1995，55（17）：3752-3756.

[61] Kutova O M，Guryev E L，Sokolova E A，et al. Targeted delivery to tumors：multidirectional strategies to improve treatment efficiency. Cancers，2019，11（1）：68.

[62] Ruoslahti E. Peptides as targeting elements and tissue penetration devices for nanoparticles. Advanced Materials，2012，24（28）：3747-3756.

[63] Ruoslahti E. Tumor penetrating peptides for improved drug delivery. Advanced Drug Delivery Reviews，2017，110：3-12.

[64] Hager S，Wagner E. Bioresponsive polyplexes-chemically programmed for nucleic acid delivery. Expert Opinion on Drug Delivery，2018，15（11）：1067-1083.

[65] Jain R K. Transport of molecules in the tumor interstitium：a review. Cancer Research，1987，47（12）：3039-3051.

[66] Netti P A，Berk D A，Swartz M A，et al. Role of extracellular matrix assembly in interstitial transport in solid tumors. Cancer Research，2000，60（9）：2497-2503.

[67] Pluen A，Boucher Y，Ramanujan S，et al. Role of tumor-host interactions in interstitial diffusion

of macromolecules: cranial *vs.* subcutaneous tumors. Proceedings of the National Academy of Sciences of the United States of America, 2001, 98 (8): 4628-4633.

[68] Heldin C H, Rubin K, Pietras K, et al. High interstitial fluid pressure—an obstacle in cancer therapy. Nature Reviews Cancer, 2004, 4 (10): 806.

[69] Minchinton A I, Tannock I F. Drug penetration in solid tumours. Nature Reviews Cancer, 2006, 6 (8): 583.

[70] Khalil I A, Kogure K, Akita H, et al. Uptake pathways and subsequent intracellular trafficking in nonviral gene delivery. Pharmacological Reviews, 2006, 58 (1): 32-45.

[71] Stewart M P, Lorenz A, Dahlman J, et al. Challenges in carrier-mediated intracellular delivery: moving beyond endosomal barriers. Wiley Interdisciplinary Reviews: Nanomedicine and Nanobiotechnology, 2016, 8 (3): 465-478.

[72] Luo D, Saltzman W M. Synthetic DNA delivery systems. Nature Biotechnology, 2000, 18 (1): 33.

[73] Sun Y X, Zhu J Y, Qiu W X, et al. Versatile supermolecular inclusion complex based on host-guest interaction for targeted gene delivery. ACS Applied Materials & Interfaces, 2017, 9 (49): 42622-42632.

[74] El-Sayed A, Harashima H. Endocytosis of gene delivery vectors: from clathrin-dependent to lipid raft-mediated endocytosis. Molecular Therapy, 2013, 21 (6): 1118-1130.

[75] Jiang Q, Nie Y, Chen X, et al. pH-triggered pinpointed cascading charge-conversion and redox-controlled gene release design: modularized fabrication for nonviral gene transfection. Advanced Functional Materials, 2017, 27 (26): 1701571.

[76] Chen X, Yang J, Liang H, et al. Disulfide modified self-assembly of lipopeptides with arginine-rich periphery achieve excellent gene transfection efficiency at relatively low nitrogen to phosphorus ratios. Journal of Materials Chemistry B, 2017, 5 (7): 1482-1497.

[77] Berg K, Selbo P K, Prasmickaite L, et al. Photochemical internalization: a novel technology for delivery of macromolecules into cytosol. Cancer Research, 1999, 59 (6): 1180-1183.

[78] Wu T, Li Z, Zhang Y, et al. Remarkable amplification of polyethylenimine-mediated gene delivery using cationic poly (phenylene ethynylene) s as photosensitizers. ACS Applied Materials & Interfaces, 2018, 10 (29): 24421-24430.

[79] Kim H, Kim W J. Photothermally controlled gene delivery by reduced graphene oxide-polyethylenimine nanocomposite. Small, 2014, 10 (1): 117-126.

[80] Wente S R. Gatekeepers of the nucleus. Science, 2000, 288 (5470): 1374-1377.

[81] Moroianu J, Blobel G, Radu A. Previously identified protein of uncertain function is karyopherin alpha and together with karyopherin beta docks import substrate at nuclear pore complexes. Proceedings of the National Academy of Sciences of the United States of America, 1995, 92 (6): 2008-2011.

[82] Rohovie M J, Nagasawa M, Swartz J R, et al. Virus-like particles: next-generation nanoparticles for targeted therapeutic delivery. Bioengineering & Translational Medicine, 2017, 2 (1): 43-57.

[83] Mayo M A. Recent revisions of the rules of virus classification and nomenclature. Archives of Virology, 1996, 141 (12): 2479-2484.

[84] Ni R，Zhou J，Hossain N. Virus-inspired nucleic acid delivery system：linking virus and viral mimicry. Advanced Drug Delivery Reviews，2016，106：3-26.

[85] Villarreal L P. Are viruses alive？Scientific American，2004，291：100-105.

[86] Yap M L，Rossmann M G. Structure and function of bacteriophage T4. Future Microbiology，2014，9（12）：1319-1327.

[87] Wang P，Zhang L，Xie Y，et al. Genome editing for cancer therapy：delivery of Cas9 protein/sgrna plasmid via a gold nanocluster/lipid core-shell nanocarrier. Advanced Science，2017，4（11）：1700175.

[88] Salatin S，Maleki Dizaj S，Yari Khosroushahi A. Effect of the surface modification，size，and shape on cellular uptake of nanoparticles. Cell Biology International，2015，39（8）：881-890.

[89] Chauhan V P，Popović Z，Chen O，et al. Fluorescent nanorods and nanospheres for real-time *in vivo* probing of nanoparticle shape-dependent tumor penetration. Angewandte Chemie International Edition，2011，50（48）：11417-11420.

[90] Huang X，Teng X，Chen D，et al. The effect of the shape of mesoporous silica nanoparticles on cellular uptake and cell function. Biomaterials，2010，31（3）：438-448.

[91] Lee C，Hwang H S，Lee S，et al. Rabies virus-inspired silica-coated gold nanorods as a photothermal therapeutic platform for treating brain tumors. Advanced Materials，2017，29（13）：1605563.

[92] Hu X，Hu J，Tian J，et al. Polyprodrug amphiphiles：hierarchical assemblies for shape-regulated cellular internalization，trafficking，and drug delivery. Journal of the American Chemical Society，2013，135（46）：17617-17629.

[93] Yan P，Wang R，Zhao N，et al. Polycation-functionalized gold nanoparticles with different morphologies for superior gene transfection. Nanoscale，2015，7（12）：5281-5291.

[94] Jiang X，Qu W，Pan D，et al. Plasmid-templated shape control of condensed DNA-block copolymer nanoparticles. Advanced Materials，2013，25（2）：227-232.

[95] Maitani Y. PEGylated lipidic systems with prolonged circulation longevity for drug delivery in cancer therapeutics. Journal of Drug Delivery Science and Technology，2011，21（1）：27-34.

[96] Kim J K，Choi S H，Kim C O，et al. Enhancement of polyethylene glycol (PEG)-modified cationic liposome-mediated gene deliveries：effects on serum stability and transfection efficiency. Journal of Pharmacy and Pharmacology，2003，55（4）：453-460.

[97] Garay R P，El-Gewely R，Armstrong J K，et al. Antibodies against polyethylene glycol in healthy subjects and in patients treated with PEG-conjugated agents. Expert Opinion on Drug Delivery，2012，9（11）：1319-1323.

[98] 牛玉洁，庞文浩，于敏之. PEG 修饰在基因递送系统中的应用：优势、不足及改善策略. 中国新药杂志，2016，25（2）：157-162.

[99] Cardone R A，Casavola V，Reshkin S J. The role of disturbed pH dynamics and the Na^+/H^+ exchanger in metastasis. Nature Reviews Cancer，2005，5（10）：786.

[100] Guo S，Huang Y，Jiang Q，et al. Enhanced gene delivery and siRNA silencing by gold nanoparticles coated with charge-reversal polyelectrolyte. ACS Nano，2010，4（9）：5505-5511.

[101] Tian H，Guo Z，Lin L，et al. pH-responsive zwitterionic copolypeptides as charge conversional

shielding system for gene carriers. Journal of Controlled Release，2014，174：117-125.

[102] Sun Q，Tang C，Su Z，et al. A modular assembly pH-sensitive charge reversal siRNA delivery system. Biomaterials Science，2018，6（11）：3075-3084.

[103] Li J，Yu X，Wang Y. A Reduction and pH dual-sensitive polymeric vector for long-circulating and tumor-targeted siRNA delivery. Advanced Materials，2014，26（48）：8217-8224.

[104] Ströh L J，Stehle T. Glycan engagement by viruses：receptor switches and specificity. Annual Review of Virology，2014，1：285-306.

[105] Viswanathan K，Chandrasekaran A，Srinivasan A，et al. Glycans as receptors for influenza pathogenesis. Glycoconjugate Journal，2010，27（6）：561-570.

[106] Geijtenbeek T B H，Kwon D S，Torensma R，et al. DC-SIGN，a dendritic cell-specific HIV-1-binding protein that enhances trans-infection of T cells. Cell，2000，100（5）：587-597.

[107] Gluska S，Zahavi E E，Chein M，et al. Rabies virus hijacks and accelerates the p75NTR retrograde axonal transport machinery. PLoS Pathogens，2014，10（8）：e1004348.

[108] Hussein H A M，Walker L R，Abdel-Raouf U M，et al. Beyond RGD：virus interactions with integrins. Archives of Virology，2015，160（11）：2669-2681.

[109] Danhier F，Le Breton A，Préat V. RGD-based strategies to target alpha（v）beta（3）integrin in cancer therapy and diagnosis. Molecular Pharmaceutics，2012，9（11）：2961-2973.

[110] Erbacher P，Remy J S，Behr J P. Gene transfer with synthetic virus-like particles via the integrin-mediated endocytosis pathway. Gene Therapy，1999，6（1）：138-145.

[111] Kim H A，Nam K，Kim S W. Tumor targeting RGD conjugated bio-reducible polymer for VEGF siRNA expressing plasmid delivery. Biomaterials，2014，35（26）：7543-7552.

[112] Roveri M，Bernasconi M，Leroux J C，et al. Peptides for tumor-specific drug targeting：state of the art and beyond. Journal of Materials Chemistry B，2017，5（23）：4348-4364.

[113] Son S，Hwang D W，Singha K，et al. RVG peptide tethered bioreducible polyethylenimine for gene delivery to brain. Journal of Controlled Release，2011，155（1）：18-25.

[114] Mellman I，Fuchs R，Helenius A. Acidification of the endocytic and exocytic pathways. Annual Review of Biochemistry，1986，55（1）：663-700.

[115] Rozema D B，Lewis D L，Wakefield D H，et al. Dynamic polyconjugates for targeted in vivo delivery of siRNA to hepatocytes. Proceedings of the National Academy of Sciences of the United States of America，2007，104（32）：12982-12987.

[116] Klibanov A L，Maruyama K，Torchilin V P. Amphipathic polyethyleneglycols effectively prolong the circulation time of liposomes. FEBS Letters，1990，268（1）：235-237.

[117] Guan X，Guo Z，Wang T，et al. A pH-responsive detachable PEG shielding strategy for gene delivery system in cancer therapy. Biomacromolecules，2017，18（4）：1342-1349.

[118] Xu C，Guan X，Lin L，et al. pH-Responsive natural polymeric gene delivery shielding system based on dynamic covalent chemistry. ACS Biomaterials Science & Engineering，2017，4（1）：193-199.

[119] Xiong M P，Bae Y，Fukushima S，et al. pH-responsive multi-pegylated dual cationic nanoparticles enable charge modulations for safe gene delivery. ChemMedChem：Chemistry Enabling Drug Discovery，2007，2（9）：1321-1327.

[120] Cai X，Dong C，Dong H，et al. Effective gene delivery using stimulus-responsive catiomer designed with redox-sensitive disulfide and acid-labile imine linkers. Biomacromolecules，2012，13（4）：1024-1034.

[121] Li W，Liu Y，Du J，et al. Cell penetrating peptide-based polyplexes shelled with polysaccharide to improve stability and gene transfection. Nanoscale，2015，7（18）：8476-8484.

[122] Zhu J Y，Zeng X，Qin S Y，et al. Acidity-responsive gene delivery for "superfast" nuclear translocation and transfection with high efficiency. Biomaterials，2016，83：79-92.

[123] Takemoto H，Miyata K，Nishiyama N，et al. Bioresponsive polymer-based nucleic acid carriers. Advances in Genetics，2014，88：289-323.

[124] Kim J，Kim H，Kim W J. Single-layered MoS_2-PEI-PEG nanocomposite-mediated gene delivery controlled by photo and redox stimuli. Small，2016，12（9）：1184-1192.

[125] Cai X J，Dong H Q，Xia W J，et al. Glutathione-mediated shedding of PEG layers based on disulfide-linked catiomers for DNA delivery. Journal of Materials Chemistry，2011，21（38）：14639-14645.

[126] Li W，Zhang P，Zheng K，et al. Redox-triggered intracellular dePEGylation based on diselenide-linked polycations for DNA delivery. Journal of Materials Chemistry B，2013，1（46）：6418-6426.

[127] Li W，Wang Y，Chen L，et al. Light-regulated host-guest interaction as a new strategy for intracellular PEG-detachable polyplexes to facilitate nuclear entry. Chemical Communications，2012，48（81）：10126-10128.

[128] Chen G，Wang Y，Xie R，et al. Tumor-targeted pH/redox dual-sensitive unimolecular nanoparticles for efficient siRNA delivery. Journal of Controlled Release，2017，259：105-114.

[129] Du J，Zhang P，Zhao X，et al. An easy gene assembling strategy for light-promoted transfection by combining host-guest interaction of cucurbit[7] uril and gold nanoparticles. Scientific Reports，2017，7（1）：6064.

关键词索引